XV Congrès International de Médecine

Lisbonne—19-26 Avril 1906

Section XIV

Hygiène et Épidémiologie

1.er FASCICULE

LISBONNE
Imprimerie Adolpho de Mendonça
1906

XV Congrès International de Médecine

LISBONNE, 19—26 AVRIL 1906

XIV

XV Congrès International de Médecine

LISBONNE, 19-26 AVRIL 1906

Section XIV

Hygiène et Epidémiologie

LISBONNE

IMPRIMERIE ADOLPHO DE MENDONÇA

1906

Organisation de la Section

Présidents d'honneur

MM.

MAX RUBNER, Geheimer Medizinalrat; directeur des Instituts hygiéniques de l'Université; doyen de la Faculté de médecine de Berlin.

F. LOEFFLER, Geheimer Medizinalrat; doyen de la Faculté de médecine de Greifswald.

CALMETTE, professeur à l'Université; directeur de l'Institut Pasteur, Lille.

GIUSEPPE SANARELLI, professeur d'hygiène à l'Université de Bologne.

S. BOURNOFF, professeur d'hygiène; directeur de l'Institut d'hygiène à l'Université Impériale; directeur du Laboratoire municipal de Moscou.

VANDEN CORPUT, médecin hon. des Hôpitaux; ancien professeur à l'Université, Bruxelles.

LEOPOLDO URIARTE, professeur supp. de la Faculté de médecine; chef du Laboratoire de la Maison d'isolement, Buenos-Ayres.

ULYSSES PARANHOS, médecin de l'Hôpital de la Miséricorde; assistant à l'Institut Pasteur, Rio de Janeiro.

HECTOR CRISTIANI, professeur ord. d'hygiène à l'Université de Genève.

ALFONSO MONTEFUSCO, docent à l'Université de Naples.

CARLOS MARIA CORTEZO, Madrid.

W. P. RUYSCH, conseiller médical au Ministère de l'Intérieur, La Haye.

HUBERT BOYCE, F. R. S., professor of pathology, Liverpool.

S. KITASATO, directeur de l'Institut pour les maladies infectieuses, Tokio.

M. W. PYNAPPEL, président de la Société de médecine néerlandaise, Zwolle.

DIRKBAR, professeur; directeur de l'Institut hygiénique, Hambourg.

Comité d'organisation de la Section

Président . . . . M. Ricardo Jorge.

Vice-Président . . . . M. João Serras e Silva.

Secrétaire responsable . . . . M. Guilherme Ennes.

Secrétaires adjoints . . . . MM. Henrique Schindler et Gonçalves Marques.

Membres . . . . MM. Mauperrin Santos, Lazaro Cortes, Souza Maia, Domingos d'Oliveira, Joaquim Urbano Ribeiro, Mello Ferrari, Gonçalves Braga, Augusto Cymbron, Rodrigues de Gusmão et Silva Carvalho.

Rapports officiels

1. — Acquisitions récentes sur la peste.
    Rapporteurs: MM. Souza Junior, Oporto; Angelo da Fonseca, Coïmbre; Ricardo Jorge, Lisbonne; Lopes Martins, Oporto.
2. — Etiologie et prophylaxie de la maladie du sommeil.
    Rapporteur: M. Annibal Bettencourt, Lisbonne.
3. — Contribution à l'étude de l'étiologie, endémiologie et prophylaxie de la malaria
    Rapporteurs: MM. Ricardo Jorge, Lisbonne; Antonio de Padua, Coïmbre.
4. — L'intermédiaire de la fièvre jaune.
    Rapporteurs: MM. Giuseppe Sanarelli, Bologne; W. C. Gorgas, Washington.
5. — Combat de la prétuberculose.
    Rapporteur: M. Emilio R. Coni, Buenos-Ayres.
6. — Contrôle administratif et technique des opérations de la désinfection publique.
    Rapporteurs: MM. A. J. Martin, Paris; Guilherme Ennes, Lisbonne; A. K. Chalmers, Glasgow
7. — Combat de la tuberculose en Allemagne.
    Rapporteur: M. B. Fränkel, Berlin.
8. — Fièvre typhoïde, paratyphus et les infections par les viandes.
    Rapporteur: M. V. Babes, Bucarest.
9. — Organisation et administration sanitaire en Bulgarie.
    Rapporteur: M. Ilia D. H. Ivanoff, Sofia.
10. — Des mesures à prendre pour empêcher l'extension de la peste d'un pays à l'autre ou dans le même pays.
    Rapporteur: M. G. Kobler, Sarajevo.

Sujets recommandés

1. — Coopération des nations pour prévenir l'importation de la fièvre jaune et de la peste.
2. — Des mesures à prendre pour empêcher l'extension de la peste d'un pays à l'autre ou dans le même pays.
3. — Moyens de combattre la grippe.
4. — Maladies évitables et moyens de prévention.
5. — Prévention de la syphilis.
6. — Falsification des substances alimentaires; mesures internationales de prévention.

SECTION

D'HYGIÈNE ET D'ÉPIDÉMIOLOGIE

Rapports officiels

THÈME 6 — CONTRÔLE ADMINISTRATIF ET TECHNIQUE DES OPÉRATIONS
DE LA DÉSINFECTION PUBLIQUE

Par M. GUILHERME ENNES (Lisbonne)

Directeur du Poste et Service de désinfection de Lisbonne

Parmi les mesures de prophylaxie, mises en œuvre par l'administration publique pour prévenir l'apparition des maladies transmissibles et combattre leur propagation, la *désinfection* occupe le premier rang. Elle a même plus d'importance que *l'isolement*, vu que son but est d'anéantir les agents de transmission de la maladie, de tuer les microbes pathogènes dans tout et sur tout ce qui provient du malade; étant l'isolement, l'éloignement, la séparation du malade des personnes saines ou d'autres malades, uniquement capable de réduire au minimum les dangers de transmission par rapports directs avec le malade. La désinfection est une mesure essentielle de prophylaxie; l'isolement est la mesure complémentaire de la désinfection; si on néglige la première, les autres mesures n'aboutiront pas au succès désirable. Mieux vaut combattre une épidémie avec les mesures de désinfection sans l'isolement, que lui faire directement obstacle avec l'isolement sans recourir toujours en même temps à la désinfection. Par lui-même, il n'a pas une efficacité suffisante.

Les dangers de transmission sont très multipliés, et se concentrant surtout au voisinage du malade et dans sa chambre, ils sont bien à craindre encore par les personnes et les objets exposés aux souillures provenant des malades, et qu'il faut rendre inoffensives le plus tôt possible, dès qu'elles sont émises.

Il importe donc d'instituer des mesures de désinfection dès

le début de la maladie, et continuer à les exécuter pendant toute sa durée et souvent même au cours de la convalescence.

Seulement, n'est pas désinfecteur qui veut. Il faut que la désinfection soit mise en exécution à l'aide de moyens réellement efficaces. Les opérations doivent se faire toutes avec une précision et une minutie qui garantissent cette efficacité requise; un personnel très exercé et d'entière confiance y doit pourvoir sous un contrôle des plus énergiques et des plus sévères. Ce contrôle qui suit ce précieux instrument de la santé publique doit être centralisé. C'est à l'État d'y monter la garde.

Les règles suivantes peuvent, selon mon avis, être profitables pour établir cette énorme garantie de la réussite des opérations de la désinfection publique et de son application régulière, et aussi comme défense de la part de ceux qui sont chargés de son exécution. Dans cet ordre d'idées, je viens les soumettre au jugement du *Congrès* :

Règles et Conclusions.

I. — Il n'y a que des désinfectants chimiques et physiques. Les désinfectants mécaniques sont à peine des intermédiaires.

II. — Les désinfectants chimiques s'appliquent en lavages directs ou par un intermédiaire qui se nomme *pulvérisateur* (agents liquides); et aussi bien au moyen d'appareils producteurs et projecteurs de gaz ou de vapeurs antiseptiques (agents gazeux).

III. — Il n'y a qu'un désinfectant physique: *la chaleur*; on nomme par convention désinfectants physiques les différents moyens d'application de la chaleur.

IV. — Parmi les différents moyens de la dernière catégorie, nous n'avons à considérer dans le cas échéant que les étuves à désinfection.

V. — Il y a donc lieu d'établir que la désinfection publique emploie trois méthodes générales, sur lesquels doit échoir le contrôle administratif et technique:

a) Pulvérisations et lavages;

b) Appareils producteurs et projecteurs de gaz ou de vapeurs antiseptiques;

c) Étuves à désinfection.

VI. — Une bonne loi de désinfection obligatoire dans certaines maladies, dont on a reconnu partout la nécessité, ainsi que de l'organisation à cet effet d'un service spécial; des procédés ayant reçu la sanction d'expériences nombreuses, et l'exact apcomplissement des dispositions de la loi de la part des médecins, sont les éléments primaires pour donner naissance à un contrôle administratif et technique, méritant les approbations requises. La simplicité, cohésion, et fixation des méthodes, et des preuves bien apparentes de l'action et de la pénétration des désinfectants employés, rendront le contrôle praticable, en déterminant les conditions que ces procédés doivent remplir et la sécurité des opérations auxquelles ils sont destinés. Ce contrôle est donc de rigueur pour garantir le haut profit de ce puissant service de défense sanitaire, et évoquer la faveur du public.

VII. — La désinfection, comme institution publique, doit être toujours un service de l'hygiène officielle; donc:

a) En vue de la sécurité générale, l'industrie de la désinfection doit être prohibée;

b) Tout établissement municipal ou hospitalier ne peut être utilisé pour la désinfection publique sans faire connaître à l'autorité compétente les appareils qu'il possède, les procédés et les désinfectants qu'il emploie, le personnel affecté aux opérations, et être soumis à une autorisation administrative;

c) L'autorisation doit être précise, et aller jusqu'à déterminer les procédés, les appareils, les désinfectants et les opérations extérieures;

d) Tous ces organes de la désinfection publique doivent relever du laboratoire et de la pratique;

e) En cas d'infraction, l'autorisation peut être suspendue ou même retirée;

f) Les établissements appartenant à l'État ne sont pas soumis à cette autorisation.

VIII. — Le contrôle administratif, en spécial, doit se fonder sur des appareils, des procédés et des désinfectants autorisés; sur l'éducation et la moralité d'un personnel responsable et officiel qui en fera usage, sur un règlement approuvé, et sur la surveillance régulière et rigoureuse des autorités qui, dans tous ces cas, sont appelées à se prononcer.

a) Un comité permanent de perfectionnement des services de la désinfection publique, fonctionnant près de l'inspection générale du service de santé, et jugeant de tous les cas ayant rapport à la désinfection publique, délivrera l'autorisation administrative;

b) Ces conditions d'autorisation et de surveillance sont encore, il faut l'avouer, une faible garantie, mais puisqu'elles sont les seules qu'on puisse trouver pour le contrôle administratif, il faut bien les imposer légalement. En son absence, la fantaisie, en matière de désinfection sanitaire, tiendra plus de place que les règles de l'hygiène.

IX. — Pour le contrôle technique de la désinfection des locaux et des objets contaminés par la méthode des pulvérisations, il n'y a pas dans le moment de solution nette. Libres de faire, dans les habitations, ce que bon leur semblera, toute la garantie est dans les qualités d'un personnel exercé, intelligent et sérieux, et comment il est façonné à sa tâche. L'inspection des opérations extérieures par la méthode des pulvérisations devient ainsi de rigueur de la part des supérieurs du même service. À la station de désinfection, cette méthode est plus assurée.

X. — En fait d'agents gazeux, nous devons à peine considérer ici l'acide sulfureux et l'aldéhyde formique.

Des substances teintes par des couleurs altérables sous l'influence de ces agents, ou insolubles dans l'eau après la fixation par le contact avec les fumigations désinfectantes, serviront à prouver leur accès aux objets et aux surfaces les moins accessibles. La connaissance des quantités employées, pour la meilleure répartition et pénétration du désinfectant, peuvent compléter les preuves de rigueur pour l'utilisation et la sécurité de cette méthode.

XI. — Le contrôle technique des opérations dans les étuves doit être établi sur le choix de types officiels, et sur les moyens, déjà étudiés, pour prouver l'accès de la chaleur dans l'intérieur des volumes les plus épais, à la température mortelle. Le thermomètre enregistreur automatique doit être obligatoire.

a) Les thermomètres à maxima n'inspirent pas grande confiance, ne désignant pas le moment où la température décisive est acquise ni la durée de son action;

b) Les étuves économiques, ne se prêtant pas à ce contrôle rigoureux, ne doivent être employées qu'à titre *provisoire*.

XII. — Pour faciliter ce contrôle, ainsi administratif que technique, on doit se mettre d'accord sur l'emploi aussi limité que possible des agents à spécifier pour la désinfection.

XIII. — Il faut partout et par une loi rendre la désinfection obligatoire dans certaines maladies.

La tuberculose *ouverte* doit être rangée dans la classe des maladies à désinfection obligatoire.

XIV. — Un Avis livré dans les domiciles, désignant les opérations à exécuter, peut aider ce contrôle, intéressant les familles à la perfection et à l'exactitude de ces opérations. Cet *Avis* fera aussi mention des peines à appliquer par infraction des articles du règlement, qui seront cités; et encore de quelques particularités qu'on ait besoin de connaître pour la perfection et l'innocuité des opérations.

XV. — Un service, quoique régulier et bien accompli, doit toujours se perfectionner, en utilisant chaque nouvelle acquisition solide des hygiénistes.

THÈME I — **FIÈVRE TYPHOÏDE, PARATYPHUS ET LES INFECTIONS PAR LES VIANDES**

(Les microbes pathogènes de la série intermédiaire entre le bacille d'Eberth et le coli communis — Paratyphus — Infections par la viande — Maladies spécifiques chez les animaux — Typhus exanthématique — Maladies non spécifiques — Dysenterie)

Par M. le Prof. V. BABES (Bucarest)

En 1881, *Rosenbach* avait décrit trois bacilles saprogènes et *Passet* en ajoute un en 1885. Tandis que les bacilles de *Rosenbach* ne peuvent pas être assimilés avant le coli communis, celui de *Passet* et surtout le bacille neapolitorus trouvé dans des selles cholériques par *Emmerich* en 1884 appartiennent probablement à ce groupe de microbes. — En 1884 *Gaffky* publie son travail sur le bacille de la fièvre typhoïde et en 1885 je me suis prononcé pour la parenté de ce microbe avec certains bacilles saprogènes.

Surtout mon bacille saprogène I qui n'est que le coli communis, décrit plus tard en 1886 par *Escherich* d'une manière classique, montre beaucoup d'analogie avec le bacille d'Eberth. — Cette analogie avait toute une série d'auteurs à confondre les deux microbes, et à regarder le bacille d'*Eberth* comme une variété peu constante du bacillus coli.

D'abord nous-mêmes avions décrit une série de microbes saprogènes qui, tout en ressemblant au coli, diffèrent de ce bacille par des caractères morphologiques et biologiques. Un de ces microbes, probablement le même qui avait été décrit plus tard par *E. Fränkel* dans certains cas de fièvre puerpérale et que j'avais trouvé dans des cas de dysenterie, de phlégmons et gangrènes, de bronchiectasies putrides, de fièvre puerpérale, diffère du coli par sa grande virulence pour la souris qui présente dans les organes internes des foyers nécrotiques jaunâtres; la deuxième culture perd déjà beaucoup de sa virulence, sa culture ressemble à celle du bacille du coli, mais il produit dans des cultures au tournesol une réaction alcaline.

Un autre bacille saprogène fin, trouvé dans des septicémies, ressemble à celui de la morve.

Enfin j'avais trouvé en 1889 une série de microbes intermédiaires entre le bacille coli et fièvre typhoïde associés à ce dernier microbe ou bien seul, déterminant des maladies septiques ou ressemblant à la fièvre typhoïde.

Parmi ces microbes que j'avais considérés comme variétés naturelles, c'est-à-dire stables sans transition d'une forme à l'autre, les plus importants sont les suivants:

a) Aux cils terminaux.

1) Cultivé d'un ganglion mésentérique typhique, bacille d'une épaisseur presque double que celui de la fièvre typhoïde, souvent ovoïde avec 1-2 cils terminaux seulement à certains individus ovoïdes, ne produit pas d'acide, dégage des gaz, et une forte odeur de putréfaction, pas d'indol, ne coagule pas le lait. Cultivé sur la même substance que le bacille d'Eberth, ses cultures sur gélatine sont beaucoup plus abondantes, de même sur pomme de terre, plus élevées, brunes au centre, blanches humides (cultures parallèles). D'après Holz, plus abondant. Moins pathogène que le bacille Eberth. Le bacille monadiforme (Massea), trouvé dans un cas de fièvre typhoïde (isolé des selles), semble être identique à ce bacille.

2) Diffère du 1 par des vésicules terminales, par ses colonies diffuses sur gélatine, par une dépression centrale de la colonie, par la colonie Eberthiforme; sur pomme de terre et par sa grande virulence, produisant une septicémie hémorrhagique chez la souris et le lapin.

3) De la rate d'un typhique, diffère du bacille Eberth par la forme pyriforme, la coloration polaire et par sa petitesse (0.3), par un cil unique, par les colonies plus petites et plus élevées et par sa pathogénie plus prononcée.

4) De l'eau contaminée de la rivière, ne diffère du bacille Eberth que par la disposition plutôt terminale des cils multiples, par les colonies plutôt convexes et dentelées et par l'odeur particulière des cultures (pain humide).

b) Probablement sans cils, immobiles ou très peu mobiles.

5) Au poumon typhique, individus plus petits que le coli, très courts, vésiculaires, entourés d'une zone large, donne de l'indol

et beaucoup d'acide, réduit le tournesol, coagule le lait, très saprogène, culture plus irrégulière et plus abondante, plus pathogène que le bacille Eberth.

6) Des ganglions mésent. typhiques, bacille plus petit, coupé aux extrémités ou portant des vésicules terminales, beaucoup d'acide, réduction, coagulation du lait, odeur caractéristique d'ozoena, des colonies très abondantes d'après Holz, plus abondantes sur pomme de terre, non pathogène.

7) Du poumon d'une souris inoculée par un bacille tiré du foie d'un cas de fièvre typhoïde, petit, ovalaire, avec une espèce de zone, un peu d'indol, beaucoup d'acide, lait coagulé, odeur de sperme. Colonies granulées, au bord mince, sur pomme de terre couche mamelonnée, brune, pathogène (septique pour les animaux de laboratoire).

8) Gangl. mésent. typhique, bacille souvent gonflé sous forme de citron, avec zone large, produit beaucoup d'acide, coagule le lait, pas d'indol, gaze, odeur comme la culture du bacille cholérique, la pomme de terre brunit, les cultures plus abondantes, sur gélatine, colonie très large transparente.

c) Bacilles aux cils périphériques.

9) Ganglions mésent. typhique, bacille souvent gonflé en petites vésicules, moins d'acide que le bacille Eberth, pas d'indol, ne coagule pas le lait, odeur de pain humide, colonie sur gélatine diffuse et transparente, sur pomme de terre plus abondante; les colonies profondes deviennent brun-foncé (toujours en cultures parallèles sur la même pomme de terre).

10) Gangl. mésent., ne diffère du bacille Eberth que par la grandeur des bacilles (0,8 μ), par la grandeur et la coloration foncée des colonies profondes et par l'abondance de la culture sur pomme de terre.

11) Ne diffère du bacille Eberth que par sa petitesse, une zone (capsule) plus large, les colonies plus transparentes et l'abondance de la culture sur pomme de terre.

12) De la rate typhique: Le bacille est plus gros, aux extrémités épaisses vésiculeuses, forme sur pomme de terre de petites colonies en gouttes brunes, grandes colonies brunes dans la profondeur de la gélatine.

d) Bacilles de la série intermédiaire trouvés seuls dans des cas de fièvre typhoïde (paratyphiques).

13) (*Zeitsch. f. Hygiene* 1890) Autopsie, 1889: Un palefrenier âgé de dix-huit ans succombe quatorze jours après le commence-

ment d'une fièvre typhoïde avec péritonite par perforation. Autopsie après dix-huit heures. Les poumons hyperémiques œdématiés avec atélectasie, lobulation et induration plus prononcée à la base. Tuméfaction subaiguë de la rate et du foie. Les reins sont pâles et flasques, la muqueuse intestinale brunâtre, œdémateuse et injectée.

Les plaques de Peyer tuméfiées, flasques, mamelonnées, avec de petites ulcérations en partie couvertes de petits séquestres, en partie cratériformes et entourées d'une substance encéphaloïde.

L'ensemencement des foyers des poumons donne le microbe de Pasteur-Fraenkel et un bacille qui ressemble au bacille d'Eberth; cependant les colonies sur gélose sont plus abondantes et montrent après trois mois une surface hémisphérique, luisante, métallique. De même, du sang et de la rate se développent des cultures atypiques plus transparentes et plus convexes et sans formation de cristaux. La culture répand une odeur plutôt aromatique. La culture sur pomme de terre ressemble à celle de la fièvre typhoïde ensemencée sur la même pomme de terre.

Plus tard, les cultures sont beaucoup plus abondantes que celle de la fièvre typhoïde, en répandant une odeur de sperme. La culture sur gélatine montre une dentelure fine. Même après des mois, la culture est mortelle pour la souris, quelques jours après l'ensemencement par le fil de platine.

Ce microbe a été étudié de plus près (*Zeitsch. f. Hygiene* 1890 p. 350). La grosseur est de 0,3—0,4, les bacilles très courts, arrondis, avec coloration polaire (globes chromatiques), très mobiles, se colorent moins bien que le bacille typhique, gram négatif, en groupes parallèles et distanciés. Ne produit pas d'acide, ne coagule pas le lait, réduit un peu et donne un précipité noirâtre. Le bouillon un peu troublé avec une fine pellicule et peu de précipité blanc. Ne produit pas d'indol. Peu saprogène. Se développe bien d'après Holz. Sur gélatine, une colonie assez large, mamelonnée, blanche, à peine transparente, se développe très bien dans la profondeur. Plus tard, la colonie devient granuleuse et métallique. Sur gélose, la bande de culture finement dentelée et épaissie aux limites. Sur pomme de terre, les colonies sont grandes, convexes, luisantes, brunâtres, formant une couche confluente; la pomme de terre devient brune. Sous le microscope, les colonies sur plaques de gélatine ont des limites onduleuses et une structure radiaire. Sur la substance colorée d'après Nœggerath, il se produit à la surface une fluorescence prononcée et une couleur jaune à la lumière transparente.

La pathogenèse du bacille relève une grande virulence pour la souris qui succombe en trois jours après infection par une anse de platine. Une souris qui survivait dix jours après infection péritonéale présente des hémorragies intestinales, diarrhée et tuméfaction de la rate, des ganglions mésentériques et des plaques de Peyer.

Il me semble certain que ce microbe appartient parfaitement au groupe du paratyphus ou bien du bacille de Gaertner; on n'a qu'à comparer des caractères formulés par Van Ermengen pour s'en convaincre. Comme dans ce cas il n'y avait pas le bacille Eberth, il est certain que le cas, quoique présentant des ulcérations intestinales, est le premier cas de paratyphus décrit. Il est vrai qu'à cette époque n'existait pas la réaction de Widal, mais en face des caractères décrits nous pouvons d'autant plus nous passer de cette preuve que souvent même des microbes, qui ont influencé l'organisme sans produire la maladie dont l'individu a souffert, donnent parfois cette réaction. De même la réaction se produit souvent tout aussi bien sur certains microbes différents quoique appartenant au même groupe, et même sur des microbes plus éloignés, étant associés au microbe principal.

14) (*Les Bactéries* 1890 II. p. 123). Cas léger sans ulcérations intestinales. — Bacille très mobile, plus gros que le bacille typhique 0,6—0,8 µ. La culture sur gélatine plus transparente, plus limitée et qui ne devient pas brune dans la profondeur, pousse mieux dans la profondeur, plus tard touffes de cristaux. Cultures parallèles sur pomme de terre plus abondantes. Il est moins pathogène que le bacille typhique. Dans un autre cas il se trouve un microbe analogue, mais plus pathogène pour la souris qui meurt en 16-20 heures. C'est surtout le bacille 13 bien décrit en 1890 alors que la séroréaction de Widal n'était pas encore connue, qui *correspond parfaitement au paratyphus*, de même que le cas 14 qui cependant est moins bien décrit.

J'avais donc en 1890 décrit le premier cas de paratyphus produit par des bacilles du même groupe que le bacille typhique et duquel le premier diffère surtout par la grandeur, parce qu'il produit des colonies plus abondantes sur pomme de terre et une couleur changeante et fluorescente sur Noeggerath, qu'il ne produit pas d'acide et qu'il est plus pathogène pour la souris qu'il tue même après l'injection souscutanée par le fil de platine. Dans ces cas il y avait ulcères intestinaux, tandis que dans la plupart des cas de paratyphus les malades ont guéri et ne présentaient pas probablement des ulcères.

Toutefois on avait décrit dans ces derniers temps plusieurs cas de paratyphus présentant des ulcères (Lukich, Brion, Tuttle, etc).

e.) Bacilles de la série intermédiaire trouvés dans la nature et dans différentes maladies humaines.

Nous-même et d'autres avons trouvé dans les fèces, dans des cadavres d'animaux, dans l'eau, des microbes analogues, ressemblant au bacille typhique, mais qui diffèrent par certains caractères.

15) Ainsi le *bacillus paradoxus* de Kruse et Pasquale trouvé dans un cas de dysenterie, diffère par la production d'indol et par la croissance sur pomme de terre.

16) Le bacille monadiformis (Nessen) possède un seul cil terminal, possède un pouvoir réductif remarquable, ses cultures ressemblent à celles du coli. Un bacille analogue, ressemblant, a été trouvé dans le pus par Tavel, le bacille *fecalis alcaligenes* (Petrusky), diffère du bacille typhique par les cils terminaux, la croissance abondante sur pomme de terre, par la production d'alcali et par le manque de réaction d'immunité de Pfeiffer, de Widal, et d'agglutination.

17) Weichselbaum décrit une série de bacilles des eaux potables qui ne se distinguent du bacille typhique que par leur développement aérobe obligatoire à une basse température.

Moi-même, j'ai décrit une série de microbes trouvés dans des maladies infectieuses septiques ou putrides ou bien dans des associations septiques d'autres maladies qui tout en ressemblant au bacille typhique s'en distinguent tantôt par les caractères de culture, tantôt par la production de beaucoup d'acidité, ou par la production d'alcali, par la production de gaz, etc.

J'avais décrit de tels bacilles dans des infections par plaies, dans la dysenterie, de même que Chantemesse et Widal dans des pneumonies septiques, dans des bronchites, dans des cystites et pyélonéphrites, péritonites, etc.

f) Les paratyphiques trouvés plus tard.

18) Les bacilles d'*Archard et Bensaude* ne sont que des bacilles de la série intermédiaire trouvés dans des cas de fièvre typhoïde probablement associés au bacille typhique, car ces microbes ont été trouvés dans un abcès et dans une cystite post-typhique; comme la présence du bacille typhique dans ces cas ne pouvait pas être exclue et comme la publication de ces auteurs (1896) est postérieure à la mienne, la priorité de la description des paratyphiques ne peut pas être attribuée à ces auteurs.

Il est important de signaler que Widal et Nobécourt ont décrit plus tard des microbes analogues dans un abcès d'un tuberculeux. Aussi les bacilles «paracoli» de Gilbert et Lion trouvés dans des affections qui n'avaient rien à faire avec la fièvre typhoïde appartiennent à ce groupe. Les bacilles diffèrent des bacilles typhiques surtout par la fermentation des sucres et par leur croissance plus abondante. Ces derniers auteurs en employant le sérodiagnostic constatent que le paracoli a été agglutiné par le sérum d'un convalescent de fièvre typhoïde en raison de 1:12,000, tandis que le même sérum agglutine le bacille typhique seulement 1:1000. — Des auteurs américains, Gwyn et Coshing, décrivaient plus tard, 1898, des «paracoli» trouvés dans des cas analogues à la fièvre typhoïde et qui ont été agglutinés par le sérum respectif, tandis que le bacille typhique n'a pas été influencé par ce sérum.

19) Les *paratyphiques de Schottmüller* (1900).

Cet auteur décrit en 6 cas parmi 68 de fièvre typhoïde 2 bacilles qui diffèrent de celui de la fièvre typhoïde par leur faculté de fermenter la glycose, de rendre la gélose au rouge neutral fluorescente, leur réaction, leur croissance sur gélatine, sur pomme de terre, dans le milieu de Petrusky, par leur forme ayant souvent des corpuscules, et par la pathogénèse, et surtout parce que le sérum des malades d'où ils provenaient les agglutinait en grande dilution, tandis que le même sérum n'agglutinait pas le bacille typhique.

a) *Le paratyphique A*, très mobile, ressemble beaucoup au bacille typhique, sa culture sur les différents milieux est plutôt transparente et peu abondante, il produit un peu d'acide sur Petrusky et ses colonies, par la gélose, Drigalsky sont bleues et petites; il est plus pathogène pour les animaux de laboratoire que le bacille typhique; c'est le bacille décrit par moi en 1890.

b) *Le paratyphique B* ressemble comme forme et comme culture plutôt au coli, il est plus grand que le premier, plus saprogène, il forme des cultures plus abondantes, produit d'abord un peu d'acide pour devenir plus tard décidément alcaligène, le lait devient un peu brunâtre et plus transparent. Il est également plus pathogène pour les animaux de laboratoire que le bacille typhique. Il ressemble aussi au bacillus faecalis alcaligenes, cependant la présence de deux cils et le manque de fermentation et de pathogénité de ce dernier le distinguent d'une manière absolue. La différence la plus prononcée entre les deux types du bacille paratyphus consiste dans l'agglutination par le sérum des paratyphi-

ques. Le sérum du paratyphique au microbe *a* agglutine le microbe
a en raison de 1 à plusieurs mille, tandis que le microbe *b* et le
bacille Eberth ne sont pas agglutinés ou bien seulement par une
quantité beaucoup plus grande du sérum.

Le paratyphus diffère de la fièvre typhoïde par sa courte durée,
l'éruption abondante de roséole, sa bénignité (1 % environ de mortalité), par le manque de lésions intestinales et ganglionnaires dans
la plupart des cas mortels et par la contagiosité plus grande. Aussi
connait-on des épidémies où 80-600 personnes sont tombées malades à la fois d'une maladie typhique relativement bénigne.

Il n'est pas douteux que le paratyphus reconnait comme origine non seulement l'infection par l'eau potable (Hünemann, Sion-
Negel), mais aussi par d'autres aliments.

Aussi est-il probable que l'épidémie de Kloten (1878) déterminée par l'infection par la viande de veau malade et qui ressem-
blait à la fièvre typhoïde a été un paratyphus, quoique les 6 morts
présentassent des lésions intestinales de la fièvre typhoïde; aussi
l'épidémie d'Andelfingen causée par la viande de veau peut être in-
terprétée comme paratyphique.

Dans le cas de Vajedes l'épidémie (6 cas) a été par un plat
de faringe (gris). — Le microbe appartient au paratyphique B, mais
sur sérum agglutine aussi d'autres microbes de l'infection par des
viandes, de même que celui du typhus des souris.

Nous verrons que des paratyphiques A et B ont été trouvés
par moi dans des maladies dont les symptômes diffèrent essentiellement de ceux de la fièvre typhoïde, de même que dans d'autres
maladies bien déterminées formant des associations bactériennes
de ces maladies. Aussi dans des épidémies avec le caractère du typhus exanthématique avec éruptions hémorrhagiques, parfois avec
localisations pulmonaires et bronchiques, je pouvais isoler des
bacilles virulents ayant tous les caractères des paratyphiques, de
sorte que ces microbes doivent être regardés comme moins spécifiques que le bacille d'Eberth.

g) Le groupe du bacille enteritides.

Parmi les bacilles de ce groupe les bacilles des intoxications
et infections par les viandes occupent une place à part.

1) Ainsi les bacilles enteritides de Gärtner (1888) qui diffèrent
du bacille typhique par la grosseur, la coagulation du lait, la réduction du tournesol, une espèce de capsule, sa culture abondante, mais surtout par une grande pathogénité pour les animaux
de laboratoire même par injection et par la résistance de ses toxi-

xînes à la chaleur. L'incubation chez l'homme est de 24 heures jusqu'à 7 jours, la maladie se manifeste comme une entérite grave, et plus tard, exanthème avec desquamation.

2) Le *bacillus Breslauensis* de v. Ermengen (1892) et Käusche, ne coagule pas le lait et produit une entérite avec foyers dans les organes splanchniques. La maladie se prononce 2 heures après l'infection avec gastro-entérite, fièvre, parfois herpès et paralysie.

3) Les bacilles *de Friedberg* (Gaffky et Paak); cuissons de viande de cheval: plus petits que le bacille typhique, ne produit pas d'indol, ne coagule pas le lait, sa toxine ne résiste pas à la chaleur. Produit une gastroentérite fébrile, en moins de 24 heures; très pathogène, même par injection pour cobayes, souris, singes (entérite hémorrhagique, foyers nécrotiques ou abcès dans les organes). Existe aussi dans la putréfaction (cadavres des souris).

Le bacillus morbificans (Basenauer) produisant une fièvre puerpérale chez la vache, et probablement identique avec ce dernier microbe, montre, de même que le cas de Gärtner, que les microbes de l'infection par des viandes proviennent surtout d'animaux infectés par les mêmes microbes. — Van Ermengen insiste sur le caractère passager des différences constatées entre ces microbes, dont il fait deux groupes qui se distinguent par l'agglutination.

Il est certain que les cas connus d'intoxication par la viande chez l'homme proviennent des animaux malades et notamment des veaux (omphalites et polyarthrites des nouveau-nés, dysenterie des veaux), du bœuf (surtout l'entérite septique et rarement d'autres maladies septiques) et surtout des vaches (métrite et mastite septique), plus rarement de la maladie pétéchiale des chevaux, et, dans un cas récent décrit par nous en collaboration avec M. Riegler, par l'agneau. — Dans ces maladies on trouve souvent une association microbienne, dans laquelle ordinairement ne manque pas un microbe du groupe du bacillus enteritides, et il est d'autant plus probable que le microbe de l'animal ait produit l'intoxication que le microbe a été agglutiné par le sérum des individus malades ou qui ont passé par la maladie.

Toutefois faut-il distinguer parmi les différents microbes du groupe, d'abord selon l'agglutination de ses différents représentants.

Trautmann distingue cinq groupes dont chacun est agglutiné par le sérum produit par chaque représentant du groupe respectif.

Ainsi: 1.° le groupe Enteritides; 2.° Breslauensis; 3.° Hamburgensis; 4.° Strassburgensis; 5.° Morbificans (Basenau).

Les caractères communs de tous les représentants du groupe seraient, d'après Van Ermengen, les suivants :

1.º Bacilles ovoïdes (coccobacilles) de 0,2-0,4 souvent en points doubles, souvent colorés d'une manière inégale, ils ressemblent aux Pasteurelloses ;

2.º Incolorés d'après Gram ;

3.º Mobiles avec 4 à 12 flagelles ;

4.º À la surface formant des colonies qui ne se distinguent du coli que par une plus grande transparence et une zone plus mince ;

5.º Ne produisent pas d'indol ;

6.º Le lait devient plus transparent, jaunâtre et alcalin ;

7.º Ils fermentent la glycose avec production de gaz, de même aussi les autres sucres, seulement les microbes Fischer et Durham n'attaquent pas la lactose ;

8.º Le bouillon est troublé en formant une pellicule sans produire une odeur féculente ;

9.º Sur pomme de terre ils forment tantôt une couche à peine visible, tantôt une masse épaisse jaunâtre ;

10.º Sur Petruschki ne produisent pas de changement de coloration ;

11.º Sur agar coloré par le rouge neutral et avec 0,3 glycose, ils produisent une fluorescence, et après 18-24 heures du gaz et la décoloration ;

12.º Sur Drigalski-Conradi après 18 heures des colonies bleues plus grandes et plus opaques que le bacille d'Eberth.

Le caractère principal du groupe consiste sans doute dans la grande virulence des microbes et dans la production des toxines qui résistent ordinairement aux températures élevées. Il faut surtout insister sur la propriété de ces microbes, de produire la maladie aussi par la voie digestive.

Au point de vue purement vétérinaire, ces observations nous permettront de constater avec assez de certitude si une viande suspecte est atteinte d'une infection ou d'une intoxication dangereuse (Basenau), mais il faut se demander si nous sommes toujours à même de juger, si des cas de maladie chez l'homme sont dus à une telle infection animale.

b) Maladies locales de l'homme (bronchites, gastroentérites, pneumonies), de même des cas de typhus exanthématique ou de septicémie hemorhagiques, produits par des microbes de la série intermédiaire.

Dans la plupart des cas décrits on peut constater qu'un groupe d'hommes a été atteint en même temps, après avoir mangé des produits d'un même animal atteint et mort d'une maladie septique; mais il faut se demander si en dehors de ces cas authentiques et bien observés, il n'existe pas des cas nombreux où des groupes d'hommes, surtout parmi ceux qui vivent dans des conditions peu hygiéniques et se nourrissent de viandes peu ou non contrôlées, tombent malades par une infection de la même nature. Combien de fois j'avais constaté de petites épidémies parmi des chiffonniers ou parmi des tziganes, vivant à la périphérie du rayon de la ville et qui se nourrissent de toute espèce d'aliments avariés et souvent dérobés. Souvent on pouvait constater que ces gens se sont nourris de viandes d'animaux tombés par différentes maladies.

Ce qui m'a frappé dans ces épidémies ou dans des cas semblables sporadiques, c'est que ces maladies ressemblent ordinairement à un typhus ou à une fièvre typhoïde plutôt atypique.

En effet, en analysant les symptômes et les lésions dans ces maladies, on reconnaît une forte ressemblance avec les cas bien observés d'intoxication par les viandes, et j'ai réussi à isoler des organes à plusieurs reprises des microbes analogues entrant ou dans le groupe de l'entéritidis ou celui des paratyphiques. Je suis donc disposé à regarder certains cas de typhus, même pétéchial, dont j'avais décrit un cas déjà en 1890 dans les *Annales de l'Institut Pasteur*, comme des infections alimentaires produites par un microbe particulier ressemblant plus ou moins au paratyphique. — Ces considérations me font croire que l'épidémie décrite par moi en collaboration avec M. Robin (*Semaine Médicale*), appartient probablement aussi à ce groupe de maladies. — En effet les organes renfermaient dans quelques cas des bacilles ressemblant au coli, le sérum des malades agglutinant le bacille d'Eberth en 1 p. 60. — Les intestins ne montrent pas d'ulcérations, les bronches et les poumons renfermaient le bacille de Pfeiffer.

J'avais décrit à la Société anatomique roumaine plusieurs cas mortels survenus dans une épidémie plus récente du même centre parmi les chiffonniers tziganes, ressemblant au typhus exanthématique, sans lésions intestinales et dans lesquels le microbe a été étudié plus en détail.

Il s'agissait d'un microbe polaire, ayant dans les cultures un caractère intermédiaire entre le bacille d'Eberth et le coli; il ne coagule pas le lait qu'il rend alcalin, ne produit pas d'indol, produit des gaz dans les différentes substances renfermant la glucose. Très pathogène pour la souris, le lapin et le cobaye, même par ingestion, il est agglutiné par le sérum typhique et le sérum des malades, produit l'agglutination du typhique dans la proportion de 1 p. 50 et 1 p. 100.

De même, le sérum, peu actif pour le bacille de Gaertner, est très actif pour une de nos variétés du bacille de pneumo-entérite de porc.

Dans une récente intoxication à Joitza survenue chez vingt-quatre personnes qui ont mangé de la viande d'agneau, ces personnes ont présenté exactement les symptômes d'intoxication par des viandes avec troubles gastro-intestinaux et fièvre, et trois en sont mortes; on a pu isoler du sang des malades, des organes des personnes succombées, et des restes de la viande, le même microbe analogue au microbe de Gaertner. La viande cuite produisait chez la souris les symptômes classiques et la mort, de même que les premières cultures filtrées, tandis que plus tard les cultures étaient moins toxiques.

Le suc des viandes agglutinait ces microbes dans la proportion de 1 p. 100, le sérum des malades produisant une agglutination faible dans les premières cultures, tandis qu'il agglutinait le Gaertner dans la proportion de 1 p. 50 et 1 p. 100. Les microbes ont été trouvés dans les sections de la viande et dans les organes des animaux et des personnes qui succombèrent.

Il semble donc que ces deux épidémies représentent des infections par les deux variétés des microbes d'intoxication des viandes; cependant dans le premier groupe qui a évolué comme une espèce de typhus et qui avait donné lieu à une infection d'homme à homme, on n'avait pas cherché comme cause commune l'ingestion de viandes provenant d'un animal malade.

Trois cas récents succombés avec des phénomènes de fièvre typhoïde et dont deux avaient donné la séroréaction de Widal 1 p. 50, rentrent dans la même catégorie; à l'autopsie on trouvait très peu de lésions intestinales, mais dans un cas une amygdalite putride, dans les autres une bronchite purulente fétide et hémorragique, avec foyers pneumoniques septiques. Dans le sang et dans les organes on trouvait un microbe ayant les caractères du bacille de Gaertner, qui avait été agglutiné par le sérum, de même que par le sérum typhique. Il y a longtemps que j'avais décrit de tels cas d'infections bronchiques, intestinales, puerpérales, ombilicales, ou autres chez l'homme, dans lesquels je pouvais gagner ordinairement en culture pure de tels microbes virulents, et en reprenant ces recherches je me suis convaincu que souvent ces microbes possèdent les caractères ou du microbe des paratyphus ou des entéritidis ou du hog-choléra, y compris l'agglutination des microbes respectifs. Moi-même et d'autres observateurs avons constaté des microbes tout à fait semblables au bacille de la fièvre typhoïde dans des produits morbides d'animaux, des porcs, des souris (mes cas), et chez la vache (Jakobsthal). Les épidémies d'Andelfingen (?) et de Kloten, provenant d'une ingestion de viande de veau et ressemblant complètement à la fièvre typhoïde, indiquent également que non seulement des maladies humaines paratyphiques ou pseudotyphiques ou localisées, mais même des cas ressemblant tout à fait à la fièvre typhoïde donnant la séroréaction avec le bacille typhique, peuvent provenir d'une intoxication par des viandes.

i) Maladies spécifiques des animaux causées par des microbes de la série intermédiaire.

1) Bacille de la septicémie des veaux (Thomassen). Ce microbe semble être *identique* au bacille de Gaertner; il est en effet agglutiné par le sérum produit par le bacille entéritidis. Il semble qu'une grande partie des infections ombilicales et des entérites infectieuses des veaux, soient causées par ce microbe.

Le microbe de la dysenterie des veaux décrit par Jensen serait d'après cet auteur de même que celui de Joest le coli communis ayant acquis une virulence particulière pour le veau; il me semble que la diphthérie des veaux n'est pas toujours le même processus, mais qu'auprès d'une maladie dont le virus est moins spécifique et peu toxique et infectieux pour l'homme, il faut admettre des cas produits par l'entéritidis et qui deviennent dangereux pour l'homme; le veau est abattu à l'agonie ou bien si sa viande a été conservée dans des mauvaises conditions.

2) *Le morbificans bovis de Basenau*, trouvé dans la fièvre puerpérale de la vache de même que dans d'autres maladies septiques ou pyémiques du bœuf, possède tous les caractères de l'entéritidis mais étant moins toxique (la toxine ne résiste pas à l'ébullition) et déterminant chez les animaux de laboratoire, de même que chez le veau, une gastro-entérite et des foyers nécrotiques dans les organes splanchniques. Il est agglutiné par le sérum d'animaux influencés par l'entéritidis.

3) Le bacille du typhus des souris (Löffler) et celui du spermaphilus ressemblent beaucoup au bacille d'Eberth, mais les

colonies sont plus grandes et plutôt granulées, plus apparentes, sur pomme de terre il produit du gaz dans le bouillon sucré ne coagule pas le lait, ne produit pas d'indol. Par injection il produit une tumeur lardacée locale et dans 7-14 jours une gastro-entérite hémorrhagique avec tuméfaction des ganglions et de la rate.

Les animaux de laboratoire et l'homme seraient insensibles à l'ingestion du microbe.—Cependant des cas récents ont prouvé que l'homme aussi peut être infecté par la voie buccale sous forme d'une gastro-entérite maligne à celle de l'infection par le bacille de Gaertner.

D'après nos recherches des animaux de laboratoire peuvent aussi être infectés par voie buccale et les toxines du microbe ne résistent pas à l'ébullition.

Le microbe est sinon identique, du moins très rapproché de l'enteritidis, étant agglutiné avec ce dernier dans les mêmes proportions.

4) La psittacose de Nocard présente les mêmes caractères étant agglutinée avec le bacillus enteritidis.

5) *La pneumoentérite des porcs.* D'après nos recherches le bacille de cette maladie se présente dans différentes variétés, dans le même cas on trouve souvent des variétés du bacille, de même que dans la fièvre typhoïde. Une variété fréquente de ce microbe ressemble beaucoup à l'enteritidis de Gaertner, étant agglutinée par le même sérum et en même proportion. Il existe probablement une forme de la maladie produite par cette variété engendrant des intoxications par des viandes.

6) D'autres bacilles trouvés dans des maladies septiques, hémorrhagiques et entéritiques, comme le bacille de l'épizootie porcine de Marseille (Rietsch) et le bacillus... peuvent être rapprochés du coli communis, dont ils se distinguent surtout par leur pathogénité particulière.

Il existe d'après nos recherches des variétés de coli septiques et hemorrhagiques pour les animaux qui sont agglutinées en rapport de 1:100-1:200 par le sérum typhique; Porcile décrit aussi de telles variétés (mais pas pathogènes).

j) Bacilles ayant tous les caractères du bacille typhique trouvés en dehors de la fièvre typhoïde.

Il faut d'abord établir que dans plusieurs cas de fièvre typhoïde les auteurs, Saquipé, Bancel, Nicolle et Trenell, Müller, etc., et moi-même, nous avons isolé des microbes ayant tous les caractères du bacille typhique, mais qui ne sont pas agglutinés par le sérum typhique; d'ailleurs souvent même les bacilles qui d'abord ont été promptement agglutinés perdent avec le temps cette propriété. D'autres bacilles sont agglutinés seulement après 24-78 heures. Souvent les bacilles ne sont pas agglutinés qu'en proportion de 1:50 au plus.—Il résulte de ces constatations que pour identifier le bacille typhique on ne peut pas se baser uniquement sur l'agglutination, mais qu'il faut tenir compte *de l'ensemble des caractères morphologiques et biologiques* du bacille.

De ce point de vue je peux affirmer que dans l'eau potable non suspecte dans un cas de dysenterie et dans le cadavre d'une souris j'avais trouvé des bacilles ayant tous les caractères du bacille typhique, y compris la réaction d'indol et la culture parallèle sur pomme de terre (dans *Les microorganismes* de Flügge Kruse suppose à tort que je n'avais pas fait ces deux réactions).

Pansini avait trouvé le même microbe dans un abcès dysentérique du foie et Lösener dans un cadavre putréfié de porc.

Les cas de fièvre typhoïde d'origine animale: Nous avons mentionné les deux épidémies de Kloten et d'Andelfingen dont l'origine par ingestion de viande de veaux a été bien établie, cependant la faible mortalité de ces cas ressemblant absolument à la fièvre typhoïde nous fait penser plutôt à une infection paratyphique. D'autant plus importante est la constatation de Jakobsthal, qui avait trouvé dans un abcès de la rate d'une vache morte d'une maladie infectieuse des bacilles absolument identiques au bacille typhique et qui ont été agglutinés en proportion de 1:3000.

Je termine ce chapitre par mes conclusions exposées dans ma communication faite à ce sujet dans la séance de juin de l'Académie Roumaine et du 3 oct. 1905 de l'Académie de Médecine de Paris:

De même que le groupe de Gaertner, on pourrait donc diviser toutes les maladies causées par les représentants de la série intermédiaire en deux sous-divisions qui se distinguent par la séroréaction.

1.° Le groupe Frankenhausen (Gaertner), auquel appartient le microbe de la septicémie des veaux, de même que certains microbes trouvés dans des maladies spontanées en apparence de l'homme (des cas de bronchites et pneumonies septiques, certains cas de paratyphus et de pseudotyphus), enfin certains microbes trouvés dans des entérites cholériformes, dysentériques, de même que dans l'eau contaminée.

2.° Le groupe Aertryck (Nobele), auquel appartiennent les bacilles de la plupart des intoxications par des viandes, le hog-choléra, le bacillus mortificans bovis, celui de la psittacose de Nocard, une entérite infectieuse des veaux, de même que certaines maladies septiques en apparence spontanées de l'homme.

Il faut cependant être très prudent dans l'interprétation de l'agglutination dans ces différents cas en considérant:

1.° Que le sérodiagnostic seul n'est pas suffisant pour préciser la place et le rôle d'un microbe, car il y a des microbes très éloignés qui donnent parfois la même réaction (fièvre typhoïde, —Gaertner), tandis que des microbes absolument semblables par tous les caractères peuvent réagir d'une manière toute différente (Frankenhausen-Aertryck).

2.° Que dans une même maladie existent souvent différentes variétés de microbes, dont seulement un représentant montre une séroréaction caractéristique (hog-choléra), et au contraire des associations microbiennes par des microbes intermédiaires peuvent présenter au moins au commencement la séroréaction du microbe spécifique (fièvre typhoïde).

3) Les cultures provenant directement du cas à examiner souvent n'agglutinent pas ou moins fort que des anciennes cultures, et tandis que dans plusieurs formes des maladies en question l'agglutination est la plus forte à la fin de la maladie, dans d'autres l'agglutination est prononcée seulement au commencement.

4) Il y a des maladies probablement d'origine animale dont le microbe n'est pas agglutiné ou très peu par le sérum respectif (maladie de Weil, certains cas de typhus).

5) Il y a une série de microbes intermédiaires entre les microbes Eberth et coli, qui tantôt produisent des maladies particulières à l'homme, tantôt ces microbes se trouvent associés à d'autres microbes dans différentes maladies (tuberculose, fièvre typhoïde, maladies septiques, pyémiques, gangréneuses, etc.). Surtout dans ces derniers cas ces microbes étant agglutinés par le sérum du malade, le microbe d'Eberth, des parastyphiques ou des Gaertner peuvent être pris facilement comme la cause principale de la maladie.

Il résulte de notre exposé que les nouvelles recherches sur les intoxications par des viandes d'animaux atteints de certaines maladies infectieuses méritent toute notre attention.

Il faut se demander si toute une série de maladies humaines

*comme le paratyphus, certains cas de fièvre typhoïde, des infections
hémorrhagiques de l'homme, certaines infections bronchiales, pulmonaires, gastro-intestinales, certaines myélites infectieuses, dans
lesquelles nous avons trouvé des microbes qui par leurs caractères
morphologiques et de culture, par leur pathogénie, par leur toxicité,
se rapprochent du groupe de Gaertner et des paratyphiques, n'accusent pas souvent une origine animale. En tout cas, le séro-diag-
nostic s'impose dans toutes ces maladies en employant dans ce but
non seulement le bacille d'Eberth, mais au moins le paratyphique
A et B., de même que les deux types du groupe de Gärtner.*

*Il n'est pas douteux qu'en même temps, avec le rapport de
cause à effet entre certaines de ces maladies importantes de l'homme,
entre les microbes de la série intermédiaire et entre l'alimentation
par certains produits d'animaux, sera trouvée aussi la prophylaxie rationnelle et peut-être le traitement de ces maladies.*

k) Bacilles de la dysenterie.

Plusieurs auteurs, comme Chantemesse, Widal, Ziegler, moi-
même, Maggiora, Celli, Galli-Valerio, nous avons décrit dans la
dysenterie des microbes appartenant à la série intermédiaire.
Plusieurs des microbes décrits par moi, surtout des microbes ressemblant au bacille typhique, mais immobiles, pathogènes, produisant une réaction alcaline, ressemblant au coli à l'odeur de
sperme, mentionnés dans ce rapport, entrent probablement dans
le groupe des bacilles de la dysenterie. Dans mon travail sur l'en-
térohépatite suppurée j'avais montré que, non seulement la dysenterie classique, mais aussi cette maladie tropicale ne renferme
pas toujours d'amibes, et que les amibes ne présentent des caractères suffisants pour pouvoir être regardés comme les causes
essentielles et uniques de la maladie.

A la suite des recherches de Stige, de Kruse, de Flexner, etc.,
on est disposé à admettre auprès d'une dysenterie bactérienne
une autre amibique, distinction qui n'est basée que sur la présence d'amibes dans certains cas de dysenterie tropicale. Mais
comme ces amibes ne se trouvent pas dans beaucoup de ces derniers cas et comme on les trouve parfois aussi dans la dysenterie
simple, cette division me semble être mal fondée.

En tout cas les nouvelles recherches sur la dysenterie classique endémique méritent toute notre attention.

I) Shiga avait d'abord décrit en 1898 dans une épidémie de
dysenterie, au Japon, un bâtonnet un peu plus gros que le bacille
typhique, souvent polymorphe ou agglutiné, immobile. Il est vrai

que dernièrement on a trouvé sur le bacille de rares cils. Il serait donc possible qu'il soit mobile dans certaines conditions de culture. Coloration comme le bacille typhique, mais d'une manière plus inégale. Sur gélatine, agar, pomme-de-terre, Drigalsky, les cultures ressemblent à celle du bacille typhique, il produit un peu d'acide sans coaguler le lait, sans produire du gaz. Plus tard la réaction devient alcaline. Il ne produit pas d'indol, ne fait pas fermenter la mannite saccharose. Le bacille est agglutiné par le serum du malade, seulement l'agglutination n'est ni constante ni forte (1:20 par exemple). On obtient une forte agglutination seulement par le sérum des animaux traités par le microbe.

Le microbe et les toxines sont pathogènes pour les animaux de laboratoire, l'inoculation par le fil de platine produisant par la voie sanguine la mort en 1-3 jours, avec fièvre et diarrhée. Après l'infection par une petite quantité des microbes les organes internes sont stériles, tandis qu'une quantité plusieurs fois mortelle produit une septicémie.

2) Le bacille de Flexner trouvé à Manille se distingue du bacille de Shiga par sa mobilité plus prononcée et par son agglutination moins prononcée par le sérum animal préparé par le bacille de Shiga. Il produit de l'indol et fermente la mannite, la lactose et la maltose. On voit que ce bacille correspond au bacille que j'avais trouvé dans certains cas de fièvre typhoïde. En effet certains auteurs, comme Martini, Lenz, Park, Castellani, regardent ce microbe, de même que le bacille de His et de Strong, comme des paradysentériques, moins spécifiques que le Shiga.

En regardant de près ces résultats on gagne l'impression que le bacille de Shiga appartient décidément à la série intermédiaire et qu'il diffère peu des différentes variétés décrites par moi et par d'autres. Quoique les auteurs affirment que ce microbe n'existe que dans la dysenterie, mes propres recherches m'ont convaincu que des bacilles ayant exactement les mêmes caractères se rencontrent aussi dans d'autres maladies (fièvre typhoïde, entérites de différente nature chez l'homme et chez les animaux); ce n'est que l'agglutination par le sérum d'animaux qui montre dans la plupart des cas certaines différences. Aussi les auteurs parlent-ils de bacilles pseudodysentériques qui ne diffèrent du dysentérique (Shiga) que par leur mobilité, par l'agglutination, par la production de plus ou de moins d'acidité et par une moindre pathogénité; ces microbes produiraient d'après Kruse les états dysentériformes sporadiques. Cependant, comme cette agglutination n'est caracté-

ristique que si l'on emploie le sérum d'animaux, cette agglutination ne prouve rien en ce qui concerne le rapport du microbe
avec l'organisme humain.

Il me semble donc qu'une certaine réserve s'impose encore
avant de déclarer le bacille de Shiga et surtout celui de Flexner
comme bacille de la dysenterie. Il faut d'abord bien établir par
des recherches très étendues en effet que ce microbe ne se trouve
pas en dehors de la dysenterie, il faut vider les questions concernant la mobilité et l'agglutination par le sérum des convalescents
qui seul peut nous convaincre sur le rapport de cause à effet du
bacille, il faut enfin identifier avec le plus grand soin les bacilles
provenant des différents cas et des différentes épidémies et il faut
bien établir la limite de variabilité de ces microbes avant de se
prononcer d'une manière certaine.

En résumant la question, on peut dire qu'on a trouvé dans les
maladies dysentériques d'abord des amibes, ensuite les auteurs
sont tombés d'accord pour diviser les dysenteries en amibiques
et bacillaires, ce qui d'après mes recherches n'est pas bien fondé,
car le rôle dysentérigène des amibes n'est nullement trouvé.

Même les dysenteries bacillaires sont multiples; selon les
auteurs on pourrait les diviser en vraies, endémiques, produites
par le bacille Shiga, qui semble en effet constituer une variété
naturelle de la série intermédiaire étant en rapport de cause à
effet avec certaines endémies de dysenterie. Cependant tous ces
caractères distinctifs des microbes trouvés par moi, certaines associations de la fièvre typhoïde, sont discutées.

Son agglutination par le sérum humain est très faible, son
immobilité est discutée, sa pathogénité est à peu près la même
que celle de mes microbes. Les microbes qu'on avait trouvés
dans d'autres endémies dysentériques ou dans des cas sporadiques sont encore moins caractéristiques. Leur agglutination assez faible par le sérum humain respectif ne prouve pas leur rôle
pathogène et leurs caractères, y compris leur pathogenèse assez
faible, sont les mêmes que ceux de plusieurs microbes décrits par
moi et par d'autres, appartenant à la série intermédiaire. En
effet on incline à regarder ces microbes comme para et pseudodysentériques.

CONCLUSIONS

Il résulte de mon rapport que les microbes de la série intermédiaire doivent être regardés comme des variétés naturelles de

microbes, formant avec le coli et le bacille de la fièvre typhoïde
un grand groupe ayant une parenté accusée avec certains microbes
des septicémies hémorrhagiques.

Différents représentants de ce groupe déterminent un grand
nombre des maladies humaines et animales spécifiques ou non spécifiques de la plus haute importance.

Auprès des bacilles pathogènes il faut admettre une grande
quantité de variétés non pathogènes, saprophytes, ou bien des
formes qui seulement par l'association avec d'autres microbes existent souvent dans l'organisme en même temps que des microbes
pathogènes spécifiques appartenant à la même série.

Ces microbes, même des variétés non ou peu pathogènes, peuvent influencer l'organisme de manière à donner un sérum agglutinant.

Les microbes pathogènes de cette série, ayant des caractères
morphologiques et biologiques très rapprochés, forment des groupes
plus petits engendrant des maladies spécifiques rapprochées (typhique et paratyphique, infections par des viandes, dysentérique et
paradysentérique, etc.); à la limite de ces groupes existent des
microbes déterminant des maladies sporadiques ou non spécifiques.

Toutefois les caractères morphologiques et biologiques seuls
ne déterminent pas la place du microbe. Ainsi il existe des microbes
d'infection par des viandes ou de maladies spontanées d'animaux
plus rapprochés du bacille de la fièvre typhoïde que certains paratyphiques.

Surtout les bacilles dits paracoli et paradysentérique passent
sans limite précise dans le groupe des coli pouvant être même
identifiés avec certains coli pathogènes.

Il semble être de la plus haute importance d'étudier surtout
ceux de ces microbes de la série intermédiaire qui se trouvent à la
limite et entre les groupes spécifiques.

Notamment par mes recherches je pouvais établir des groupes
de microbes de cette série engendrant des épidémies ayant des
caractères du typhus exanthématique; d'autres microbes de la
même série produisent des maladies plutôt sporadiques: des bronchites, des pneumonies, des entérites, des myélites, des septicémies
hémorrhagiques chez l'homme et chez l'animal.

J'en ai enfin décrit encore d'autres, dont l'action se limite à
produire des associations microbiennes en changeant et en aggra-
vant la maladie primitive.

L'étude de cette série intermédiaire constitue donc un vaste champ de recherches destiné à élucider l'étiologie des maladies les plus répandues de l'homme et des animaux en apportant en même temps des éléments pour les éviter et les combattre.

THÈME 16.— **DES MESURES A PRENDRE POUR EMPÊCHER L'EXTENSION DE LA PESTE D'UN PAYS A L'AUTRE OU DANS LE MÊME PAYS**

Par M. le Dr. G. KOBLER — (Sarajevo)

Conseiller gouvernemental et Chef du département sanitaire de la Bosnie-Herzégovine

L'étude du mode de la propagation de la peste a subi dans le cours des dernières années des modifications si graves qu'il est devenu possible de fixer actuellement les règles suivant lesquelles il faut procéder pour s'opposer à l'extension de cette maladie d'un pays à l'autre ou d'un territoire à un autre.

On peut admettre avec sûreté que le mode de l'expansion de la peste dans les limites d'un territoire politique est le même que sa pénétration d'un pays dans un autre; par conséquent l'hygiène moderne agira dans les deux cas par les mêmes mesures prophylactiques.

Au point de vue pratique toutes ces mesures furent codifiées par les conventions sanitaires, dont la dernière, savoir celle qui a été élaborée en 1903 par la Conférence sanitaire internationale de Paris, se basa sur les acquisitions scientifiques résultant des recherches modernes.

Au contraire, la Conférence antérieure convoquée à Venise en 1897 n'a pas pu tenir compte des modifications qu'a subies ultérieurement la théorie de la propagation de la peste.

En attendant, les savants de tous les pays civilisés et les commissions scientifiques envoyées aux Indes et dans l'Asie extrême ramassèrent des faits nouveaux et très importants, formant une contribution précieuse à la connaissance de l'étiologie de la peste, de manière que plusieurs points, qui étaient jusqu'alors inconnus ou peu clairs, furent précisés ou admis comme règles, qui reçurent même une sanction pratique.

En général, les questions principales sur lesquelles se base la prophylaxie de la peste peuvent être résumées de cette façon:

    a) la peste peut être transmise:

        1) par l'homme atteint de la peste, savoir par toutes ses sécrétions, excrétions, de

même que par les différents produits (morbides) de son organisme malade (sang, pus des ganglions lymphatiques, etc.);

2) par les rats pestiférés, ce qui est important surtout pour les navires en cours de route, ou par les insectes — puces — qui vivaient sur les rats pesteux).

b) les marchandises ne sont pas par elles-mêmes capables de transmettre la peste; elles ne deviennent dangereuses que dans le cas, où elles ont été souillées par les produits pesteux et en premier lieu directement par les rats malades.

c) les procédés classiques de désinfection suffisent pour la désinfection des objets contaminés par la peste, d'autant plus que le bacille pesteux n'étant pas sporulé est peu résistant (1).

d) Comme temps moyen d'incubation de la peste est adopté un délai de 5 jours.

La fixation de ce délai, contrairement au délai de 10 jours, qui a été admis par la Convention de Venise, est une modification (libérale) de la plus haute importance.

Dans les cadres de ces 4 principes se développe actuellement l'étude de la prophylaxie internationale et intra-territoriale de la peste.

Cela va sans dire, qu'il s'agit d'obtenir le minimum de gêne

---

(1) La question de la plus haute importance paraît être ce : ce par quels moyens faudrait-il procéder à la désinfection du navire pour tuer tous les rats pestiférés, détruire les produits pesteux dans toutes les parties du navire et de ne pas altérer les machines, les parties constituantes du navire, pas plus que les marchandises à bord du navire (pas plus que la cargaison).

Il est très difficile de trancher cette question d'une manière définitive ; cependant trois procédés de désinfection ont été recommandés :

1. celui à l'acide sulfureux, mélangé d'une petite quantité d'anhydride sulfurique, répandu sans pression dans les cales ;

2. celui qui envoie dans les cales du navire un mélange non combustible de protoxide et de bioxyde de carbone ;

3. celui qui envoie dans les cales un mélange d'air contenant 10 % d'acide carbonique.

Tandis que le procédé n° 1 fait périr les rats, les insectes, et détruit en même temps les bardées pesteux, les deux derniers procédés ne font périr que les rongeurs, car ni le protoxide, ni le bioxyde de carbone et non plus l'acide carbonique, ne possèdent des propriétés désinfectantes proprement dites.

pour le commerce avec le maximum de protection pour la santé publique.

Il est clair, que la surveillance des provenances de la région contaminée n'est possible que dans le cas où la notification des foyers pesteux soit faite le plus vite possible.

Pourtant pour arrêter une série de dispositions, ayant pour base les principes mentionnés, il faudrait encore éclairer quelques points ayant trait à l'hygiène et fixer quelques notions générales.

Ainsi s'impose la question : Comment faut-il envisager l'étendue d'un territoire contaminé ?

Autrefois, l'on fut trop rigoureux à cet égard. Ainsi, quand la peste fut notifiée dans la province la plus éloignée de la Russie orientale, l'état tout entier fut déclaré comme région contaminée et les mesures préventives furent dirigées contre toutes les provenances de la Russie.

Ce point de vue était d'une importance immense pour les intérêts commerciaux du pays.

La Conférence de Paris a introduit des modifications à cet égard, en créant la notion de la «circonscription sanitaire» et en désignant les conditions spéciales de l'extension de la peste conformes à la nature de la maladie même.

Les conditions de la transmission de la peste dépendent de ces circonstances, que la propagation de cette maladie n'est pas rapide, que le diagnostic médical de la peste de même que l'isolement du malade ne présentent pas de difficultés, et enfin que le pesteux, étant difficilement transportable, est plus rarement déplacé qu'un cholérique, par exemple.

Tandis que le mode de transmission du choléra par l'eau et particulièrement par l'eau fluviale est d'une première importance, dans la propagation de la peste l'eau ne joue aucun rôle.

En prenant en considération les propriétés et la nature de la maladie elle-même, il faut également tenir compte des conditions locales caractéristiques pour la circonscription donnée, de manière que l'étendue de la région déclarée contaminée et traitée comme telle par les pays voisins ne sera pas toujours la même.

Il faut aussi prendre en considération le degré et l'étendue des mesures sanitaires, qui seraient adoptées dans la circonscription contaminée et qui présenteraient des garanties suffisantes aux pays voisins, comme quoi la lutte contre la propagation de cette maladie soit conduite dans le pays contaminé avec une énergie suffisante.

Il est évident qu'il faut distinguer entre les cas de maladie importée et autochtone. Dans le premier cas la région ne peut pas être déclarée contaminée.

Les mesures sanitaires doivent être prises non seulement à l'égard des hommes pesteux, mais de même à l'égard des rats pestiférés ou suspects de peste.

En ce qui concerne les mesures restrictives à l'égard des hommes suspects de peste, il s'agit en premier lieu de les soumettre à une visite médicale à la frontière du territoire contaminé.

Le personnel des chemins de fer et des navires devrait recevoir les instructions populaires relatives à la symptomatologie de la peste.

Tandis que les personnes présentant les symptômes de cette maladie devraient être isolées et soumises à l'observation, les voyageurs sains recevraient la libre pratique.

Les quarantaines dans leur ancienne signification du mot sont supprimées.

Par contre le principe de la surveillance de toute personne provenant de la circonscription contaminée est de rigueur.

La «surveillance» veut dire que les personnes provenant des provinces suspectes ou contaminées obtiennent la libre pratique, néanmoins elles doivent se soumettre dans les localités, où elles se sont rendues, à une visite médicale répétée.

La durée de la surveillance des personnes suspectes est fixée à 5 jours, délai correspondant à celui de l'incubation de la peste.

Ce délai de cinq jours compte de la date du départ de l'endroit contaminé.

Si l'on se trouve à la frontière en présence de malades pesteux, il faut les isoler immédiatement et appliquer en même temps toutes les mesures de désinfection destinées à empêcher la transmission.

La guérison ou la mort du malade font disparaître tout le danger de transmission; le malade pesteux n'est pas dangereux non plus, du moment où il est isolé.

En ce qui concerne la navigation, la nécessité s'impose de porter l'attention sur les navires, provenant des pays contaminés.

Les mesures sanitaires appliquées vis à vis de pareils navires diffèrent suivant la durée de la traversée, de même que selon la circonstance: s'agit-il à bord du navire de cas de peste avérés ou suspects.

La classification des navires en infectés, suspects et indemnes, se basant sur la provenance et sur l'état sanitaire du navire, adoptée par les Conférences sanitaires, s'est montrée très pratique et elle conserve, en attendant, sa valeur en vue des mesures sanitaires, qui doivent être appliquées.

Outre les mesures, qui sont à prendre à l'égard de l'état de la santé des passagers, il paraît de la plus haute importance de tenir compte à bord du navire de la mortalité insolite parmi les rats, qui sont les plus dangereux propagateurs de la peste.

L'hygiène maritime rationnelle déclare suspect ou infecté le navire à bord duquel on trouve des rats pesteux, alors même qu'il ne s'y serait produit aucun cas de peste parmi les passagers et l'équipage, mais si la nature de l'épizootie était bactériologiquement fixée.

Dans des cas pareils il s'agit de détruire tous les rats pesteux du navire, de désinfecter toutes les parties du navire et les marchandises, qui ont pu se trouver au contact avec les rats pestiférés, et de soumettre les passagers et l'équipage à une désinfection et à une surveillance de 10 jours au maximum (¹).

Les ports, qui possèdent des installations sanitaires bien organisées, doivent être munis également de laboratoires de bactériologie pour pouvoir procéder à l'examen bactériologique des cadavres des rats, qui se trouvent à bord des navires qui entrent dans le port.

Il serait désirable que tout navire à marchandises, de même que celui à passagers, soit soumis à la dératisation complète, afin de porter au minimum l'inconvénient et le danger résultant de la présence des rats à bord.

Les marchandises et les bagages des passagers devraient être traités par les mesures prescrites par les autorités locales, c'est-à-dire celles du port.

Une attention toute spéciale doit être portée sur les linges de corps, les vêtements portés, les literies ayant servi, les chiffons et les drilles. Les objets ci-dessus indiqués doivent être soumis à la désinfection ou peuvent être même prohibés à la frontière; ils tombent sous ces mesures même dans le cas où ils arrivent en ballots comprimés à la presse hydraulique.

(¹) Les mesures mentionnées ont été surnommées par les Conférences sanitaires «facultatives»; elles doivent être considérées au point de vue scientifique comme indispensables.

Les marchandises d'autres espèces seront traitées avec le plus grand libéralisme; toutefois, si ces marchandises se sont trouvées au contact des rats reconnus pesteux et si elles ne peuvent pas être désinfectées, elles doivent être mises en dépôt pendant une durée de 15 jours au maximum.

Cette mesure doit être prise en premier lieu vis à vis des marchandises telles que les blés, par exemple, qui ne peuvent pas être traités par les désinfectants chimiques sans être détériorés.

Les recherches faites en Allemagne ont montré que le germe de la peste contenu dans les marchandises mises en dépôt perd sa virulence dans un délai de deux semaines.

La mesure de mise en dépôt ne peut pas être envisagée comme une disposition quarantenaire et elle ne lèse pas le droit international, suivant lequel les marchandises ne peuvent pas être retenues à la frontière; elles ne peuvent être que désinfectées ou prohibées.

Des mesures sanitaires spéciales doivent être prises vis à vis des passagers, voyageant en masse, c'est-à-dire dans les mauvaises conditions d'hygiène créées par l'encombrement.

Il s'agit dans ces cas de pèlerins, d'émigrants ou de soldats, qui reviennent dans leur pays après les manœuvres terminées.

Il existe des règlements spéciaux de police sanitaire, concernant les pèlerins musulmans, qui se rendent suivant leur coutume religieuse vers les endroits considérés comme saints, la Mecque et Médine; les mesures spéciales sont prises à l'égard d'eux au passage des frontières territoriales.

Toutes les mesures sanitaires prises à l'égard des pèlerins se résument dans les termes suivants: les pèlerins sont soumis à une visite médicale personnelle et à une désinfection au cours du pèlerinage dans toutes les stations sanitaires et à une surveillance médicale à l'endroit de destination.

Quelques gouvernements nomment des médecins revêtus d'un caractère officiel, qui accompagnent les pèlerins jusqu'à l'endroit de destination, les surveillent pendant plusieurs semaines au cours du pèlerinage et les visitent au retour dans leur pays natal.

Grâce à l'exécution rigoureuse des mesures nommées ci-dessus, il a réussi au gouvernement de la Bosnie-Herzégovine, provinces occupées par l'Autriche-Hongrie, de prévenir l'importation de la peste et du choléra, malgré les pèlerinages répétés tous les ans par les nombreux musulmans bosniaques.

En fin de compte, il faut mentionner parmi les mesures

prophylactiques contre la peste la vaccination avec le sérum antipesteux.

En attendant, cette question n'est pas encore décisivement tranchée, de manière que toutes les autres mesures préventives ont la priorité sur la vaccination.

THÈME 9.—ORGANISATION ET ADMINISTRATION SANITAIRES EN BULGARIE

Par M. le Dr. ILIA D. H. IVANOFF (Sophia)

Secrétaire du Conseil supérieur de Santé.

INTRODUCTION

L'organisation sanitaire en Bulgarie a son histoire toute particulière qui date depuis 1877, lorsque les évènements politiques dans les Balkans ont causé la guerre turco-russe. La carte de l'Europe a subi depuis lors des changements considérables et la Bulgarie fût placée au rang des autres pays indépendants. Depuis sa libération ce nouvel état balkanique a commencé rapidement à se développer et à organiser sa vie politique et civile.

L'organisation sanitaire en Bulgarie date donc de son indépendance politique et forme une des branches importantes de son administration. Pour avoir une idée plus nette sur le développement de cette organisation toute nouvelle pour la Bulgarie, il est nécessaire de rappeler l'état ou plutôt l'absence d'organisation sanitaire avant la guerre turco-russe c'est-à-dire lorsque notre pays était encore sous le joug de la Turquie. Cet état de choses peut se résumer en deux mots: absence totale de toute organisation sanitaire dans le vaste mais désorganisé empire ottoman.

Notre travail se composera donc de deux chapitres. Dans le premier nous décrirons la situation sanitaire de la Bulgarie avant son indépendance. L'organisation et l'administration sanitaire actuelle feront l'objet du second chapitre. Nous terminerons ce court travail par les conclusions tirées de cette étude.

CHAPITRE I

SITUATION SANITAIRE DE LA BULGARIE AVANT SON INDÉPENDANCE

En Bulgarie comme partout ailleurs les premiers éléments de «l'art de guérir» sont nés de cet instinct naturel qui porte l'hom-

me à fuir la douleur et la mort et à s'apitoyer sur les maux de
ses semblables.

La médecine de cette époque était définie «l'art de guérir».
Elle consistait simplement dans la description des symptômes
qu'on avait observés et dans l'indication des remèdes employés
pour les combattre. Ces deux parties correspondent aujourd'hui à
ce que les médecins nomment la thérapeutique et la nosologie,
qui n'envisagent l'homme qu'à l'état malade. Le traitement sym-
ptomatique était donc seul en emploi. Il était appliqué par des
personnes tout-à-fait ignorantes qui ne possédaient en réalité aucune notion de médecine. La profession médicale au sens scientifique du mot n'existait pas et chacun était libre d'exercer à sa
guise. Il ne fallait ni science, ni faculté de médecine, ni diplôme
pour porter le titre de docteur. Vue l'absence de lois et règlements
sanitaires, la santé et la salubrité publique furent dans un état
déplorable. La science pharmaceutique se trouvait alors dans le
même état et au même degré de développement. Il n'existait ni
pharmaciens diplômés, ni pharmacies au vrai sens du mot, et chacun pouvait débiter des drogues sur les places publiques. La
découverte de tous les remèdes fut due au hasard, à l'instinct, à
l'expérience. Aussitôt qu'on eut acquis la connaissance d'un certain nombre de médicaments applicables à quelques maladies
déterminées, il devint nécessaire de disposer ces connaissances
dans un ordre qui en rendit l'application plus facile et plus sûre.

La médecine scientifique, si l'on peut appeler ainsi les notions
bornées qu'on possédait alors, était surtout pratiquée par des empiristes qui s'occupaient en même temps de médecine et de pharmacie. Ce fut surtout par l'expérience et la tradition que ces prétendus médecins apprirent «l'art de guérir».

Il y eut en Turquie au commencement de ce siècle bon nombre d'épirothessaliens qui furent maîtres de l'art médical jusqu'à
la date où la Bulgarie redevint libre. Ils étaient en même temps
pharmaciens et médecins et exerçaient simultanément leur double
profession. Inutile de dire que leurs pharmacies ambulantes se
composaient de quelques drogues toujours les mêmes, applicables
à toutes les maladies.

Les teintures, les essences, le sulfate de magnésie et quelques
autres médicaments, qui, soit par leur goût, leur odeur ou leur
effet, impressionnaient le plus favorablement le malade, formèrent
la base de toute la thérapeutique de ces «bons médecins». C'est
ainsi qu'ils aimaient souvent à se nommer.

Malgré leur manque de connaissance sur la science médicale, ces charlatans avaient cependant beaucoup de succès, dû en majeure partie au sulfate de quinine qu'ils administraient dans les cas de fièvres intermittentes très répandues dans nos contrées.

Les empiristes dont nous venons de parler étaient appelés par les bulgares «biléri». Le mystère dont ils entouraient souvent leurs actions les faisait vaguement ressembler aux alchimistes du Moyen-Age. Ils contribuèrent beaucoup à répandre chez nous la superstition et l'on croyait très facilement qu'ils possédaient un pouvoir magique.

La vente des médicaments à l'époque qui nous occupe constituait le montant de la visite médicale, qui ne se payait point à part. Les empiristes donnaient parfois leurs conseils et prescrivaient leurs ordonnances sans avoir vu le malade, sans s'intéresser le moins du monde à la cause du mal, à l'étiologie de la maladie. Ils vendaient des médicaments spéciaux pour «la fièvre», «le mal de tête», «la toux», «la peur», «pour se bien porter», etc. etc. Les remèdes étaient en général préparés d'avance et administrés tout de suite après la visite du médecin.

Indépendamment de ces pharmacies ambulantes, il existait aussi des boutiques spéciales où l'on ne débitait que des médicaments et des drogues; quelques flacons contenant des huiles, des essences et teintures les plus courantes, quelques boîtes de bois ou de fer blanc remplies d'herbes médicinales, une simple balance, voilà l'ensemble d'une de ces pharmacies, si l'on peut appeler ainsi une boutique qui ressemble à tout sauf à une pharmacie au vrai sens du mot. Tout en débitant leurs drogues, ces apothicaires donnaient des conseils à leurs clients et leur indiquaient le traitement de la maladie. Quelquefois même, sans voir le malade, d'après le symptôme principal ils avaient vite fait de poser le diagnostic et n'oubliaient jamais de donner mille recommandations, souvent superstitieuses, applicables à toutes les maladies.

A part cette catégorie d'empiristes qui s'occupaient pour ainsi dire de la pathologie interne, pendant la période qui nous occupe il existait aussi des *rebouteux*, qui remplaçaient les chirurgiens d'aujourd'hui. Leurs instruments étaient des plus primitifs; ainsi les cataractes s'opéraient-elles au moyen de simples aiguilles longues, analogues aux épingles à chapeaux, et les herniotomies à l'aide d'un rasoir ou de quelque instrument tranchant aussi peu perfectionné. La première taille hypogastrique ne fut-elle pas opérée par un barbier?

Parallèlement aux «biléri» et aux «rebouteux» dont nous venons de parler, il existait aussi des sorcières, qui sous le couvert de la magie et de la sorcellerie guérissaient soi-disant les maladies les plus incurables. Leur histoire étant à peu près la même dans tous les pays nous n'en causerons pas plus longuement.

Les quelques dernières années qui précédèrent les évènements politiques dans les Balkans virent s'accomplir en Bulgarie de nombreux changements dans l'organisation sanitaire. L'armée turque commença d'abord à se munir d'un personnel sanitaire des plus modestes, car le besoin de praticiens commençait à se faire sentir plus sensiblement et devenait absolument nécessaire pour les troupes. L'on recruta des médecins militaires parmi les différentes nationalités, mais ces derniers étant en bien petit nombre, le gouvernement turc se trouva dans l'obligation de créer à Constantinople une faculté de médecine, d'où sortirent plus tard quelques bulgares. Depuis lors on vit dans les grandes villes de la Turquie des médecins militaires qui furent les premiers apôtres de la médecine scientifique.

L'esprit national du peuple bulgare commence à se réveiller. Comme résultat de ce réveil national nous voyons des bulgares ayant terminé leurs études à l'étranger venir s'installer en Bulgarie, où ils eurent à combattre toutes les superstitions si profondément enracinées dans l'esprit du peuple par les charlatans, les sorciers, les rebouteux, les «biléri», etc. Ce furent ces médecins qui semèrent aussi parmi la population les premières idées de la liberté. C'est en s'approchant du peuple, en connaissant ses souffrances physiques et morales, qu'ils purent plus librement populariser les idées de l'indépendance.

Le premier médecin bulgare termina son doctorat à la faculté de médecine de Montpellier en 1853.

Avec la médecine scientifique apparut alors la pharmacie proprement dite. Les pharmaciens qui finirent leurs études à Constantinople, Vienne, Berlin, etc., vinrent s'installer dans notre pays. Inutile d'ajouter que leurs pharmacies répondaient entièrement aux exigences de la science pharmaceutique. Il arrivait quelquefois que le médecin de la localité était en même temps possesseur d'une pharmacie qu'il faisait diriger par un pharmacien diplômé. C'est ainsi qu'en 1867 furent créées en Bulgarie les premières pharmacies.

Pour avoir un tableau complet de l'organisation sanitaire

dans notre pays avant son indépendance, il nous reste encore à dire quelques mots au sujet des hôpitaux.

Avant 1869 lorsque Mithad Pacha fonda le premier hôpital civil à Pleven, sous la direction d'un médecin allemand, il y avait seulement quelques hôpitaux militaires. Après la fondation de l'hôpital de Pleven fut créé l'hôpital de Roustchouk. Comme d'ailleurs toute l'organisation sanitaire, les hôpitaux n'étaient soumis à aucune loi ou règlement.

En résumé, nous dirons que la guerre turco-russe en 1877, qui délivra la Bulgarie du joug des turcs, trouva la situation sanitaire dans l'état suivant:

1.º — «bileri et rebouteux» dispersés dans toute la Bulgarie et n'ayant rien de commun avec la médecine scientifique;

2.º — quelques médecins diplômés, installés dans les grandes villes comme libres praticiens;

3.º — quelques pharmacies appartenant au médecin ou bien à des pharmaciens diplômés.

4.º — absence totale de toute administration sanitaire.

CHAPITRE II

HISTOIRE DE L'ORGANISATION ET ADMINISTRATION SANITAIRES APRÈS L'INDÉPENDANCE DE LA BULGARIE

Nous venons de voir dans quelle situation sanitaire se trouvait la Bulgarie avant son indépendance, nous allons nous occuper de ce qui fait l'objet même de notre travail, l'organisation et l'administration sanitaires en Bulgarie.

Les premières mesures sanitaires furent créées par les russes comme d'ailleurs toute l'administration dans notre pays. Lorsque l'armée russe entra en Bulgarie le 19 juin 1877, le général Dragomiroff s'étant emparé de la ville de Sistova fit une proclamation par laquelle le tzar annonçait au peuple bulgare que le jour de son indépendance était enfin arrivé. Le prince Tcherkasky fut chargé de créer le gouvernement civil et l'administration dans toutes les villes prises par les russes. Aussitôt on s'empressa de remplacer les fonctionnaires turcs par des bulgares et de créer provisoirement l'administration sanitaire.

Le 7 juillet 1877 furent sanctionnées les fonctions des médecins de département et d'arrondissement. Le gouvernement commença à créer des hôpitaux, entretenus par les municipalités, la bienfaisance publique, ainsi que par la Croix-Rouge, qui fournissait tout le matériel nécessaire à un hôpital. La municipalité n'avait qu'à payer les médecins et le personnel de ces établissements.

Le premier et le plus important hôpital créé par le gouvernement provisoire fut l'hôpital de Tirnovo, inauguré au commencement de juillet 1877. Un mois plus tard, le 1.er août, eut lieu l'ouverture de l'hôpital de Sistovo.

La nomination de médecins bulgares aux postes nouvellement créés et la fondation des hôpitaux marchèrent rapidement pendant l'année 1878. Ainsi d'après les documents existant à la direction de la santé publique il fut nommé cette année-là vingt-six médecins et fondés encore quelques hôpitaux. Il n'existait encore aucune loi ou règlement définissant les attributions des médecins de l'état.

Le 19 février 1878, par le «Traité de San-Stéfano», la Bulgarie fut proclamée indépendante et le 1er juillet de la même année avait lieu le «Traité de Berlin», par lequel la Russie était chargée d'organiser l'administration de ce nouveau pays dans le bref délai de neuf mois.

Le gouvernement provisoire devait donc s'occuper de créer rapidement des lois et des règlements pour toutes les branches de l'administration et leur donner un caractère provisoire. C'est ainsi qu'en 1878, au mois d'août, le docteur Molloff fut chargé d'organiser la protection de la santé publique en Bulgarie. Et voilà déjà vingt-huit ans depuis que notre organisation sanitaire se développe conformément aux exigences du peuple et d'après les dernières données de la science médicale. L'état actuel de cette organisation, ses lois, ses règlements, etc., en somme toute son administration fera le sujet de notre rapport.

Du travail du docteur Molloff résultèrent le 1.er février 1879 les *Règles provisoires pour l'organisation sanitaire en Bulgarie*. Ces règles provisoires furent non seulement la pierre fondamentale de la future administration sanitaire, mais beaucoup de leurs principes font encore aujourd'hui la base de nos règlements concernant la protection de la santé publique.

D'après ces *règles provisoires* l'organisation sanitaire en Bulgarie comprenait une direction centrale et des administrations locales. La direction centrale était confiée à un conseil médical composé de trois membres, dont un président. Les médecins de départements et d'arrondissements avaient charge du service sanitaire local.

Les hôpitaux ainsi que les pharmacies font l'objet de deux chapitres spéciaux dans les règles provisoires de 1879. Le chapitre qui traite des pharmacies exige une pharmacopée officielle et une taxe pour les médicaments. Chacun pouvait créer une pharmacie pourvu qu'elle fût dirigée par un pharmacien diplômé.

Conformément aux règles provisoires, le prince Alexandre Battenberg nomma le premier conseil médical qui bientôt après fit paraître les règlements pour la police sanitaire, les médecins de quarantaine, etc. Le nombre des médecins en Bulgarie, d'après le registre de cette date, s'élevait à 72 dont 53 bulgares.

Pendant l'année 1882 les règles provisoires pour l'organisation sanitaire en Bulgarie furent remplacées par les *lois médicales civiles*, qui s'occupèrent plus spécialement de cette organisation ainsi que d'autres questions relatives à la santé publique, omises par les règles antérieures.

Les *lois médicales civiles* ont été suivies de nouveaux règlements, imposés par le progrès de la médecine. Vers cette époque s'installèrent dans notre pays quatre médecins vétérinaires et un chirurgien dentiste, tous étrangers.

La *loi sanitaire de 1888* remplaça les lois médicales civiles. Avec cette nouvelle loi toute l'administration sanitaire est centralisée dans le pouvoir de la direction sanitaire civile. Le conseil supérieur de santé s'occupe de toutes les branches de l'administration sanitaire.

Parallèlement aux lois que nous avons énumérées, l'œuvre médicale se développe progressivement pour arriver à sa position d'aujourd'hui, que nous allons rapidement entrevoir dans les pages qui suivent.

La *loi du 30 décembre 1903 relative à la protection de la santé publique* a réorganisé l'administration sanitaire en Bulgarie, après y avoir consacré depuis plusieurs années un important mouvement d'opinions et d'idées. À l'exemple de la plupart des pays étrangers, l'administration sanitaire civile fut confiée à une direction administrative, autonome, compétente et responsable auprès du pouvoir central et du pouvoir local. Cette nouvelle loi, qui supprime tous les règlements sanitaires antérieurs, réalise une organisation et administration sanitaire qui répond véritablement aux exigences de la salubrité et de la santé publique. Les noms du docteur Zolotovitch, ex-directeur de la direction sanitaire, membre du conseil supérieur de santé, du docteur Rousseff, directeur de la santé publique et ceux d'autres sommités médicales sont étroitement liés à la création de la loi du 30 décembre 1903.

Conformément à l'article 169 de cette loi, le conseil supérieur de santé a élaboré plus de trente nouveaux règlements sanitaires, destinés à remplacer les anciens qui manquaient de précision, de coordination ou bien présentaient les plus regrettables lacunes.

L'analyse succinte de la loi du 30 décembre 1903 relative à la protection de la santé publique nous donnera une idée exacte sur l'état actuel de l'administration sanitaire civile en Bulgarie.

Loi du 30 décembre 1903 relative à la protection
de la santé publique

Cette loi impose des obligations bien établies à l'état, aux départements, aux arrondissements et aux communes. Elle comprend 38 chapitres composés de 182 articles dont nous ne citerons que les plus importants.

Chapitre I. — Le premier chapitre de la loi s'occupe de l'administration sanitaire:

Art. 1. — Le ministre de l'Intérieur a la haute surveillance sur la protection de la santé publique.

Art. 2. — L'administration concernant la santé publique est centrale et locale.

L'administration centrale est confiée à deux institutions spéciales: l'une administrative, c'est *la direction de la santé publique*, l'autre scientifique et délibérative, c'est *le conseil supérieur de santé.*

Les administrations locales se trouvent dans les départements, les arrondissements et les communes.

Ces administrations comprennent chacune un conseil d'hygiène.

Les hôpitaux, les maternités, les sanatoriums, les établissements thermaux, d'électrothérapie, les instituts bactériologiques et anti-pesteux, les pharmacies, les drogueries, les laboratoires de chimie et d'hygiène, ainsi que la police sanitaire maritime, se rattachent aux administrations locales.

Chapitre II. — Direction de la santé publique.

La direction de la santé publique se compose:

1° — d'un directeur;
2° — d'un sous-directeur;
3° — d'un secrétaire de la direction;
4° — d'un secrétaire du conseil supérieur;
5° — d'un médecin de la statistique médical;
6° — d'un pharmacien en chef;
7° — de tout le personnel subalterne.

L'article 8 s'occupe des attributions du directeur de la santé publique.

Chapitre III. — Le conseil supérieur de santé, son fonctionnement, ses attributions:

Art. 9. — Le conseil supérieur de santé se compose de sept membres nommés par décret Princier, choisis parmi les médecins, sujets bulgares, ayant plus de dix ans de pratique médicale et connus par leur science et par leur savoir administratif.

Les membres du conseil supérieur de santé élisent entre eux leur président.

L'article 11 de la loi de 30 décembre 1903 exige une commission de pharmaciens attachée au conseil supérieur de santé.

Cette commission se compose du pharmacien en chef de la direction et de deux autres ayant une pratique de plus de dix ans.

Les membres de cette commission ne prennent part aux séances du conseil supérieur que dans les cas où il y aurait à traiter quelque question de pharmacie.

Voici en quelques mots les principales attributions du conseil supérieur de santé:

a) — Délibérer sur les questions relatives au service des fonctionnaires de l'administration sanitaire;

b) — Élaborer tous les projects de lois, règlements sanitaires, mesures de quarantaine, etc., etc.;

c) — Établir la pharmacopée et la taxe officielle des médicaments;

d) — Établir le budget sanitaire de l'état, des départements et des communes;

e) — Prendre des mesures pour prévenir et combattre les maladies endémiques, épidémiques et transmissibles;

f) — Délibérer sur toutes les questions intéressant l'hygiène publique, l'exercice de la médecine et de la pharmacie;

g) — S'occuper de l'analyse des eaux minérales et de l'amélioration des établissements thermaux;

h) — Analyser les nouvelles préparations chimiques et pharmaceutiques ainsi que les spécialités, en permettre ou en refuser l'entrée ou la vente dans le pays;

i) — Autoriser la fondation de nouvelles pharmacies, drogueries et instituts thérapeutiques privés d'après la loi et règlements spéciaux;

j) — Estimer les certificats, procès-verbaux médicaux, etc., présentés par le pouvoir judiciaire;

k) — Soumettre à un examen (colloquium) les médecins, pharmaciens, dentistes, sages-femmes qui désirent pratiquer en Bulgarie.

D'après le règlement relatif aux inspections sanitaires la Bulgarie est divisée en six régions se composant chacune de deux départements.

Art. 19 de la loi. — Les membres du conseil supérieur de santé font des inspections sanitaires dans leurs régions respectives.

Le chapitre IV de la loi relative à la protection de la santé publique s'occupe des médecins départementaux.

Chaque département a son médecin qui est le chef du service sanitaire dans le département. Il est de droit vice-président du conseil départemental d'hygiène et représente la direction de la santé publique de laquelle il dépend.

Sous la surveillance directe du médecin de département se trouvent les médecins d'arrondissements, ainsi que tout le personnel et établissements sanitaires.

L'art. 22 de la loi prescrit les attributions du médecin départemental; les plus importantes sont les suivantes:

a) — Prendre toutes les mesures relatives à la protection de la santé publique dans le département, veiller sur l'application des lois et règlements sanitaires ainsi que sur l'exercice de la médecine et de la pharmacie.

b) — Étudier l'état sanitaire de la population, les maladies épidémiques et contagieuses en indiquant les causes de leur apparition et les mesures hygiéniques qu'on doit prendre pour les combattre.

c) — Veiller sur la vaccination et la revaccination.

Art. 23. — À la fin de chaque année le médecin départemental doit présenter un rapport à la direction de la santé publique sur l'état sanitaire de son département en indiquant les améliorations nécessaires concernant l'hygiène publique.

Le chapitre V s'occupe des médecins d'arrondissement. C'est dans le chef-lieu que réside le médecin d'arrondissement. Il est représentant du pouvoir sanitaire et dépend du médecin départemental. Sous la surveillance directe du médecin d'arrondissement se trouvent tout le personnel et établissements sanitaires de l'arrondissement.

Les médecins d'arrondissement sont chargés dans leur circonscription respective (art. 27 de la loi):

a) — de rechercher et indiquer les causes de nature à nuire à la santé publique;

b) — de l'inspection hygiénique et médicale des écoles, des fabriques et établissements privés et publics, etc.;

c) — de veiller sur l'application des lois et règlements sanitaires ainsi que sur la vaccination et la revaccination;

d) — d'examiner gratuitement dans l'ambulance tous les malades.

Le chapitre VI de la loi concerne les médecins municipaux.

Chaque ville ou village qui compte plus de 4000 habitants est obligée d'avoir au moins un médecin municipal, nommé par le conseil municipal. Ce médecin est le représentant du pouvoir sanitaire de la comaune ou de la ville. Au point de vue administratif et sanitaire le médecin municipal dépend du médecin d'arrondissement.

Le médecin municipal donne gratuitement ses soins aux indigents soit à l'ambulance, soit à domicile.

Il assure la police de la médecine et de la pharmacie, l'application des lois et règlements concernant la vente et la mise en vente de denrées alimentaires falsifiées ou corrompues, la réglementation des établissements classés comme dangereux ou insalubres.

Il s'occupe aussi de la vaccination et de la revaccination.

Une des obligations du médecin municipal consiste à surveiller la prostitution au point de vue de la prophylaxie des maladies vénériennes.

Les chapitres VII VIII, IX, X, XI, XII, XIII, XIV, XV s'occupent des médecins non fonctionnaires, des dentistes, des aides-médecins, sages-femmes, sœurs de charité, agents sanitaires, etc.

Nous passons ces chapitres sous silence car ils sont d'une moindre importance pour l'administration sanitaire.

Le chapitre XVI a pour objet les conseils d'hygiène. Art. 74. — Dans chaque préfecture et sous-préfecture, ainsi que dans chaque ville ayant un médecin municipal, il existe un conseil d'hygiène.

Le conseil d'hygiène départemental se compose de 14 membres. Il comprend nécessairement le préfet comme président, le médecin du département comme vice-président, l'ingénieur, le vétérinaire, l'inspecteur des écoles du département, le directeur de l'hôpital, le directeur du lycée, le président de la cour d'appel, un médecin militaire, un pharmacien, le maire, le médecin municipal, l'architecte et un membre du conseil général.

Le conseil d'hygiène d'arrondissement se compose de onze membres: le sous-préfet comme président, le médecin d'arrondissement comme vice-président, le vétérinaire, l'ingénieur, l'inspecteur des écoles de l'arrondissement, le maire, le médecin municipal, un pharmacien, le juge de paix, un médecin militaire et le directeur du lycée.

Le conseil d'hygiène municipal se compose de six membres:

Le maire comme président, le médecin d'arrondissement comme vice-président, le ou les médecins municipaux, l'ingénieur municipal, le juge de paix et le directeur des écoles communales.

Les conseils d'hygiène sont spécialement et exclusivement affectés à l'administration des intérêts de l'hygiène publique.

Ils comprennent plus spécialement les attributions suivantes:

a) —mesures à prendre pour prévenir et combattre les maladies endémiques, épidémiques et transmissibles;

b) —assainissement des habitations et des localités;

c) —qualité des aliments, condiments et boissons;

d) —salubrité des établissements publics et privés;

e) —moyens d'améliorer les conditions sanitaires de la population;

f) —amélioration des établissements thermaux, etc. D'après l'art 81 de la loi relative à la protection de la santé publique, les pouvoirs administratifs et sanitaires sont obligés d'accepter les décisions du conseil d'hygiène départemental.

Le règlement du 29 octobre 1904 traite plus spécialement les autres questions relatives aux conseils d'hygiène.

Les chapitres XVII et XVIII sont relatifs à l'obligation de la désinfection ainsi qu'à celle de la vaccination anti-variolique et de la revaccination.

Pour protéger le pays de l'introduction de maladies épidémiques et infectieuses le gouvernement prend des mesures sanitaires spéciales envers les voyageurs venant des pays contaminés.

Pour combattre les maladies épidémiques et infectieuses les pouvoirs sanitaires et administratifs prennent des mesures nécessaires imposées par des règlements spéciaux.

La déclaration à l'autorité publique est obligatoire pour tout docteur en médecine, officier de santé ou sage-femme qui constate l'existence des maladies infectieuses suivantes:

1.º peste.

2.º choléra,

3.º variole,

4.º scarlatine,

5.º diphthérie,

6.º fièvre typhoïde,

7.º typhus exanthématique.

La désinfection est obligatoire pour toutes les maladies infectieuses.

Les mesures de désinfection sont exécutées dans les villes par les soins et aux frais de l'autorité municipale, dans les communes par les soins et aux frais du service départemental ou à ceux de l'état.

La désinfection ne peut être exécutée que par les pouvoirs sanitaires.

La vaccination anti-variolique est obligatoire au cours de la première année de la vie ainsi que la revaccination au cours de la septième et de la vingtième année.

Le règlement du 31 octobre 1904 relatif à la vaccination et à la revaccination traite spécialement cette question.

Le chapitre XIX s'occupe des quarantaines ainsi que des médecins faisant partie de la police sanitaire maritime, et du contrôle sanitaire des endroits et établissements publics.

D'après l'art 96 de la loi du 30 décembre 1903, les boulangers, les cafetiers, restaurateurs, laitiers, garçons de café, bouchers, coiffeurs, etc., etc., ayant des maladies contagieuses aiguës ou chroniques, ne peuvent continuer à exercer leur métier.

Chapitre XXI. Falsification des denrées alimentaires et boissons:

Cette question est réglée par une loi spéciale.

Les chapitres XXIII, XXIV, XXV concernent les hôpitaux, les asiles, les médecins, les pharmacies et pharmaciens des hôpitaux.

D'après l'art. 101 de la loi du 30 décembre les hôpitaux et les asiles sont:

a) — de l'état,

b) — du département,

c) — de la municipalité,

d) — privés.

Les hôpitaux de l'état sont divisés en trois catégories:

a) — hôpital de première classe,

b) — hôpital de seconde classe,

c) — hôpital de troisième classe.

Les hôpitaux de 1re classe se trouvent dans les villes départementales, ceux de seconde et de troisième classe dans les villes d'arrondissement. Les hôpitaux de l'état comprennent aussi les asiles et d'autres hôpitaux spéciaux.

Les indigents sont traités gratuitement dans les hôpitaux de l'état ainsi que les malades atteints de maladies vénériennes et contagieuses et ceux trouvés sur la voie publique dans un état désespéré.

Le personnel médical dans les hôpitaux se compose:

a) — d'un directeur,

b) — des médecins des services,

c) — des médecins de 1re classe,

d) — des médecins de 2e classe.

Tout hôpital d'état possède une pharmacie dirigée par un pharmacien dans les hôpitaux de 1re et de 2e classe et par un aide-pharmacien ou un aide-chirurgien dans les hôpitaux de troisième classe.

En dehors du personnel ci-dessus se trouvent attachés au service de l'hôpital les aides-chirurgiens, sœurs de charité, aides-pharmaciens, surveillants, infirmiers, etc., en un mot tout le personnel subalterne.

Les chapitres XXVIII, XXIX, et XXX concernent l'Institut Pasteur, l'Institut anti-pesteux, le Laboratoire de chimie de l'état et les établissements médicaux privés.

Le chapitre XXXIII traite la question des pharmacies.

Les pharmacies sont de deux catégories:

a) — pharmacies des hôpitaux et ambulances,

b) — pharmacies privées.

Les premières, comme leur nom l'indique, doivent préparer les médicaments pour les besoins des hôpitaux.

Les pharmacies privées sont soumises à certaines exigences. Pour fonder une pharmacie il faut une autorisation spéciale du conseil supérieur de santé.

Le nombre des pharmacies privées est en rapport avec la population. L'on compte 8000 habitants pour une pharmacie, si le nombre des habitants augmente de plus de la moitié le conseil supérieur peut autoriser l'ouverture d'une autre pharmacie dans la même localité à condition que le nombre des ordonnances médicales de l'ancienne pharmacie n'ait pas été inférieur à douze mille par an dans les trois dernières années.

Dans les communes où il n'y a pas de pharmacies normales

le conseil supérieur de santé autorise les pharmaciens concessionaires de pharmacies d'ouvrir provisoirement des succursales.

Le droit d'avoir une pharmacie s'appelle *concession*, cette concession ne s'accorde qu'aux pharmaciens diplomés, sujets bulgares, âgés au moins de vingt-cinq ans et ayant pratiqué au moins deux ans dans une pharmacie normale.

D'après l'article 139 de la loi du 30 décembre 1903 la concession est un droit personnel réservé aux héritiers pendant dix ans après la mort du concessionaire. Ce temps écoulé, la concession est déclarée vacante.

Art. 145. — L'on ne peut avoir en même temps deux pharmacies.

Art. 146. — Le conseil supérieur de santé ne donne pas l'autorisation de créer une pharmacie dans les communes où il n'y a pas de médecin.

Art. 148. — Une pharmacie nouvellement créée ne peut fonctionner qu'après la revision des pouvoirs sanitaires respectifs.

Art. 158. — Les médicaments, le matériel de pansement et tous les objets pharmaceutiques se vendent dans les pharmacies d'après une taxe officielle faite par le conseil supérieur de santé et approuvée par décret.

Le chapitre XXXIV s'occupe des drogueries.

C'est le conseil supérieur qui autorise l'ouverture des drogueries.

Le droit d'avoir une droguerie est donné:

a) — aux pharmaciens, sujets bulgares, ayant le droit de pratiquer dans le pays;

b) — à tous les sujets bulgares âgés au moins de vingt-trois ans, recommandés par la municipalité qui certifie leur probité et agréés par le conseil supérieur de santé.

Les drogueries de ces derniers doivent être dirigées par des pharmaciens titulaires.

Art. 161. — Celui qui possède une droguerie ne peut avoir une pharmacie et vice-versa.

L'on ne peut posséder en même temps deux drogueries.

Art. 163. — Il est défendu aux droguistes d'exécuter des ordonnances médicales ainsi que toutes les manipulations pharmaceutiques telles que: la préparation de pilules, cachets, infusions, sirops, élixirs, décoctions, suppositoires, etc., etc.

Le chapitre XXXV a trait à la vente des substances héroiques et vénéneuses.

La vente de ces substances n'est permise qu'aux pharmaciens et aux droguistes. Il n'y a que ces derniers qui puissent importer de l'étranger les médicaments, substances héroiques et vénéneuses.

Les administrations officielles peuvent aussi importer les substances énumérées.

Chaque fabricant ou professionnel peut se procurer les mêmes substances pour sa profession, avec un certificat de l'administration respective.

L'importation du phosphore ordinaire et de ses produits est défendue, sauf dans les cas où il est importé dans un but médical ou scientifique.

Le chapitre XXXVI est relatif aux règlements sanitaires, basés sur les exigences de la loi du 30 décembre 1903.

Le chapitre XXXVII statue sur les pénalités et les contraventions d'après les prescriptions de la loi du 30 décembre 1903 relative à la protection de la santé publique.

Le chapitre XXXVIII est relatif aux dispositions diverses.

Art. 182. — Toutes les lois, règlements, dispositions contraires à la loi du 30 décembre 1903 sont abrogées.

CONCLUSION

L'exposition rapide que nous avons faite de l'organisation et administration sanitaire en Bulgarie nous permet de voir le progrès considérable de notre œuvre sanitaire.

Avant l'indépendance de la Bulgarie les mots : médecins, science médicale, salubrité publique, hôpital, pharmacie, instituts, etc., etc., étaient complétement inconnus de la population.

Aujourd'hui cette même population cherche le soulagement de ses souffrances auprès du médecin avec la plus grande confiance.

Avant la guerre turco-russe il n'existait aucune organisation sanitaire et c'est avec une pleine satisfaction que nous voyons aujourd'hui notre administration sanitaire aussi bien réglée.

Après vingt-huit ans d'efforts vers la civilisation et le progrès nous pouvons constater avec joie le développement de notre vie politique et de notre administration dans toutes ses branches.

Pour avoir une idée plus nette sur notre organisation sanitaire actuelle nous allons donner quelques chiffres de la statistique officielle. En 1878 il y avait dans notre pays soixante et onze médecins, aujourd'hui leur nombre s'élève au chiffre respectable de six cents trente trois pour une population de trois millions et demi.

Nous avons déjà constaté en 1878 l'absence totale de pharmaciens, dentistes, sages-femmes, aides-médecins, etc., etc. Aujourd'hui la Bulgarie compte 224 pharmaciens, 32 chirurgiens dentistes, 141 aides-pharmaciens, 593 aides-médecins et 123 sages-femmes.

Avant 1878, sauf quelques hôpitaux militaires et quatre hôpitaux civils, il n'existait point d'autres établissements ou instituts sanitaires. Aujourd'hui la Bulgarie possède des hôpitaux civils et militaires qui répondent à toutes les exigences de la science médicale.

Sans énumérer les instituts sanitaires privés, pharmacies, drogueries, etc., l'état compte aujourd'hui:

a) — 14 hôpitaux de première classe,
b) — 8 hôpitaux de seconde classe,
c) — 34 hôpitaux de troisième classe,
d) — 3 asiles d'aliénés,
e) — 1 laboratoire de chimie,
f) — 1 Institut Pasteur,
g) — 2 sanatoriums,
h) — 1 institut anti-pesteux,
i) — 8 médecins de l'administration centrale,
j) — 77 médecins d'hôpitaux,
k) — 3 médecins de quarantaine,
l) — 12 médecins de département,
m) — 88 médecins d'arrondissement,
n) — 23 pharmaciens d'hôpitaux et 15 aides-pharmaciens,
o) — 362 aides-médecins.

Le budget sanitaire de l'état a subi aussi de grands changements imposés par le développement de l'organisation sanitaire. Ainsi le budget de 1906 s'élève à plus de trois millions de francs.

L'augmentation des malades dans les hôpitaux, le développement des établissements et instituts sanitaires, etc., sont les preuves les plus éloquentes du progrès de notre administration. Les chiffres suivants concernant les malades des hôpitaux de première et de seconde classes sont assez significatifs:

Pendant 1880 il y avait 8.530 malades alités et 2.410 ambulants.
Pendant 1890 il avait 15.253 malades alités et 48.920 ambulants.
Pendant 1900 il y avait 24.980 malades alités et 118.286 ambulants.
Pendant 1905 il y avait 28.545 malades alités et 124.819 ambulants.

Le nombre des malades traités dans les hôpitaux de l'état de première, deuxième et troisième classe, ainsi que dans les hôpitaux particuliers pendant l'année 1905, s'élève au chiffre de 38.218 et les malades ambulants de toutes les ambulances sont au nombre de 579.996.

En résumé nous dirons que:

1° L'organisation sanitaire en Bulgarie n'existe que depuis son indépendance, c'est-à-dire depuis 1877.

2° L'administration sanitaire n'existe que depuis le 1er février 1879 quand les *règles provisoires* furent elaborées par dr. Molloff.

3° L'administration sanitaire en Bulgarie est confiée à une direction administrative, autonome, compétente et responsable auprès du pouvoir central et du pouvoir local.

4° Cette administration répond aux exigences de la salubrité et de l'hygiène publique.

5° La loi du 30 décembre 1903 et les règlements issus de cette loi font la base de l'administration sanitaire en Bulgarie.

THÈME 4 – L'INTERMÉDIAIRE DE LA FIÈVRE JAUNE

(La propagation de la fièvre jaune)

Par M. le Dr. GIUSEPPE SANARELLI

Professeur à l'Université de Bologne

La démonstration de l'origine microbienne de la fièvre jaune, basée sur des faits bien établis et constatés par l'expérimentation, était de nature à nous faire penser que les connaissances étiologiques de cette maladie reposaient désormais sur une base inébranlable et qu'une nouvelle période féconde en résultats scientifiques et pratiques à la fois allait être inaugurée.

Mais en 1900 apparut la théorie culicidienne qui gagna rapidement la faveur d'une certaine partie de l'opinion médicale.

Cette théorie, qui a eu comme point de départ plusieurs publications faites en 1881—1884 par le dr. Finlay[1], trouve ses partisans surtout parmi ceux qui ont toujours refusé de reconnaître dans le *bacille ictéroïde* l'agent spécifique de la fièvre jaune.

Aujourd'hui on est généralement porté à considérer cette

---

[1] «Cronica medico-quirurgica de la Habana» et «Anales de la Acad. de Ciencias medicas de la Habana» — 1881-84.

nouvelle théorie comme suffisamment démontrée par une double série de faits, en même temps tirés de la pratique et de l'expérimentation.

Mais la théorie culicidienne de la fièvre jaune n'a pu se répandre et être acceptée généralement, sans rencontrer des adversaires décidés et sans provoquer des discussions et d'ardentes polémiques.

Cela ne doit pas nous étonner, car on prétendait détruire d'emblée le patrimoine d'observations que la science avait accumulées jusqu'alors sur la contagion de la fièvre jaune. En effet, cette nouvelle théorie visait à transformer complètement, dans tous les pays, les méthodes d'hygiène toujours suivies auparavant pour combattre cette maladie, ou pour en empêcher l'importation.

Cela ne pouvait donc que soulever partout des résistances qu'il est facile d'expliquer.

Je ne reproduirai pas ici tous les arguments qui, dans ces dernières années surtout, ont été apportés par un grand nombre de savants, pour ou contre la nouvelle doctrine culicidienne de la fièvre jaune.

Les rapports présentés il y a seulement deux années au Congrès médical latin-américain de Buenos-Ayres (1904), par M. le prof. N. De Andrade, de Rio de Janeiro [1], et par M. le prof. J. Penna, de Buenos-Ayres [2], rendent cette tâche tout à fait superflue. Il suffit de lire en effet ces deux rapports très remarquables pour comprendre qu'on ne pourrait pas apporter, à un si court intervalle de temps, un surcroît d'autres observations et d'autres faits de quelque valeur pratique.

Ces faits sont désormais acquis à l'opinion publique et cela pourrait me dispenser d'y insister; surtout parce que, aujourd'hui plus que jamais, ils viennent confirmer toutes mes conclusions décidément contraires à la nouvelle doctrine culicidienne de la fièvre jaune.

Dans ces dernières années il m'est arrivé souvent de devoir exprimer mes idées sur la véritable valeur des résultats scientifiques et pratiques obtenus par les fauteurs de la théorie de Finlay. Il m'a été toujours aisé de pouvoir démontrer que cette

[1] «Febre amarella e mosquito» (Revista de Medicina, de Rio de Janeiro — 10 avr. 1904).
[2] «El microbio y el mosquito en la patogenia y transmisión de la fiebre amarilla» (La Semana médica, de Buenos Aires — 7 avr. 1904).

théorie, pour être fondée sur des erreurs évidentes de méthode et d'observation, ne pouvait être durable (¹).

Cette fois ma tâche est de beaucoup plus simple. Je me bornerai seulement à résumer en peu de mots l'état actuel de la question et, appuyant mon raisonnement et mes conclusions sur un nouvel et précieux élément, qui — comme il était aisé de le prévoir — est venu à propos pour apporter dans la discussion tout le poids de sa valeur décisive, c'est-à-dire les résultats de la prétendu *prophylaxie spécifique* anti amarillique, tirés de l'application pratique des postulats de la nouvelle théorie.

I — BASES SCIENTIFIQUES
DE LA NOUVELLE DOCTRINE CULICIDIENNE DE LA FIÈVRE JAUNE

Il est bien connu que la théorie culicidienne de la fièvre jaune a eu, presque en même temps, sa consécration scientifique dans les expériences pratiquées sur l'homme à l'île de Cuba par les drs. Reed, Carrol et Agramonte (²); expériences répétées ensuite à S. Paulo par les drs. Barreto, Gomes et de Barros (³) et à Rio de Janeiro par les drs. Marchoux et Simond (⁴).

Bien que ces expériences aient été confirmées, en partie, par d'autres auteurs (Guiteras, Rosenau, Parker, etc.), la critique scientifique est encore loin de pouvoir les accepter comme concluantes et démonstratives.

Ce n'est pas le cas de m'attarder à relever ici toutes les critiques dont la méthode suivie dans ces expériences fut l'objet. Je ne m'arrêterai pas non plus à signaler toutes les erreurs d'interprétation faites dans l'appréciation des résultats obtenus. Cela me porterait trop loin. Je dirai seulement qu'il existe toute une longue série de publications (⁵) qui sont parfaitement d'accord

(¹) «La Teoria delle Zanzare e la etiologia della febbre gialla» (*Gazzetta degli ospitali* — N.° 102 — 1901); « Febbre gialla e zanzare» (*Il Policlinico* — Deux mémoires — 1903) — «La fievre jaune d'après les plus récents travaux» (*La Presse Médicale* — 20 août 1904).

(²) «Journal of Hygiene» N. Y. — 1 4 1902.

(³) «Revista medica de S. Paulo» — N.° 4 e 13 — 1903

(⁴) «Annales de l'Institut Pasteur» — nov. 1903.

(⁵) De Andrade — œuvre cit.; et «Jornal do Commercio» de Rio de Janeiro — 15-16 mai 1904.
A. Mendonça — «Revista Medica de S. Paulo» — 7 mars 1901 et 31 mai 1901.
V. Godinho — «Revista Medica de S. Paulo» N.° 1 — an. 1904.
Rocha Faria — «Gazeta clinica de S. Paulo» — oct. 1903
Vergueiro — «Revista Medica de S. Paulo» N.° 5 e 6 — 1904.
Vasconcellos — «Diario Popular de S. Paulo» — 7 mars 1901

pour affirmer que ces expériences sont dépourvues de valeur
pratique, qu'elles ne démontrent rien, et quelques-unes d'entre
elles — selon des témoins oculaires — pourraient même être
taxées de manque de probité scientifique (¹).

Des résultats des différentes expériences pratiquées dans
le but de communiquer la fièvre jaune à l'homme — et sur lesquelles les expérimentateurs eux-mêmes ne sont pas toujours
d'accord — nous pouvons tout au plus admettre comme démontrés seulement les faits suivants :

1° — Le sérum, filtré ou non, de malades de fièvre jaune,
contient une substance particulière, dont l'injection dans l'organisme humain provoque des phénomènes morbides passagers ;

2° — la piqûre de certains moustiques (*Stégomya fasciata*)
nourris de sang amarillique, reproduit les mêmes phénomènes.

Tous les auteurs ne sont pas toutefois d'accord pour admettre
que ces phénomènes morbides, dont la nature est bien indéter-
minée, puissent réellement représenter des formes cliniques, plus
ou moins atténuées, de fièvre jaune.

Je ne crois pas nécessaire de résumer ici les interprétations
différentes que même des témoins oculaires de ces expériences
(Godinho et Bandi) ont cru devoir donner sur la nature probable
de ces perturbations qu'on remarque souvent après l'inoculation
de sang amarillique, ou la piqûre d'un moustique infecté. Toutefois le manque de publications se référant à des expériences pratiquées en série, d'homme à homme, est de nature à justifier
quelques doutes sur la véritable cause de ce mutisme. On est
naturellement porté à croire que ces expériences n'aient pas eu
le résultat favorable qu'attendaient les fauteurs de la nouvelle
doctrine culicidienne.

On a, en effet, de la peine à comprendre comment a pu se
faire que les différents auteurs, qui ont eu à leur disposition plus
de 100 «*sujets de bonne volonté*» disposés même à se sacrifier
pour la science, n'aient jamais senti la nécessité d'extraire le
sang d'un sujet malade de fièvre jaune pour l'inoculer à un
second sujet sain à l'effet de reproduire un second cas de maladie,
et ainsi de suite jusqu'à la 3°, à la 4° etc. génération.

Cette expérience aurait été plus concluante que tous les autres

---

(¹) J. Bandi. — «Sul valore delle esperienze eseguite nell'ospedale delle malattie infettive di
S. Paulo» (*Annali di medicina navale, Roma* — nov. 1903).

travaux des fauteurs de la doctrine culicidienne et aurait tranché toute controverse.

Et encore : pourquoi n'a-t-on pas songé à faire quelque expérience pour vérifier si les malades d'autres affections fébriles, piqués par des moustiques, pouvaient rendre ces mêmes moustiques capables de transmettre, à leur tour, autres formes morbides passagères ?

Et finalement : pourquoi n'a-t-on pas songé à faire une expérience que le simple bon sens aurait dû suggérer ; pourquoi, dis je, n'a-t-on pas vérifié si un sujet piqué par des moustiques et ensuite devenu malade pouvait, à son tour, infecter un autre moustique en le rendant, par cela même, capable de transmettre la maladie à un autre sujet sensible ?

Toutes ces questions sont tellement élémentaires qu'il est difficile de comprendre comment elles ne se sont pas présentées spontanément à l'esprit des expérimentateurs ! Quoi qu'il en soit, elles sont aujourd'hui d'autant plus légitimes et justifiées que selon une publication récente de MM. Rosenau, Parker, Francis et Beyer [1] les injections de sérum filtré extrait de malades atteints de paludisme, et par conséquent privé de ses parasites, reproduisent dans l'homme le paroxysme fébrile.

Il se présente donc spontanément à l'esprit la question suivante :

La prétendue reproduction expérimentale de la fièvre jaune ne serait-elle pas plutôt un ensemble de simples phénomènes d'intoxication provoqués par des substances de nature particulière, dont l'action et la nature ne sont pas encore connues ?

Il est utile de rappeler ici, en passant, que les sécrétions toxiques du *bacille ictéroïde* (que malgré tout je persiste à considérer comme l'unique agent spécifique de la fièvre jaune) produisent dans l'homme des effets morbides d'une puissance extraordinaire [2].

Qu'il me soit permis, à ce propos, de rappeler aussi que malgré l'incroyable abus des piqûres inoffensives de moustiques infectés (?) de virus amarillique, qu'on a fait dans ces dernières années, on n'a jamais osé inoculer à l'homme, une seule fois, le *bacille ictéroïde !*

---

[1] Experimental Studies in yellow fever and malaria at Vera Cruz (Y. F. Institute Bulletin n.° 14 Washington — 1905).

[2] Étiologie et Pathogénie de la fièvre jaune (Annales de l'Institut Pasteur — 1897).

II.—Résultats de la «prophilaxie spécifique» contre la fièvre jaune

Ce serait désormais superflu de disputer encore sur l'interprétation à donner aux phénomènes morbides déterminés dans l'homme par la piqûre des *stégomyas* supposées infectées de virus amarillique.

Les fauteurs de la théorie amarillique de la fièvre jaune ont prétendu voir dans ces expériences la démonstration que cette maladie ne peut être transmise autrement que par la piqûre des moustiques. Conséquemment ils ont dirigé la prophylaxie locale et internationale vers des principes tout à fait nouveaux.

Les anciens systèmes de désinfection et d'isolement étant considérés désormais comme dépourvus de toute efficacité, on n'a eu d'autre but (comme pour la *malaria*) que la destruction des moustiques, ou la défense contre leur piqûre.

Mais — contrairement à ce qui s'est vérifié pour la *malaria* — la soi-disant *prophylaxie spécifique* contre la fièvre jaune, fondée sur la défense contre les moustiques, n'a eu aucun résultat démonstratif.

Quelques auteurs ont souvent signalé les résultats merveilleux obtenus à l'île de Cuba au moyen de cette guerre aux *stégomyas*. Mais bien qu'on ait déjà démontré le manque de fondement sérieux de ces prétendus résultats, il est toutefois utile de les examiner de près.

III.—La fièvre jaune a Cuba

La Havane. — Examinons avant tout ce qui s'est réellement vérifié à La Havane, car l'exemple de cette ville est toujours invoqué comme une grande consécration de la doctrine culicidienne de la fièvre jaune.

Dès que l'autorité militaire des États-Unis prit dans ses mains l'administration de Cuba, on procéda immédiatement à l'œuvre difficile d'apporter remède aux effets funestes de l'abandon dans lequel la domination espagnole avait laissé l'île sous le rapport de l'hygiène.

L'administration américaine fit preuve à la Havane d'une volonté ferme et énergique en même temps, d'une sévérité implacable contre toute résistance. Son premier souci fut de rectifier le littoral, de réparer les égouts de la capitale et de distribuer l'eau en grande quantité. Les prisons furent assainies et les vieux murs de ceinture, qui empêchaient la ventilation de la ville, furent abattus; on désinfecta les cloaques avec la chlorure de chaux et les hôpitaux furent transformés et aménagés d'après les idées modernes. En même temps on nettoya les marchés, on fonda des laboratoires scientifiques, on organisa la vaccination obligatoire, on perça de larges boulevards pour apporter à la ville la lumière et l'air sain de la mer; en un mot, on réforma complètement l'hygiène de la ville et des habitants.

Les conséquences de tout ce travail, colossal et fébrile à la fois, pour assainir La Havane ne se firent pas attendre et elles furent telles qu'il était aisé de prévoir. Toutes les maladies infectieuses diminuèrent en intensité d'une manière très remarquable, y compris la tuberculose et la petite-vérole qui depuis tant d'années y régnait à l'état presque endémique.

M. le dr. V. Gorgas, ancien chef du service sanitaire de Cuba, dans son *Report of vital statistics of Havana for the year 1901*, pouvait donc écrire avec un orgueil bien justifié que:

L'armée américaine avait reçu l'administration de la Havane, en 1898, en enrégistrant, pour cette seule année, 21.252 décès et l'avait laissée en 1901 quand la statistique registrait 5.700 décès seulement!

Dans la même année, 1900, M. le dr. de la Guardia, chef du service démographique de la ville, publiait dans la *Revista de Medicina tropical de La Habana*:

Notre ville présente encore un coefficient de mortalité trop élevé. La moyenne pour le semestre actuel a été de 25,6 pour 1000, sur une population de 240.055 habitants.

Dans les années qui précédèrent la guerre, la moyenne de mortalité n'était pas moins de 35,5 pour 1000. Cette diminution (de 35,5 à 25,6) est trop évidente pour pouvoir échapper à l'observation et elle est sans doute le résultat de la propreté pratiquée avec le plus grand soin dans toute la ville.

Six mois après, en 1901, dans la même *Revista* on pouvait lire:

...Nous sommes en présence d'un phénomène extraordinaire: la diminution continuelle de la mortalité dans une ville populeuse comme la nôtre s'est effectuée avec une telle rapidité que la science sanitaire n'a jamais enregistré un tel exemple! La mortalité dans cette ville tropicale est désormais réduite à 19 pour 1000 et c'est avec un orgueil justifié que nous pouvons dire que La Havane est aujourd'hui une des villes plus saines du monde — New York, Cincinnati, les villes américaines du Golfe du Mexique et autres grandes villes d'Europe ont eu une mortalité plus élevée que La Havane pendant le mois de février 1901.

Le 17 janvier 1901, M. le dr. Gorgas, présentant son *Report of vital statistics* pour l'année 1900, écrivait:

Je crois que le résultat des mesures adoptées pour délivrer la Havane des foyers infectieux a été très remarquable. Des 26,701 maisons qui se trouvent dans la ville, 885 ont été reconnues comme infectées parce qu'un ou deux cas de fièvre jaune s'y sont vérifiés.

De ces 885 maisons infectées, 649 furent suffisamment assainies par la désinfection, ce qui est prouvé par le fait qu'on n'eut à constater ensuite qu'un seul cas de maladie; pour les autres 136 maisons il fut nécessaire de pratiquer *deux désinfections*; c'est-à-dire que toutes les 885 maisons (à l'exception de 61) restèrent indemnes de fièvre jaune après la seconde désinfection.»

En effet, il faut reconnaître que les travaux d'assainissement exécutés à La Havane par la nouvelle administration ont été merveilleux.

Dans le *Report of vital statistics* du 16 janvier 1901 on peut que toutes les maisons de la ville avaient été visitées pendant le cours de cette année. Des 26 701 maisons de La Havane, pas moins de 14 968 furent désinfectées dans la seule année 1900. Du mois de janvier 1901 au mois de juin de la même année, la désinfection fut pratiquée dans 6900 maisons. Cela fait un total de 21 958 maisons désinfectées en 18 mois seulement! Ce calcul nous permet de supposer que les autres 4,743 maisons avaient été désinfectées dans le cours de l'année 1899.

Le rapport présenté par M. le dr. Pungier nous apprend, d'autre part, en quoi ces désinfections consistaient (1).

A Santiago de Cuba — dit M. Pungier dans son rapport — quand un décès était constaté à domicile, un médecin était aussitôt désigné pour visiter les locaux et procéder aux opérations de désinfection. — Tout le linge et les vêtements étaient passés à l'étuve; murs, planchers et plafonds étaient grattés, lavés et brossés avec une solution forte de sublimé; puis badigeonnés avec un lait d'hypochlorite de chaux.

Les maisons étaient ensuite évacuées complétement, toutes les fenêtres restant ouvertes... De 34, la mortalité est tombée au-dessous de 15 pour 1000.

Voici d'autre part ce que le même dr. Pungier écrit à la page 432 de son rapport:

---

(1) «L'hygiène et les hôpitaux à Cuba» (*Archives de médecine Navale* — N.° 12 — an 1903 — p. 439).

...En même temps que l'on s'occupait de l'hygiène générale de la ville, on entreprenait aussi la question plus délicate de l'assainissement de la maison. Ici les vainqueurs firent preuve d'une volonté énergique d'arriver au but et ils passèrent résolument par-dessus tous les obstacles qu'auraient pu leur créer en d'autres pays les préjugés de liberté individuelle. Ils usèrent envers les cubains d'une rigueur vraiment draconienne. Des brigades d'agents sanitaires furent créées et reçurent la mission de pénétrer dans toutes les maisons qu'elles fussent riches ou pauvres, neuves ou vieilles, d'apparence luxueuse ou d'aspect misérable. Aucune exception ne fut faite; 22,200 maisons furent ainsi nettoyées et visitées de fond en comble. Les agents se livraient à la perquisition la plus minutieuse dans toutes les pièces et faisaient jeter à la rue tous les objets ou meubles qui paraissaient d'une propreté douteuse. Ils portaient une attention toute spéciale sur les cabinets d'aisance, qui furent dotés d'un système uniforme pour toute la ville, avec chasse d'eau, siphon, etc. — Toutes les résistances qu'on put leur opposer furent brisées.

Il est à remarquer à ce propos que la guerre aux *stégomyas* ne devait pas, à cette époque, avoir encore été déclarée. En effet, M. le dr. Gorgas, dans son *Report* du 15 février 1901, écrivait:

Voici la démonstration évidente de l'effet produit par l'isolement, pratiqué avec soin, et par les désinfections exécutées sans retard.

Ce fut seulement au 1er mars 1901 qu'on annonça officiellement la nouvelle *prophylaxie spécifique*, qui fut appliquée le 27 du même mois. Cela résulte du *Report* du 15 février 1902.

Mais les résultats pratiques de cette destruction ne durent pas être trop évidents, du moment que M. Pungier, qui visita La Havane en 1903, écrivait que: «*malgré la guerre acharnée faite aux moustiques, ils n'ont pas encore disparu*»[1]. Eh bien! qu'on remarque maintenant ce fait: le dernier cas de fièvre jaune, avant le commencement de l'application partielle de la soi-disant *prophylaxie spécifique*, se vérifia le 13 mars 1901; donc, quand cette *prophylaxie* fut partiellement commencée (le 27 mars 1901), *pas un seul malade de fièvre jaune se trouvait à La Havane!*

Il est encore à remarquer que la *prophylaxie spécifique exclusive* (c'est-à-dire sans les désinfections) fut appliquée seulement le 1er juillet. Avant cette date, et précisément entre le 27 mars et le 1er juillet, la destruction des moustiques était poursuivie en même temps qu'on pratiquait les désinfections usuelles, qui furent abandonnées seulement au dernier moment.

Les conditions sanitaires de La Havane, en rapport à tout

---

[1] Loc. cit. pag. 433.

ce que nous venons de dire, peuvent être mieux connues en examinant les chiffres du tableau suivant publié dans le *Report* du 11 janvier 1902 :

MOYENNE MENSUELLE DES DÉCÈS DE FIÈVRE JAUNE

Mois	Années 1895 — 1900	Année 1878
Janvier	15	7
Février	75	3
Mars	5	1
Avril	12	0
Mai	19	0
Juin	40	0

De l'examen de ce tableau on peut donc tirer la conséquence : qu'avant de commencer la prétendue *prophylaxie spécifique exclusive* trois mois (avril, mai et juin) s'étaient écoulés, sans qu'un seul décès de fièvre jaune se fût vérifié à La Havane, et ces trois mois représentaient précisément l'époque où le paroxysme habituel de l'été, c'est presque toujours le prélude d'une recrudescence de la maladie.

On peut donc affirmer que la fièvre jaune épidémique avait déjà disparu de La Havane quand la nouvelle *prophylaxie exclusive* fut appliquée dans cette ville. Cela nous donne le droit de contester, de la manière la plus ferme, qu'une telle disparition de la fièvre jaune a été dans ce cas l'effet de cette prophylaxie [1].

Santiago — Un phénomène tout à fait semblable à celui que nous venons de remarquer pour La Havane s'est répété à Santiago.

M. le dr. Pungier, qui a examiné la question sur place, déclare que le *dernier cas* de fièvre jaune à Santiago de Cuba a eu lieu dans le mois de décembre 1899, c'est-à-dire quand la nouvelle doctrine culicidienne n'avait pas encore fait son apparition !

Or, d'un rapport officiel de M. le dr. Wilson [2] il résulte que seulement pendant l'hiver 1900—1901 les visites systématiques à domicile furent pratiquées à Santiago, avec la pétrolisation des dépôts d'eau et des fosses d'aisance ; ce qui produit l'effet immédiat d'une diminution évidente, quoique temporaire, dans le nombre des moustiques... Mais, dès que les américains aban-

<hr>

[1] «Revista de Medecina» — Rio de Janeiro, 16 av. 1904 — p. 79.
[2] «Medical Record» — 23 oct. 1902.

donnèrent l'île de Cuba, *on n'a plus rien fait* à Santiago pour tuer ces insectes».

Il est donc évident que le pétrole dont on fit usage à Santiago pendant l'hiver 1900—1901 ne pouvait avoir aucun effet rétro-actif sur les moustiques de l'année 1899...

On peut ajouter que même en d'autres villes de l'île de Cuba, telles que Matanzas, Nuevistas, Cardenas, Sagua, Caribarien, Gibaro, Manzanillo, Santa Clara, Pinar del Rio, Cienfuegos, etc.[1], où la fièvre jaune régnait endémiquement, comme à La Havane, cette maladie disparut, à la même époque qu'elle disparaissait de La Havane, c'est-à-dire vers la moitié de l'année 1901 ; et cela sans qu'on eût besoin d'avoir recours à aucune application de *prophylaxie spécifique*.

En effet, d'après les lettres du M. le dr. Reed et du chirurgien en chef de l'armée des Etats-Unis, M. le dr. Wigman, lettres que M. le dr. Souchon, directeur du bureau sanitaire de La Louisiane, a publiées dans le *Medical Record* du 25 octobre 1902, il résulte qu'à l'exception de La Havane, on n'a pas songé à organiser dans aucune autre ville de Cuba la lutte systématique contre les moustiques.

Or, si ce fut la *prophylaxie spécifique* qui délivra La Havane de la fièvre jaune, à quelle autre cause faut-il attribuer la disparition de cette maladie des autres villes de l'île de Cuba où cette prophylaxie ne fut jamais appliquée ?

Comment expliquerons-nous le phénomène d'une épidémie qui cesse de sévir dans une localité parce qu'on y a fait la guerre aux moustiques, et le même fait dans d'autres localités où on n'a pas du tout songé à détruire ces insectes ?

IV — LA FIÈVRE JAUNE AU BRÉSIL

Santos. — La question que nous venons de faire tout à l'heure est d'autant plus justifiée que, par une singulière coïncidence, dans la même année 1899, la ville de Santos, où la fièvre jaune avait toujours sévi avec une intensité 9 fois plus grande qu'à La Havane[2], se délivra de son épidémie traditionnelle, sans le secours d'aucune *prophylaxie spécifique*.

A ce propos je dois déclarer qu'à la conférence sanitaire

---

[1] Fernandez Ybarra : «El Siglo Medical», de Madrid, 1 av. 1903, et *Rev. med. de S. Pas-no* — 15 jan. 1903

[2] «Jornal do Commercio» — Rio de Janeiro — 23 av. 1904.

internationale de Paris, en 1903, le rapport du délégué brésilien,
M. le dr. De Piza, fit la plus vive impression. Dans ce rapport
M. De Piza affirmait que: «les conditions actuelles de Santos,
Campinas et Sorocaba sont la conséquence des mesures qui ont
amené l'extinction, presque complète, des *stégomyas*, très abon-
dantes auparavant» (¹).

Eh bien! cette affirmation est tout-à-fait contraire à la vérité.
On en a eu la preuve évidente dans un article que M. le dr.
Catunda, un des médecins les plus distingués de la ville de Santos,
publia le 26 juin 1902 dans le journal *O Estado de S. Paulo*.

Dans cet article, très riche en documents démonstratifs, M.
Catunda détruit, en grande partie, les affirmations de M. De Piza,
tout en protestant énergiquement contre cette véritable adulté-
ration de l'histoire sanitaire de la ville de Santos, dans le but
de soutenir une nouvelle théorie épidémiologique qui ne repose sur
la réalité des faits.

En effet, non seulement les *stégomyas* n'ont jamais disparu à
Santos, dit M. Catunda, mais ces insectes y abondent en nombre
si *colossal* qu'ils sont un véritable *martyre* pour les habitants.

Malgré cela la fièvre-jaune, tout à coup, est disparue complètement de Santos dès l'année 1901, comme il résulte du
tableau suivant:

Années	Décès
1899	2
1900	196
1901	3
1902	0
1903	0
1904	0
1905	0

Ces brillants résultats sanitaires dans la ville de Santos doivent être attribués à des causes bien différentes de celle indiquée
à la conférence de Paris par le délégué brésilien. Les *stégomyas*
n'entrent absolument pour rien dans ces heureux résultats. Il
faut savoir en effet que la lutte contre les moustiques fut déclarée
par la Commission sanitaire de la ville de Santos, plus par esprit
d'imitation que par nécessité, le 25 février 1903, et ce fut seulement dans le mois de juin 1904 qu'on pensa à organiser deux
modestes *brigades* pour la destruction des *stégomya*. La prétendue
prophylaxie spécifique fut donc pratiquée, pour la première fois,

---

(¹) Procès-Verbaux de la Conf. Int. de Paris — (Imp. Nat. en 1904 — pag. 358).

quand la fièvre jaune était *complètement disparue de la ville depuis deux années*. Cette disparition avait été l'effet de l'œuvre de la Commission sanitaire de Santos, dont l'énergie se développa d'une façon extraordinaire après l'épidémie de 1900, pendant laquelle on avait enregistré 352 cas et 196 décès.

On se mit alors à prendre des mesures hygiéniques très rigoureuses en commençant par l'assainissement des maisons et par les désinfections systématiques des effets souillés et de tous les appartements infectés.

«Il serait puéril — conclut logiquement M. le dr. Catouda — de penser que tous les moustiques infectés de la ville aient pu disparaître par le seul effet des pompes lançant des jets de sublimé corrosif!

A Santos, aujourd'hui comme auparavant, on peut voir les moustiques fourmiller parce que les mares et les bourbiers et les petits ruisseaux, où ces insectes se développent, existent toujours, même dans le périmètre de la ville où se dirige toujours une population non acclimatée.

Malgré cet état de choses, la fièvre jaune peut se considérer comme ayant tout à fait disparu de Santos; et cela parce qu'on y a pratiqué tout ce qui était essentiellement nécessaire, c'est-à-dire: l'hygiène domiciliaire, l'isolement scrupuleux et systématique des malades et la démolition des maisons infectées. Ce fut là effectivement l'œuvre d'un groupe de médecins intelligents, pleins d'abnégation et infatigables dans l'accomplissement de leur devoir, qui composaient la Commission sanitaire de la ville de Santos.

Moins d'activité et des soins moindres dans l'explication de ces mesures d'hygiène auront certainement pour conséquence directe la réapparition de la maladie, avec ou sans la présence des *stégomyas*.»

Aux défenseurs de la doctrine culicidienne de la fièvre jaune, qui signalèrent le *miracle* de La Havane comme une expérience en grand tout à fait favorable à la nouvelle *prophylaxie spécifique*, on peut donc opposer le *prodige* de Santos, où sans détruire une seule *stégomya*, on obtint un résultat tout à fait identique.

Rio de Janeiro. — L'évolution de la fièvre jaune dans un centre endémique très important comme Rio de Janeiro doit appeler toute notre attention.

Le tableau suivant indique la mortalité causée par la fièvre jaune dans la capitale du Brésil pendant ces dernières années.

Année	Décès
1898	1130
1899	897
1900	314
1901	362
1902	1288
1903	934
1904	45
1905	287

On a voulu attribuer les brillantes conditions sanitaires de la ville en 1904 à la *prophylaxie spécifique* et cela pour l'unique raison que la guerre aux moustiques fut commencée à Rio de Janeiro le 20 avril 1903 [1]. Mais ce fait trouve son explication dans des causes d'une autre nature.

Le bureau de désinfection de Rio de Janeiro, quoique fondé dès l'année 1890, n'avait jamais fonctionné d'une manière régulière; on avait même vu le cas que dans quelques années ce bureau n'avait pas fonctionné du tout, soit par défaut des moyens nécessaires, soit faute de toute dénonciation de la part des médecins [2].

Ce fut seulement dans le mois d'octobre 1902, quand Rio de Janeiro était frappé et désolé par trois épidémies à la fois: la fièvre jaune, la peste et la petite vérole, que le gouvernement fédéral décida de se charger du service sanitaire de la ville.

Cet important service public fut confié d'abord à une commission extraordinaire de 83 assistants techniques choisis par l'autorité administrative de la ville (1 mars 1903). Pour l'exécution pratique on organisa ensuite un personnel de 130 fonctionnaires techniques qui se mirent à l'œuvre sans retard en accomplissant du mois de mai au mois de décembre 1905 les opérations suivantes:

Visites domiciliaires	220.191
Maisons fermées	534
Désinfections domiciliaires	23.553
Dépôts d'eau lavés	3.650
Désinfections de latrines	24.973
Désinfections de cloaques	29.019
Terrains assainis	990
Intimations pour améliorations	21.555

Pendant ces 8 mois de travail d'assainissement poursuivi avec la plus grande activité, pas moins de 3451 charretées d'immondices furent portées hors des lieux publics et privés où on laissait auparavant accumuler les ordures. A ce nombre il faut ajouter 3430 charretées de balayures que la Commission extraordinaire fit emporter pendant les mois de mai et d'avril; soit un

---

[1] «Bulletin de l'Institut Pasteur» — 31 Dec. 1904, p. 884.
[2] «Revista medica de S. Paulo» N. 12 — 1904, p. 252.

total de 6884 charretées d'immondices dont le poids peut se calculer à 2000 tonnes! (¹)

Vers la moitié du mois d'avril 1903 la charge de directeur du service sanitaire de la ville fut confiée à M. le dr. Osvaldo Cruz. C'était un fauteur enthousiaste de la théorie culicidienne et il se hâta d'appliquer tout de suite la *prophylaxis spécifique* dont le commencement à Rio de Janeiro doit être rapporté précisement à cette époque.

Cela explique pourquoi on a pu attribuer à cette *prophylaxie spécifique* du dernier moment le fait que dans l'année suivante (1904) le coefficient de mortalité de la fièvre jaune à Rio de Janeiro fut peu élevé en comparaison des années précédentes. Il est toutefois évident que si les conditions sanitaires de la capitale du Brésil furent exceptionnellement favorables pendant l'année 1904, on ne peut d'aucune manière attribuer ce fait à la *prophylaxie spécifique*.

Il faut au contraire reconnaître que ce fut le résultat heureux en même temps d'un été exceptionnellement favorable, et de l'initiative énergique de l'autorité administrative de la ville, qui, dès les premiers mois de l'année 1903, avait commencé et pratiqué avec le plus grand soin l'œuvre des désinfections systématiques.

Ce furent les 35 000 désinfections de l'année 1903 la cause principale de la disparition presque complète de l'épidémie en 1904!

Cela est si vrai qu'ayant ensuite négligé les désinfections dans la ville, l'effet bienfaisant qu'elles avaient produit se dissipa peu à peu, et malgré la guerre acharnée contre les moustiques organisée par la direction générale des services sanitaires de Rio de Janeiro on ne put éviter une nouvelle invasion de fièvre jaune pendant l'année 1905; et cette fois avec une mortalité assez élevée. En effet la mortalité de fièvre jaune à Rio pendant le cours de l'année 1905 a surpassé celle de beaucoup d'années précédentes, quand on ne songeait pas à désinfecter et encore moins à faire la guerre aux moustiques (²).

(¹) De Andrade — «Revista de Medicina» — Rio de Janeiro — août 1904, p. 51.

(²) En 1877 se vérifièrent .... 287 décès

    » 1881 »   » .... 137 »

    » 1882 »   » .... 89 »

    » 1887 »   » .... 137 »

    » 1897 »   » .... [illegible] »

Pour conclure: On n'a aucun droit de pouvoir affirmer, sur la base des faits, que c'est la *prophylaxie spécifique* qui a fait disparaître la fièvre jaune à Rio de Janeiro en 1901! Bien au contraire, c'est à cette soi-disant *prophylaxie spécifique* qu'on peut reprocher d'avoir été la cause d'un véritable recul dans l'œuvre d'assainissement qu'on avait commencée, en 1903, avec tant de succès, dans cette grande ville.

Campinas — En outre de Santos et de Rio de Janeiro plusieurs autres villes du Brésil doivent leur assainissement, et surtout la diminution ou la disparition de la fièvre jaune, aux simples mesures d'assainissement, en dehors de toute destruction de moustiques.

Un exemple, dont l'importance est spécial, nous est fourni par la ville de Campinas.

Cette ville, qui est le centre important d'un réseau de chemins de fer dans l'Etat de S. Paulo et dont le commerce est très développé, avait toujours eu une réputation des mieux établies d'insalubrité et cela à cause des fréquentes épidémies qui y faisaient leur apparition presque périodiquement.

Par suite d'un service sanitaire de désinfections et d'isolement pratiqué d'une manière active et régulière et qui remonte à l'année 1898, c'est-à-dire à une époque où la nouvelle doctrine culicidienne était inconnue, on a eu pour résultat la disparition de la fièvre jaune. Ce fait résulte évident du tableau suivant:

Années	Décès de fièvre jaune
1895	81
1896	788
1897	521
1898	3
1899	4
1900	2
1901	0
1902	2
1903	0
1904	0
1905	0

M. de Piza, voulant à tout prix mettre d'accord ces brillants résultats sanitaires avec la nouvelle doctrine culicidienne dont il était fauteur, et sachant bien d'autre côté que pas une seule *stégomyie* avait été jamais tuée à Campinas, relata à la Conférence sanitaire internationale de Paris, en 1904, que la disparition de

la fièvre jaune à Campinas avait été, en même temps, l'effet de la
suppression des puits, «qui constituaient autant de milieux favorables au développement de larves de moustiques» et de «l'adduction d'eau au moyen de canalisations et par l'installation
d'égouts (1).»

Mais l'optimisme de M. le dr. de Piza trouve dans les faits
affirmés par le chef du service sanitaire de la même ville de
Campinas, M. le dr. Marcondes Machado(2), une contradiction dont
la valeur ne saurait échapper à personne.

Dans son rapport publié en 1902, c'est-à-dire *six ans après*
la disparition presque totale de la fièvre jaune à Campinas, M. le
dr. Marcondes nous révéla ces faits vraiment extraordinaires:

> .. Le manque, dans quelque quartiers de la ville, d'eau potable conduite
> au moyen d'une canalisation est la cause qui force les habitants à ouvrir des
> puits et à se servir de l'eau dormante des dépôts; le manque d'égouts produit des
> fosses où vont s'accumuler de l'eau et toute sorte de liquides; l'existence de
> plusieurs marais et de trous remplis d'eau de pluie, le manque de canalisation
> dans certains quartiers et des égouts pour les nouvelles rues, sont les causes
> directes de la production d'un grand nombre de *viviers de moustiques qu'on ne
> pourra jamais détruire, etc.*

Comment pourra-t-on mettre d'accord les affirmations du
délégué brésilien à la Conférence sanitaire de Paris avec les
révélations du chef autorisé de la Commission sanitaire de la
ville de Campinas? Ce sont là des contradictions regrettables
qui se répètent même pour un grand nombre d'autres villes où
on a signalé des *miracles* tout à fait semblables à ceux de La
Havane, de Santos, de Rio de Janeiro et de Campinas, dont nous
avons déjà parlé. De toutes ces contradictions nous pouvons tirer
la conclusion suivante:

Dans ces dernières années, surtout de 1900 à 1904, il y a eu
une diminution remarquable de fièvre jaune dans le monde entier.
Dans les limites de temps que nous venons de fixer, cette maladie
épidémique est diminuée ou disparue spontanément et complètement même dans les localités où on n'a jamais pratiqué les désinfections ni appliqué la prétendue *prophylaxie spécifique*.

Ce fait vraiment remarquable est une vérité qu'on peut
contrôler en consultant les comptes-rendus statistiques, par rapport à la fièvre jaune, de tous les pays.

------

(1) Procès-verbaux de la Conf. etc., p. 946.
(2) «Estado sanitario de Campinas en 1903» (*Revista medica de S. Paulo*) — 30 nov. 1903, p. 531.

Dans le vieux continent la marche d'une autre maladie épidémique, le choléra, nous présente des phénomènes tout à fait semblables. Voici des exemples tout récents.

Du commencement de l'année 1902 à la fin de 1904 le choléra a sévi d'une manière épouvantable quoique peu connue généralement.

En 1902 cette maladie a tué 31 595 personnes en Egypte et 3 620 dans la Palestine.

En 1903 l'épidémie disparaît de ces deux pays, mais devient plus grave en Syrie où elle fait 5 420 victimes.

En 1904 le choléra disparaît en Syrie, mais augmente en Mésopotamie, où il tue 9 192 personnes pour passer ensuite en Perse où pas moins de 68 700 sont les victimes de ce fléau.

En 1905 nous assistons à la disparition spontanée du choléra, en même temps de l'Asie et de l'Afrique ; mais nous le voyons se manifester tout à coup, quoique par des cas isolés, en Allemagne, en Pologne, en Galice, etc.

L'histoire des excursions du choléra se répète toujours de la même manière. L'épidémie partant de son centre, qui est la vallée du Gange, fait périodiquement des irruptions en Asie et en Afrique. Mais à un moment donné elle disparaît spontanément sans qu'on puisse en connaître la cause, comme si tout à coup lui venait à manquer l'aliment du virus. La maladie alors retourne à son pays d'origine et ne reprend son activité au dehors qu'à l'époque de nouvelles importations.

C'est justement ce qui doit s'être vérifié dans beaucoup de pays du nouveau continent par rapport à la fièvre jaune. En manifestant cette opinion je n'entends pas, naturellement, diminuer en rien l'influence bienfaisante des grands travaux d'assainissement et de la bonne organisation des services de police sanitaire. Ces importantes améliorations hygiéniques ont contribué sans doute à créer les heureuses conditions sanitaires que, dans ces dernières années, on a remarquées dans toutes les villes dont nous avons déjà parlé.

V — LA RÉAPPARITION DE LA FIÈVRE JAUNE

Malheureusement nous assistons aujourd'hui à une nouvelle apparition de la fièvre jaune et cette fois d'une manière plus menaçante que dans les années précédentes.

Il semble même que cette maladie se prépare aujourd'hui

à attaquer, avec plus d'intensité, précisément ces villes, où, comme à La Havane, à Rio de Janeiro, à La Nouvelle Orléans, etc., on a voulu remplacer par la soi-disant *prophylaxie spécifique* les mesures habituelles de police sanitaire fondées sur les désinfections et sur l'isolement.

À ce propos un double fait doit fixer notre attention.

À Santos, où la disparition de la fièvre jaune ne peut être attribuée à la *prophylaxie spécifique*, nous voyons — du moins jusqu'à présent — que les conditions sanitaires se maintiennent excellentes, et cela malgré un surcroît de la population qu'on peut calculer, depuis 1899, à 20 000 personnes.

En même temps nous observons qu'à Rio de Janeiro la fièvre jaune a fait, dans le cours de l'année passée (1905), une nouvelle apparition. N'oublions pas que cela s'est produit précisément dans la ville où la nouvelle direction sanitaire, fanatisée par la théorie culicidienne, a dépensé des sommes énormes et a accompli un travail colossal dans une lutte stérile contre les *stégomya*! Même à Cuba on voit se reproduire un phénomène semblable. Dans cette île, après trois années d'un calme absolu (1902 - 1903 - 1904) qu'on doit avec beaucoup de probabilité aux imposants travaux d'assainissement accomplis dans les années précédentes, la fièvre jaune s'est nouvellement manifestée. Malgré l'application la plus sévère de la *prophylaxie spécifique* cette maladie est revenue à La Havane dans les derniers mois de l'année passée (1905) d'une manière absolument autochthone et y a tué 17 personnes sur 68 cas. Dans la *Revista de medicina y cirujia de La Habana* (10 décembre 1905) on lisait en effet cette nouvelle qui nous paraît très significative:

Malheureusement les cas de fièvre jaune ne font qu'augmenter de plus en plus, malgré les mesures adoptées par le département de salubrité.

En parlant de cette nouvelle apparition de la fièvre jaune à La Havane j'ai employé le mot *autochthone*, parce qu'en effet on n'a pu réussir à connaître par quelles voies mystérieuses l'épidémie de 1905 a pu pénétrer dans cette ville. De même que pour la dernière épidémie de Rio de Janeiro (¹) et pour d'autres cas semblables (²), on s'est attaché à l'hypothèse du *cas léger passé inaperçu*. Mais il est évident qu'il ne faut pas abuser d'une

---

(¹) «Bulletin de l'Institut Pasteur» — 15 nov. 1904, p. 884.
(²) Rosenau, Parker, etc., loc. cit., p. 57.

hypothèse qui — du moins pour le moment — n'a aucune base sur des faits bien démontrés. D'ailleurs l'année 1905 marque la réapparition de la fièvre jaune même en d'autres localités de l'île de Cuba (Matanzas, Santa Clara, Sagua, etc.), où la maladie, comme à La Havane, avait disparu complètement après quelques temps sans le secours d'aucune *prophylaxie spécifique*.

La recrudescence épidémique de la fièvre jaune en beaucoup de pays de l'Amérique, pendant l'année 1905 [1], doit appeler notre attention sur ces trois circonstances :

1° — Le développement de la maladie même dans les localités qui avaient resté jusqu'à présent indemnes [2] ;

2° — L'importation de la maladie à La Nouvelle Orléans, où elle donna lieu à une épidémie grave, et d'où la fièvre jaune passa à d'autres états limitrophes ;

3° — La réapparition de la maladie à Cuba après trois années d'immunité.

VI — LA FIÈVRE JAUNE A LA NOUVELLE ORLÉANS EN 1905

La récente épidémie de La Louisiane (7 069 cas), qui s'est propagée, quoique par cas isolés et en petite proportion, à plusieurs autres états de l'Union (Mississipi, Floride, Alabama, Géorgie, Illinois, Kentucky, Ohio, etc.), est un fait de nature à ébranler toute illusion sur l'efficacité pratique de la nouvelle *prophylaxie spécifique* et sur la théorie culicidienne de la fièvre jaune.

Après la grande épidémie de 1878 (qui avait atteint 13 317 personnes et causé 3 988 décès), la ville de New Orleans avait réussi à se bien défendre contre les importations amarilles, grâce à une organisation des services sanitaires maritimes, des mieux comprises, fondée sur les désinfections et l'isolement [3]. On croit

---

[1] Guajaquil (Ecuador), 12 décès — Panama et Colon, 258 cas et 33 décès — S. Pedro, Puerto Cortez, Chalimacon (Honduras), 1086 cas et 316 décès — Vera Cruz, Paxaca, Yucatan etc, (Mexique), 163 cas et 80 décès — Autres épidémies de moindre importance au Pérou, Colombie, Venezuela, Nicaragua, etc.

[2] A *Zacapa* (Guatemala), ville de 5000 habitants, qui était restée toujours indemne de fièvre jaune, on enregistre, du mois d'août au mois de septembre, 700 décès.

A *Gualan* (idem), ville de 1500 habitants, qui était, de même, restée jusqu'à présent indemne, le nombre des décès entre le mois d'août et le mois d'octobre 1905 fut de 200.

[3] Les épidémies qui se manifestèrent en 1878 (275 décès) et en 1898 (115 décès) avaient pu être restreintes en des limites relativement modestes, seulement en ayant recours aux mesures sanitaires ordinaires.

généralement que cette dernière épidémie de New Orleans a eu
son origine dans le manque d'application de la *prophylaxie spécifique* et qu'on ne put en venir à bout qu'en ayant recours à la
destruction des moustiques.

Mais c'est là une légende tout à fait contraire à la vérité.

Un des journaux les plus autorisés des Etats-Unis, le *Medical
Record* (29 juillet 1905), en s'occupant de l'épidémie qui venait de
se manifester à New Orleans s'exprimait ainsi :

Jusqu'au 26 juillet les médecins avaient relevé 151 cas suspects et 32 décès.
La section infectée de la ville comprend 8 quartiers dans lesquels on a pratiqué
la désinfection dans tous les cas signalés: on a fermé toutes les citernes et on a
détruit *tous les moustiques* (all mosquitos).

Les autorités sanitaires du Texas, Alabama, Floride et Mississipi, déclarè-
rent des quarantaines contre toute provenance de New-Orleans. L'état de Mississipi
a eu recours, pour se défendre des importations épidémiques, à l'ancien système
des cordons sanitaires armés.

Il s'ensuit donc que, dès le commencement de l'épidémie
à New Orleans, *tous les moustiques furent détruits.*

Cela concorde tout à fait avec la proclamation du maire de la
ville, publiée le 29 juillet, et même avec les ordonnances sanitaires annoncées par le Conseil municipal et qui furent tout de
suite appliquées, c'est-à-dire le 5 août (¹).

La proclamation et les ordonnances dont je viens de parler,
contenaient en même temps des dispositions prophylactiques
fondées exclusivement sur la doctrine culicidienne. Mais vu que
l'épidémie devenait toujours plus menaçante, pendant que sa
diffusion augmentait au dehors, l'autorité fédérale se chargea elle-
même du service sanitaire, dont la direction, avec des pleins
pouvoirs, fut confiée à M. le dr. J. W. White.

Des commissaires fédéraux furent envoyés sur place. En
même temps on pratiqua, avec plus d'intensité, la *prophylaxie
spécifique* et d'une manière si *américaine* qu'on publia des circu-
laires et des instructions dans lesquelles on pouvait lire des conseils tels que le suivant:

La fièvre jaune n'est pas causée par la malpropreté, et les mesures
ordinaires de propreté n'ont pas le moindre effet contre la maladie. La propreté

(¹) «Presque 3000 citernes étaient pétrolisées et on en couvrait 3000 chaque jour. — On a calculé
qu'une somme de 500.000 dollars est nécessaire pour purifier New-Orleans de l'infection due au
moustique.» (*The Journal of Am. med. ass.*, 5 août 1905, p. 431.)

est toujours une bonne chose, mais elle n'a pas de valeur pratique dans la prophylaxie de la fièvre jaune [1].

Mais malgré cette lutte formidable contre les moustiques, qui coûtait des sommes énormes chaque jour, malgré la confiance stupéfiante et vraiment admirable de la population dans les principes, tout à fait nouveaux, de la médecine scientifique, en regard des causes et des méthodes de diffusion de la fièvre jaune [2], l'épidémie continua toujours sa marche habituelle pendant tout l'été et une bonne partie de l'automne. Elle disparut, petit à petit, et s'éteignit complètement — comme toujours — avec les premiers froids de l'hiver, quand elle avait déjà atteint 3.395 personnes et en avait tué 460.

Au contraire, les états de la Floride, Mississipi, Texas, Alabama, etc., bien que plusieurs fois contaminés par des cas isolés d'importation de fièvre jaune, réussirent à étouffer, tour à tour, tout foyer d'infection, en ayant recours seulement à l'ancien système des désinfections et de l'isolement.

Nulle histoire de maladies épidémiques ne pourrait présenter des faits plus éloquents que ceux que nous venons de rapporter, pour démontrer l'inefficacité absolue d'une prétendue *prophylaxie spécifique* [3].

Un insuccès pratique aussi bruyant est bien plus éloquent que toutes les disputes théoriques sur la *stégomya fasciata*. On peut le considérer comme une dernière confirmation des insuccès qu'on a constatés jusqu'à présent en d'autres villes, plus ou moins importantes (Santiago [4], São Simão, Ribeirão, Preto, Santa Rita de Passa Quatro, S. José do Rio Pardo, etc.[5]), dans lesquelles on

---

[1] «Instructions populaires sur la fièvre jaune» publiées par l'officier sanitaire de New-Orleans dr. C. A. Mohr.

[2] «The Journal of Am. med. ass.» — 12 août 1905.

[3] M. le dr. Guiteras, de La Havane, dès son arrivée dans la ville de New-Orleans, le 15 août avait déclaré que la fièvre jaune disparaîtrait, après l'application de la prophylaxie spécifique, en 30 jours.
Le «Journal of Am. med. ass.» du 29 juillet écrivait (p. 331) les paroles suivantes: «Pour la première fois sur le sol des États-Unis la fièvre jaune sera combattue en partant du principe que cette maladie est propagée par les moustiques. Il nous est agréable d'apprendre que toutes les autorités intéressées ont arrêté de commun accord de diriger leur activité d'après ce principe».
Le 4 août, le même journal continuait à écrire:
«Une guerre mémorable et populaire, guerre sans quartier, a été entreprise contre les moustiques... En de telles conditions on est assuré que la destruction complète des moustiques marquera un grand triomphe sanitaire — Et finalement, le 26 août, il concluait — comme saisi d'esprit prophétique — : que dans 3 ou 4 semaines de travail, l'épidémie disparaîtrait avant les froids de l'hiver...»

[4] «Revista Médica de S. Paulo» — N.° 8 — 1904, pag. 166.

[5] A. Mendonça — «Febre Amarella» — S. Paulo, typ. Salesianas, 1905, pag. 121.

a vu constamment tous les efforts de la *prophylaxie spécifique* n'aboutir à aucun résultat pratique.

A propos de la récente épidémie de New Orleans il y a encore une autre observation très importante à faire.

TABLEAU N° 1

Épidémie de New Orleans en 1878 (Aucune prophylaxie)

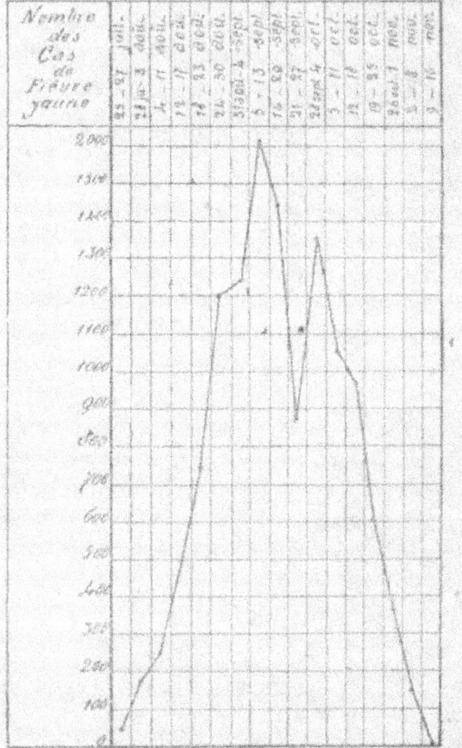

Prenons la courbe de la mortalité pendant l'épidémie juillet-novembre 1878, qui s'éteignit d'elle-même, *sans aucune mesure prophylactique*, comparons cette courbe avec l'autre de l'épidémie juillet-novembre 1905, pendant laquelle on appliqua la soi-disant *prophylaxie spécifique* la plus effrénée et la plus coûteuse: le

résultat de cette comparaison sera de nous faire remarquer que
ces deux courbes représentent le même *type* et suivent un même
développement.

TABLEAU N.º 2

Épidémie de New Orleans en 1905 (Prophylaxie spécifique très intense)

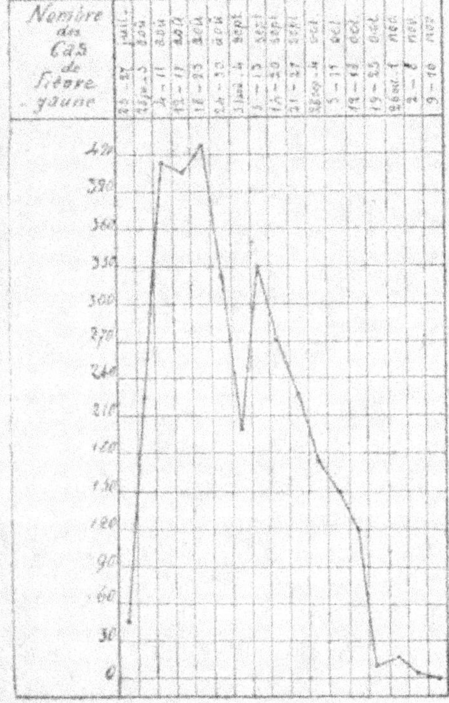

Pour l'une comme pour l'autre épidémie, nous pouvons constater de plus que, malgré une différence si grande dans les conditions du milieu sanitaire des deux années, la fièvre jaune
commence toujours à la fin de juillet, atteint par degrés son
maximum d'intensité vers la seconde moitié d'août et la première
de septembre, reste invariable mais avec une intensité grave
pendant la première quinzaine d'octobre et finit par décliner,
petit à petit, jusqu'à disparaître complètement avec les premiers
froids de novembre.

TABLEAU COMPARATIF DES ÉPIDÉMIES DE FIÈVRE JAUNE À NEW-ORLEANS
PENDANT LES ANNÉES 1878 ET 1905

	Année 1878 (Nombre des cas)	Année 1905 (Nombre des cas)
Du 25 au 27 juillet	53	45
Semaine du 28 juillet au 3 août	179	226
» » 4 au 11 août	255	412
» » 12 » 17 »	487	409
» » 18 » 23 »	698	426
» » 24 » 30 »	1204	319
» » 31 août au 4 septembre	1212	301
» » 5 » 13 »	2018	301
» » 14 » 20 »	1447	279
» » 21 » 27 »	879	229
» » 28 septembre au 4 octobre	1356	176
» » 5 à 11 »	1061	152
» » 12 » 11 »	977	122
» » 19 » 25 »	609	10
» » 26 octobre au 1er novembre	876	18
» » 2 à 8 »	154	4
» » 9 16 »	0	1

(Les chiffres des cas par semaine de l'épidémie de 1905 ont été tirés des *Public Health Reports* du *Marine-Hospital Service*.

Les chiffres qui se rapportent à l'épidémie de 1878 ont été tirés du journal l'*Italo-Americano* de New-Orleans, du 23 septembre 1905.

Cela prouve que l'œuvre énorme de défense contre les moustiques, accomplie par les autorités sanitaires de New-Orleans en 1905, n'a exercé aucune influence sur la marche typique habituelle de l'épidémie.

Il faut, il est vrai, reconnaître que l'épidémie de 1905 a été moins grave que celle de 1878, mais cela est facile à expliquer.

Si on examine, en effet, la mortalité de tous les épidémies de fièvre jaune en Amérique, dès le commencement du siècle passé, nous trouvons qu'elles sont disparues par degrés, au fur et à mesure que les villes transformaient leurs conditions de salubrité, au moyen de travaux d'assainissement ou même par d'énergiques mesures sanitaires.

Cette œuvre graduelle mais progressive d'assainissement (qui diminua en même temps le coefficient de mortalité de fièvre jaune et celui de plusieurs maladies infectieuses) s'est toutefois accomplie indépendamment de toute préoccupation des moustiques, qui n'ont certainement pas abandonné leur *habitat* usuel,

Il est donc de toute évidence que les résultats de la guerre
aux moustiques déclarée à New Orleans pendant l'épidémie de
l'année 1905 ne peuvent avoir été que les suivants : une énorme
quantité de travail et d'argent dépensés en pure perte et une
illusion de moins !

VII — LES CONTRADICTIONS DE LA THÉORIE CULICIDIENNE

La contre-épreuve de son application pratique n'apporte donc
aucun document en faveur de la nouvelle théorie culicidienne
de la fièvre jaune.

Si à la faillite de la soi-disant *prophylaxie spécifique* qui
semblait destinée à consacrer l'infaillibilité de la nouvelle doctrine nous ajoutons aussi les nombreuses contradictions mises
en relief par beaucoup d'auteurs, entre les postulats qui devraient
être une conséquence directe de la doctrine et les résultats bien
confirmés par l'observation pratique, désormais séculaire, il devient impossible de pouvoir accepter la nouvelle théorie.

Je ne veux pas m'attarder à démontrer le défaut de fondement
de tant d'autres affirmations répandues dans ces dernières années pour donner un appui à la doctrine culicidienne de la fièvre
jaune.

Par exemple : on n'a pas pu jusqu'ici démontrer l'exactitude
de l'observation de Carter, selon laquelle il faudrait au moins
12 jours entre l'arrivée d'un malade dans une localité indemne
et l'apparition, dans la même localité, d'autres cas de fièvre
jaune.

Ce fait avait servi plusieurs fois d'appui à ceux qui voulaient
faire comprendre que cet intervalle de temps était nécessaire
à la mystérieuse maturation (?) du microbe amarillique dans le
corps *de l'hôte intermédiaire*.

Il y a aussi un grand nombre d'observations qui démontrent
que le linge et les effets souillés (matelas, etc.) sont capables de
transmettre la maladie et semer la contagion autour d'eux, même
après quelques années de leur contamination (¹).

(¹) M. le dr. *Ruata* publiera prochainement une série de recherches très intéressantes pour
fixer la durée de la vitalité et de la virulence du *bacille ictéroïde*.

De ses expériences résulte que le *b. ictéroïde*, en outre d'une vitalité qu'on n'a pas encore
pu déterminer, est l'unique bacille pathogène, sans spores, qui garde intacte pendant plusieurs années, sa virulence de façon à pouvoir reproduire constamment dans les animaux, et sans aucune
atténuation, l'infection aiguë caractéristique.

M. le dr. De Nava (1) rapporte à ce propos, dans un article qu'il a publié récemment, un cas très caractéristique qui s'est produit dans la ville de *Juiz de Fóra*, dans l'Etat de Minas Geraes, au Brésil.

Dans cette localité — où, depuis plusieurs années, aucun cas de fièvre jaune ne s'était vérifié — deux italiens employés dans une auberge tombèrent malades et moururent de fièvre jaune bien caractérisée, quoiqu'ils n'eussent jamais quitté la ville. L'enquête sanitaire démontra que ces deux individus avaient défait des matelas, restés pendant plusieurs années dans un coin et dans l'obscurité. On put en même temps avoir la preuve que dans cette même auberge il y avait eu des cas de fièvre jaune quelques années auparavant.

Dans l'ouvrage remarquable que M. le dr. Iturbe vient de publier sur la fièvre jaune au Venezuela (2) se trouvent aussi décrits plusieurs épisodes de même nature et d'une valeur démonstrative incontestable. Tout cela est donc en opposition directe avec n'importe quelle doctrine culicidienne fondée sur l'*hôte intermédiaire*.

L'histoire naturelle elle-même, les habitudes, etc., des *stégomyas* ont été arbitrairement altérés dans leurs lois biologiques, dans l'unique but de donner un appui de plus à la nouvelle conception étiologique de la maladie.

On a prétendu démontrer que le germe invisible de la fièvre jaune se trouve dans le sang circulant seulement pendant les trois premiers jours de maladie, tandis que dans tous les pays abondent les exemples de malades qui, arrivés même après plusieurs jours de maladie dans des localités indemnes, y semèrent aussitôt la contagion.

On a cru pouvoir démontrer que le *virus* de la fièvre jaune est très fragile, qu'il devient inactif 48 heures seulement après qu'il a quitté l'organisme, etc. On dit tout cela pendant que l'histoire épidémiologique de cette maladie est pleine de faits qui affirment la résistance exceptionnelle et la longévité extraordinaire de la contagion amarille.

Je ne m'attarderai pas à examiner, un à un, tous les faits qui — sous plusieurs aspects — sont en opposition ouverte avec la théorie culicidienne de la fièvre jaune. Je l'ai fait dans

---

(1) Voir la «Gazeta medica de S. Paulo» 31 mai 1903, p. 112.

(2) «Contribución al estudio de la fièvre amarilla en Venezuela» (Caracas, 1901, pag. 60, 72, 82 et 108).

une autre occasion (¹) et je ne crois pas nécessaire de me répéter encore une fois.

VIII — LA THÉORIE BACTÉRIENNE DE LA FIÈVRE JAUNE

Les auteurs qui, en ces derniers temps, se sont épris de la nouvelle théorie culicidienne de la fièvre jaune ont à peine daigné se rappeler que, dès 1897, on a isolé des cadavres et des malades de fièvre jaune un microbe particulier facilement discernable de tous les microbes connus jusqu'à présent; qu'il ne fut jamais isolé des cadavres ou des malades atteints d'autre maladie que la fièvre jaune; qu'il était donc d'une virulence extrême; dont l'inoculation dans les animaux reproduit tout le tableau morbide et toutes les lésions caractéristiques de la fièvre jaune; dont les toxines filtrées ont reproduit, même dans l'homme, la symptomatologie et les lésions anatomiques qui sont caractéristiques de la fièvre jaune.

Contre la spécificité du *bacille ictéroïde* on a soulevé successivement plusieurs objections, même les plus extravagantes; mais elles sont tombées les unes après les autres, vis-à-vis de l'évidence de faits qu'il est impossible de détruire. Ces faits fondamentaux sont les suivants:

1° — *Le bacille ictéroïde* a été trouvé et isolé en culture pure, seulement dans les cas de fièvre jaune, anté ou post-mortem, dans toutes les localités où règne cette maladie.

Les recherches de Mendonça (²) et de Bandi (³) à S. Paulo; de Ramos (⁴) et de Terni (⁵) à Rio de Janeiro; de Pathier (⁶) à New Orleans; de Agramonte (⁷), Wardin et Geddings (⁸) à Cuba; d'Ibañez (⁹) à Buenos Ayres, etc., ont désormais établi d'une manière indiscutable que le *bacille ictéroïde* n'est pas un microbe imaginaire, mais qu'il existe réellement et représente une espèce microbienne tout à fait distincte de toutes les autres, et qu'on peut

(¹) «La teoria delle zanzare e l'eziologia della febbre gialla» — «Gazzetta degli ospedali», ann. 1901, N° 107.

(²) «Revista medica de S. Paulo», jun. 1898.

(³) «Zeitschrift für Hygiene u. Inf.» — 1901.

(⁴) «Brazil medico», août 1898.

(⁵) «Brazil medico», av. 1900.

(⁶) «Journal of the Am. med. ass.» — av. 1898.

(⁷) «Centralbl. für Bakter.» — mai 1899.

(⁸) «Report of Comm. of med. off. etc. Washington 1899.

(⁹) «Semana medica», de Buenos Ayres, 1899.

retrouver seulement dans les cadavres et dans les malades de
fièvre jaune.

Ce serait donc une entreprise bien difficile que celle de
faire disparaître ce bacille de la flore microbienne contemporaine !

2° — L'action pathogène du *bacille ictéroïde* sur les animaux
se manifeste en reproduisant tous les symptômes et toutes les
lésions anatomiques qu'on considère comme les plus nettement
caractéristiques de la fièvre jaune humaine.

Les travaux de Foa [1], della Rovere [2], Belfonti et Zenoni [3],
Bruschettini [4], de Lacerda et Ramos [5], Solari [6], Runta [7], Bandi [8], etc., sont si complets et si d'accord (dans tous leurs détails)
avec mes publications de l'année 1897 qu'il serait désormais absurde de les contester.

On a voulu reprocher au *bacille ictéroïde* de ne pas se laisser
isoler facilement dans tous les cas ! Mais cela ne peut être un
prétexte admissible pour lui refuser une fonction spécifique dans
la fièvre jaune.

On a tâché de le discréditer parce qu'il a le tort de survivre
au froid de l'hiver [9] et finalement on a tenté de le liquider d'une
manière complète comme un vulgaire agent d'infection secondaire. . . .

Mais, même en voulant admettre, pour un moment, cette
dernière hypothèse (qui paraît la moins invraisemblable), ce serait assurément très étrange que de voir le *bacille ictéroïde* faire
aujourd'hui sa première apparition dans le monde bactériologique
en qualité d'agent d'infection secondaire, seulement dans les cas
de fièvre jaune et précisément dans des pays visités par la fièvre
jaune !

Je ne veux pas ouvrir de nouveau une polémique sur un tel
argument, et cela d'autant plus que les futures épidémies amarilliques prendront sur elles la tâche de résoudre, tôt ou tard,
et d'une manière péremptoire, le conflit actuel entre le *bacille
ictéroïde* et la *stégomya fasciata*.

[1] «Giornale dell'Acc. de med. di Torino» — 1898.
[2] «Journal de Phys. et de Path. generale» — nov. 1901.
[3] «Giornale dell'Acc. di med. di Torino» — 1898.
[4] «Centralblatt für Bakter. u. Paras.» — dec. 1895.
[5] «Arch. de Méd. exper. et d'Anat. path.» — mai 1899.
[6] «Revista medica del Uruguay» — avr. 1901.
[7] «Riforma medica» — N.° 42 — 1903.
[8] «Zeitschrift für Hygiene u. Infekt.» — 1904.
[9] «New-York medical News» — sept. 1898.

J'ai cru seulement devoir répéter ces affirmations, parce que après 8 années de polémiques très vives et après toute sorte de tentatives pour détruire des faits bien établis, ceux-ci restent encore intacts comme le premier jour.

Dans la littérature scientifique contemporaine, on trouve des publications très nombreuses, pour ou contre l'une ou l'autre de ces deux théories de la fièvre jaune; mais aucun travail n'a réussi à détruire une seule des propriétés aussi singulières que celles que j'ai décrites dans le *bacille ictéroïde*; aucun n'a pu nier son existence, de même que personne n'a pu démontrer sa présence en dehors des sujets atteints de fièvre jaune.

C'est donc ridicule d'affecter du mépris à son égard, comme ont l'air de le faire aujourd'hui les fanatiques de la théorie culicidienne.

Vis-à-vis du dilettantisme expérimental de ces dernières années, dans lesquelles tant de *sujets de bonne volonté* se sont prêtés si docilement aux terribles piqûres des *stégomyas infectés* de virus amarillique, j'ai plusieurs fois adressé à mes adversaires la proposition formelle de réserver au moins un de ces sujets de *bonne volonté* pour l'inoculation d'une culture pure du *bacille ictéroïde* [1]; mais les fanatiques des *stégomyas*, à ce qu'il paraît, n'ont pas encore eu le temps d'y songer....

Dans l'attente que cela arrive, je sens le devoir d'insister sur toutes mes précédentes affirmations au sujet de l'action spécifique de ce microbe dans la fièvre jaune.

CONCLUSIONS

1° — La théorie culicidienne de la fièvre jaune n'est confirmée ni par l'expérience épidémiologique, ni par les preuves expérimentales, ni par les résultats de son application pratique;

2° — Les résultats de mes études sur l'étiologie et sur la pathogénie de la fièvre jaune sont parfaitement établis et confirmés, pendant qu'ils conservent entière toute leur exactitude et toute leur valeur.

---

[1] «Gazzetta degli Ospedali» — 19.. et «Policlinico» supp. — 1903.

THÈME 6. — CONTRÔLE ADMINISTRATIF ET TECHNIQUE DES OPERATIONS DE DÉSINFECTION PUBLIQUE

(The Administrative Control of Infectious Diseases)

Par M. le Dr. A. K. CHALMERS M. D., D. P. H. (Camb.)

(Medical officer of Health, Glasgow)

As a prelude to the remarks which follow, I may be permitted to express my appreciation of the high honour which is implied in the request that I should submit to this section of the Congress some remarks on the present condition of Administrative Hygiene in Great Britain. I have endeavoured to comply with the request with many misgivings, but with some encouragement also in the recollection that in the every-day work of the executive Health Officer, there is abundance of material wherewith to interest a meeting such as this — were the Rapporteur only happy in his selection of a subject and able to present his material in the form which its importance demands. Writing at some distance from the Capital in which the Congress is to meet it was not at first quite easy to decide the limits of the instruction, but circumstances suggested some features of Public Health Administration, consideration of which might not prove uninteresting.

We have scarcely finished the Century in which Administrative Hygiene may be said to have begun, yet already some of the new problems for which Public Health Administration will require to find a solution, are already taking form; and the record of what past effort has produced is sufficient stimulus to undertake the new problems hopefully. Yet the work of last century was only accomplished through years of patient effort, and we shall do well in this if like results follow. In order to suggest to you the contrast which is present to my mind, let me recall the outlook of Sanitation in the middle of last century. There was widespread incidence of the major infectious diseases. Every now and then epidemics of considerable magnitude arose, and made their control a matter of imperious necessity. The industrial centres of Britain were scourged with ever recurring epidemics of Typhus Fever; Cholera was still an occasional visitant; Phthisis laid low the flower of industrial life; and, through all, poverty and sanitary error moved in mutual fellowship. To

describe how all this has undergone modification would neces-
sitate a chapter on social history. Falling death-rates, repres-
sion of epidemics, some mistaken effort, but withal an advance
which can be measured in the improved well-being of communities — these are results; while for the causes which produced
them, we must look to a legislative code which began by regu-
lating the conditions of child labour in factories and incident-
ally provided for their education, as well as to the many public
and private Acts of Parliament which deal with sanitation and
Public Health in its more restricted and conventional aspects.

But while the administrative machinery of Public Health
Organisation may be thus indicated, its successful application to
the constantly recurring demands on its services may be illustrated in more detail; and for this, I purpose using the executive
treatment of Infectious Diseases as an illustration.

With this object in view, I issued to the Medical Officers
of the several Urban and Rural District Sanitary Authorities in
Great Britain, a circular, containing questions regarding the pre-
cise methods in which they individually dealt with infectious
diseases; and to these gentlemen I wish here to express my
indebtedness for their courtesy in enabling me to supply the
following details.

The circular was as follows :

INQUIRY REGARDING THE MEANS OF ISOLATION PROVIDED AND METHODS OF
DISINFECTION PRACTISED BY SANITARY AUTHORITIES IN GREAT BRITAIN.

Name and Class of Sanitary Authority.

(Urban, Rural (Eng.) Burghal or under District Committee of County Councils
(Scotland).

General Customs

I. Notification of Diseases.

Q. (1) Was Infectious Disease (Notification) Act, 1889, adopted,
    (a) On passing of Act?
    (b) Subsequent, but prior to passing of Infectious Disease (Notification)
        Extension Act, 1899; in Scotland, passing of the Public Health Act, 1897?
Q. (2) Has the Notification Act been applied temporarily or permanently to any
        diseases not enumerated in it? e. g.
           Measles
           W. Cough.
           Pulmonary Phthisis.
           Other forms of Tuberculous Disease.
           Plague.
           Chickenpox.
           Mumps.

Q. (3) What diseases in addition to those enumerated in the Act or added are dealt
with administratively? when consumption is dealt with, please state
details shortly.

Q. (4) Do School Boards assist by supplying names of children believed to be
suffering from any infectious disease?

II. *Hospital Accommodation*

(a) Number of Hospital Beds, and ratio per 1,000 of population.
(b) Cubic space per bed.
(c) Cost of erection and furnishing per bed (excluding ground).
(d) Average total Annual Cost of Maintenance (all charges), and cost per bed.
(e) Average number of cases of all Infectious Diseases treated annually.
(f)(1) Nature of provision for conveyance of patient to hospital (horse or
motor ambulance).
(2) Does Nurse accompany Ambulance?
(g) Proportion of major Infectious Diseases (smallpox, enteric fever, scarlet
fever, e. g.) removed to hospital
(a) Average number of days in hospital—in
(1) Scarlet;
(2) Enteric;
(3) Diphtheria.

III. *Disinfection.*

A. When cases removed to hospital
(1) Method of disinfecting.
(a) Rooms and surfaces—spray, fumigation, or rubbing. (Nature and
strength of solution to be noted.)
(b) Bed and body clothing.
(c) Are "a" and "b" done by Sanitary Authority or by occupiers at their
own cost, but under supervision of Sanitary Authority?
(d) If any provision is made for washing clothing which has been disinfected, or as a method of disinfection, where and by whom is it carried
out?
(e) How is infected clothing removed for disinfection?
(f) Average number of articles disinfected or washed per case.

B. When cases treated at home.

(1) Nature of supervision exercised.
(2) Are remaining members of family allowed to remain at home, and at
work, or at school?
(3) Average number of washings or disinfections of clothing required.

C. In both cases

(1) When steam disinfector is used, please state name.
(2) When any form (vapour or solution) of formic-aldehyde (formalin para-
form) is used, please state method.

1. *Notification of Infectious Diseases.* Dealing first with the
question of notification we find that a large number of both ur-

ban and rural authorities adopted the Notification of Diseases Act when it was passed in 1889. Its application was made obligatory in Scotland by the Public Health (Scotland) Act 1897; and in England by the Infectious Disease (Notification) Extension Act of 1899.

Extension to other diseases. The original Act provided for the inclusion of other diseases, either permanently or for short periods as occasion demanded; and several Local Authorities have extended its application to Whooping-Cough, Measles, Chickenpox, and Plague. Sheffield alone at the present time has a clause in a Local Act of Parliament making Pulmonary Tuberculosis compulsorily notifiable.

Diseases dealt with administratively but not compulsorily notifiable. A large number of Local Authorities, especially of urban areas, deal with the minor infectious diseases—Measles, Whooping-Cough, &c.—administratively, although they may not be compulsorily notifiable. That is, schools may be closed or infected families prevented from attending, patients where necessary may be removed to hospital, and disinfection carried out. Some authorities also carry out disinfection after Mumps and Cancer, and supervise Ringworm and Scabies.

Assistance from School Boards. In addition to information obtained by notification a system of mutual interchange of information between School Boards and Sanitary Authorities exists in many places.

II. *Hospital Accommodation—Number & Ratio p. 1,000 of population.* This varies considerably, but in the larger towns the infectious bed accommodation usually exceeds 1 per 1,000 of the population.

With regard to removal to Hospital, it may be said that the practice is uniformly followed by all Local Authorities of removing every known case of Smallpox to Hospital. Scarlet and Enteric Fever come next in order of frequency, while a relatively smaller portion of Diphtheria are removed.

Cost of Erection. The widest difference exists here both in regard to the original cost and the average annual cost per bed. In several the sum stated for the former is only compatible with the provision of beds in an existing organisation (as for example where the cost of erecting and furnishing a bed is stated at £51), but the cost may readily reach between £200 and £300, and in some even is quoted as exceeding £400 per bed. Similarly the annual charge per bed varies from a minimum of £19 to a maximum of £97.

Duration of treatment in Hospital. Here Scarlet Fever in most cases leads,—6, 7, and 8 weeks being not infrequent.

III. *Disinfection.* The practice is nearly equally divided between fumigation with Sulfur and Formalin,—the latter being used chiefly as a spray. In given circumstances Perchloride of Mercury, Cyllin, Izal, may be substituted. For outer surfaces Chloride of Lime and Chloros are also noted as being used, and in some cases Carbolic Acid.

Treatment of bed and body clothing.—The use of steam in one or other form prevails; but Formalin, Sulfur and Carbolic Acid are also used. Regarding the use of Formaldehyde, it is interesting to note—considering the views which have been expressed—that about half of those using Formalin still use it as a vapour.

Articles disinfected or washed per case.—The numbers vary considerably, but many exceed 50 per washing.

Supervision exercised.—In the cases which are treated at home, the provision for isolation must be such as is satisfactory to the Medical Officer. The house is visited at intervals until recovery is established, after which disinfection is carried out. Children are withheld from school. And where the work of the family consists in the handling of food, this also is forbidden during the continuance of the illness.

Problems of the future.—Leaving the record of work now being undertaken, a few words may serve to outline two classes of disease to which increasing attention is being devoted by Public Health Authorities. These are Pulmonary Tuberculosis and the Diseases of Infant Life.

Pulmonary Tuberculosis.—It may be said that in Britain the absence of any system of Compulsory Insurance of Workmen interposes considerable difficulty in the collective treatment of tuberculous patients, such as is possible, for example, under the Imperial Insurance System of Germany. Effort has been made to enlist the Co-operation of Friendly Societies, but these hitherto have not been conspicuously successful. It is, however, now as formerly, to persistent effort to improve the conditions under which the phthisical patient lives and works that we must chiefly look for removal of the causes which foster the prevalence of the disease.

Segregation of advanced cases may remove centres of infection from a community, and more or less prolonged residence in Sanatoria may prove valuable to individual patients, but successful coping with the disease as a factor inimical to Public Health means the eradication or amelioration of structurally unsuitable conditions of living. In a recent enquiry conducted by a former pupil — Dr. Currie — some information of a valuable character was collected bearing on the question.

The Social Aspect of Tubercular Infection — Some preliminary considerations regarding the infectivity of tubercle are here necessary for a full appreciation of the facts which follow. For brevity, however, they may be stated dogmatically rather than as reasoned propositions as they have wide acceptance.

Facts regarding Susceptibility. — Mankind is naturally refractory to tubercle, but conditions which depress vitality make him susceptible, apart from any family tendency. These conditions include mode of life, as well as character of occupation and condition of housing. Being rendered susceptible, whether he contracts the disease or not will be influenced by the conditions under which he is exposed to infection, the duration of the exposure, and the material form, both as to kind and quantity of the infecting agency.

Facts regarding Sputum and Bacilliary Infection. — Two forms may be contrasted. So long as sputum is moist the bacillus is fixed, but with drying it may be dessiminated as dust. In drying it becomes attenuated — that is, its virulence is modified. The most active and virulent form of infecting agent is the droplet or spray infection, projected into the atmosphere in the act of coughing.

The suitable conditions for contracting infection will, therefore, be supplied by the prolonged exposure of one whose natural resistance is impaired in the relatively stagnant atmosphere of a badly ventilated sleeping apartment occupied by a phthsical patient affected with cough.

The conditions just noted are subject to certain qualifications:

(1) *Absence of bacillus from sputum.* — In 16 of 135 cases of which record is available, there were no bacilli in the sputum, although the physical signs of the disease were incontestable — that is, nearly 12 per cent. were, at the time of enquiry, either non-infective or infective only in a minor degree.

(2) *Housing condition.*

(a) *Diluting effect of cubic space.* — The effective power of a given number of virulent bacilli is reduced by their dissemination. The larger the space the smaller the number of bacilli per unit of space. It is like the bursting of a charge of shrapnel. Outside the danger zone the chances are against being hit. Of 32 cases occurring in houses of one apartment, the number of other occupants (stated as adults) averaged 3 per house, and all were within the danger zone.

(b) *Internal Ventilation.* — A former enquiry showed that the death-rate from Phthisis in houses of one apartment was greater than elsewhere, and now we have some facts which, partially at least, serve to explain this. Accepting through ventilation as the standard of healthy ventilation of rooms, and free access of air to mean unimpeded access of air two sides of a tenement, the following comparisons are significant:

Condition of House as Regards Through-and-Through Ventilation

	Through and through	Not through and through	Total	Percentage through and through	Percentage not through and through
1 apartment	0	35	35	0.0	100.0
2 apartments	32	33	65	49.2	50.7
3 apartments	8	0	8	100.0	0.0
	40	68	108	37.0	62.9

Condition as Regards Access of Air to Tenement

	Free access	Restricted access	Total	Percentage of free access	Percentage restricted access
1 apartment	13	18	31	41.9	58.0
2 apartments	22	35	57	38.5	61.4
3 apartments	3	3	6	50.0	50.0
	38	56	94	40.4	59.5

37 per cent. only of the houses had through-and-through ventilation, and not one of these was a single apartment.

Only in one-half of those of two apartments was it possible.

(c) *Precautions regarding Sputum.* — The following Tables require only a word of explanation. The term «effective precautions», as here employed, has relation only to the form of infection which is contained in sputum. In no case was the patient aware of the risk attendant on coughing and none had been informed of the value of the simple expedient of holding a handkerchief in front of the mouth during the act of coughing as a means of interposing a barrier to the dispersal of droplet infection. In 36 per cent. of the cases effective precautions against the spread by means of sputum were being taken; in 22 per cent. these were incomplete; in 30 per cent. they were wholly absent.

The large proportion of cases taking only incomplete or no precaution in the lodging-houses suggests the desirability of placing such institutions under special regulation.

Observation of precaution with regard to Sputum

Description of House	Effective Precaution	Incomplete Precaution	No Precaution	Sputum absent	Total number of Patients
1 apartment	11	8	9	4	32
2 apartments	29	17	15	9	70
3 apartments	6	2	2	0	10
Lodging-house	2	3	15	3	23
	48	30	41	16	135

The above stated as Percentages

1 apartment	34.3	25.0	28.0	12.5	100
2 apartments	41.4	24.2	21.4	12.8	100
3 apartments	60.0	20.0	20.0	0.0	100
Lodging-house ...	8.6	13.0	65.2	13.0	100
	35.5	22.2	30.3	11.8	100

Structural condition of Houses. — Related to this is the structural condition of the houses occupied. An imperfectly ventilated house will affect the degree of risk to immediate contacts, while a structurally defective one interposes barriers to effective cleansing and disinfection, and so increases the risk to remote contacts — that is, to those who subsequently occupy the house vacated by a phthisical patient. The degrees of imperfection in ventilation have already been discussed, and in the following table the one-apartement house again acquires prominence by reason of the relatively small percentage in good repair:

Description of House	Good Repair	Faulty Repair	Total	Percentage in good repair	Percentage in faulty repair
1 apartment	10	23	33	30.3	69.6
2 apartments	50	15	65	76.9	23.0
3 apartments	7	2	9	77.7	22.2
	67	40	107	62.6	37.3

Nature of Occupation with reference to Dust. — In all this was noted, and the general relationship may thus be expressed:

Sex	Number			Per cent	
	Total	Exposed to dust	Not exposed to dust	Exposed to dust	Not exposed to dust
Males	99	39	60	39.4	60.6
Females...............	57	6	51	10.5	89.5
	156	45	111	28.8	71.1

In connection with the prevalence of the disease among stone masons, Dr. Currie makes the following note:

Of the nine masons, all were exposed to the dust of stone. With eight of the nine the subject of dust suppression was debated by the writer. It was shown that five were in the habit of wetting the stone under treatment, and that one who had worked in Canada was familiar, in addition, with the use of a respirator. Two of the five were definitely aware that wetting was a safeguard to health, one was less minutely informed, and two used water primarily to meet the annoyance of flying dust or to darken a sunlight surface. It was shown that three did not wet the stone, and were unaware that they ran risk by the omission. The attitude of the trade in general on the subject of precautions was also discussed with these workmen. One stated that men moisten the stone if time permits, but fear the foreman's displeasure.

Another held that all masons know of the need to wet stone, though few take the trouble to wet it. Another maintained that wetting the stone was unheard of in the trade. According to some wetting was a hindrance to work, and, according to others, a help. There is need of enlightenment among workers in stone if these views are in any sense representative.

Alcohol. — The proportion admitting alcoholic excess is large, although, in explanation, it should be remembered that ignorance of its remote results frequently prompts the sufferer from phthisis to have recourse to alcohol, as the only stimulant he is familiar with, by way of obtaining even temporary relief to the increasing exhaustion.

Sex	Number			Per cent	
	Total	Intemperate	Temperate	Intemperate	Temperate
Males....................	99	45	54	45.5	54.5
Females	57	11	46	19.3	80.7
	156	56	100	35.8	64.1

Associated Family History of Phthisis — Direct Infection.
— Of 99 males, 33, and of 57 females, 26 (46 per cent.), had a
family history of phthisis. Facts suggesting *direct infection* were
elicited in 15 per cent. of the former, and 12.3 per cent. of the
latter. In 4 males the probable source was in a fellow workman
or companion, and in one female it was probably a house infection. In all the others, the apparent source was a relative.

Infant Mortality. — The main facts regarding Infantile Mortality may be rapidly summarised:

(1) It is excessive. It is greater in towns than in rural districts,
but may be lower in the residential districts of towns than in
many rural districts.

(2) Its movement is in contrast with the general Death-rate.
For fully 30 years this latter has been undergoing almost conti-
nuous decrease, while the infantile death-rate, especially towards
the end of the century, had shown some tendency to increase. It
had been suggested that this was owing to an increasing tendency
on the part of mothers to escape the inconveniences of nursing,
but there was no evidence to support this.

Glasgow — Births and Infant Deaths [1]

Period	Births	Deaths			
		3 mos.	6 mos.	12 mos.	Total
1870-2................	57.549	4 135	1.799	3 863	9.797
1880-2................	57.762	3 774	1.443	3 329	8.546
1890-2................	60.296	4 195	1 541	3 258	8.994
1900-2................	73.052	5 239	1 868	3 470	10.577
	248.659	17 343	6.651	13 920	37.914

(3) The movement was not uniform in the several quarters of
the first year. It had been decreasing between the 6th and 12th

[1] See paper on Infantile Mortality in Journal of Public Health (London), April 1906.

months. The diseases of this period corresponded more with those of after years, and the lowering death-rate in them was reflected in infancy. But between the 3rd and 6th months, and more especially in the first three months of life, the rate was almost stationary. This was shewn in the following table which was constructed from the deaths in the first three years of each decennium since 1870.

Death-rate at 3, 6, & 12 months, p. 1000 Births

Period	3 mos.	6 mos.	12 mos.	Total
1870-2	72	31	67	170
1880-2	65	25	58	148
1890-2	70	25	54	149
1900-2	72	26	47	145
P. cent. reduction 1870-2 1900-2	—	16	30	15

How were we to explain the absence of reduction in the first three months of extra-uterine life. A large majority of the deaths of this period were due to intra-uterine influences — influences which at present were largely questions of speculation, but which seemed to demand the establishment of Nursling Dispensaries, where not the child only but the expectant mother could have such guidance given her regarding diet and habits as would give the newly emerging life a reasonable opportunity of reaching the period of independent existence.

Comptes Rendus des Séances

Présidence: MM. Ricardo Jorge et F. Lœffler

M. Ricardo Jorge: Messieurs et illustres collègues. On m'a
dit de la part du Comité du Congrès: «Vous servirez de président
à la section d'hygiène et d'épidémiologie; vous aurez à faire une
allocution à l'ouverture de la séance; faites de votre mieux».
Un peu ahuri, j'ai obéi; vétéran des campagnes d'hygiène, je dois
l'obéissance à toutes les injonctions faites en son nom impératif.
Pourtant, je l'avoue, j'aimerais mieux me voir à la besogne du
métier, quelque obscure et épineuse qu'elle soit, qu'à l'honneur
d'ouvrir ce tournoi où tant d'illustres collègues se sont donné ren-
dez-vous, où figurent des noms les plus glorieux entre les grands
maîtres du monde, devant lesquels je m'incline, balbutiant les
vœux de bienvenue les plus cordiaux.

Certes, une fois la séance ouverte, cette place d'honneur, à
tour de rôle, sera dévolue à qui de droit, on mettra fin à l'insuffisance du président actuel; mais dans cet intérim, comment sortir de ce lever de rideau, comment faire pour prononcer les paroles commandées, des paroles qui soient dignes du sujet et du lieu,
dignes d'être entendues par une telle assistance? Je n'y arriverai
jamais.

Il me vient à l'esprit les vers du fabuliste quand il se moque
des chimériques chanteurs de hauts faits:

> Je chanterai la guerre
> Que firent les Titans au maître du tonnerre...
> Qu'en sort-il souvent?
> Du vent.

Mes paroles ne seraient pareillement qu'un humble souffle de
vent pour chanter cette guerre de Titans que l'hygiène a entreprise, guerre pour elle aussi hardie que celle d'escalader les cieux,

en superposant des montagnes, pour déloger un dieu inique, mais guerre où la victoire lui est d'avance et dorénavant assurée. Aucun bras n'est assez téméraire ni assez fort pour la foudroyer, Jupiter pas plus que son tonnerre et ses foudres.

Ils sont bien puissants pourtant les ennemis que les titans de l'hygiène ont à vaincre; on n'a qu'à les nommer: la nature et l'homme.

L'un est la nature avec ses secrets impénétrables et sa cohorte de toute sorte d'agents malfaisants qui dévorent le troupeau humain: ces mystères, nous avons appris à les violer et à les dévoiler, et, contre ces éléments advers, la science, armée de pied en cap, a engagé une lutte triomphante, dont nous pourrons, à juste titre, être bien fiers.

L'autre, c'est l'homme, nous l'avons dit; mais comment se fait-il que cet homme que nous persistons à arracher à une mort prématurée et à une vie de souffrances, comment se fait-il que cet être sensible et intelligent, cet objet de nos soins dévoués, soit aussi un adversaire au même rang que la nature brute et marâtre? Paradoxe cruel mais vrai! Le savant de l'Antiquité l'avait déjà deviné quand il s'écriait: *Al Hercule homine plurima ex homine sunt mala*. Mon dieu! que de maux viennent à l'homme engendrés par lui-même. Par lui même il engendre ou raffine les maux physiques qui le tueront lui et les autres; comme sur un champ de bataille, dans une obstination singulière, l'homme se détruit et tue son semblable — suicide et homicide en même temps. Et quand le bras de l'hygiéniste s'efforce à retenir cette main assassine, la fureur aveugle résiste à son élan salutaire, résiste par suite d'une inertie parfois insurmontable et même par une réaction antagoniste. Cette réaction ingrate ne vient pas seulement des foules ignorantes, comme effet de leur psychologie inférieure; ce qui l'inspire ce sont aussi des prééminences traditionnelles, imposées à l'orientation suprême de l'homme, et qui s'opposent aux revendications récentes des hygiénistes avec une certaine susceptibilité jalouse et parfois un peu dédaigneuse. La religion, la morale, le droit, la politique, l'économie ont chacune engendré leur homme à leur guise et lui ont imprimé leur finalité; pourquoi ne donnerait-on pas aussi à l'hygiène une prérogative au moins égale?

On a fait de l'homme le serviteur révérencieux de la divinité, mais, maître qu'il est de ses destinées et de son perfectionnement, c'est lui qui est son propre créateur et sa propre créature — *homo homini Deus*; l'humanité est aussi une religion.

On a fait des commandements moraux du bien et de la vertu; pourquoi n'y aurait-il pas une morale physique, comme le voulait Spencer, commandant les caractères et les mœurs, et faisant du respect de la santé une vertu individuelle et collective?

Le droit fait la liaison entre les hommes; pourquoi les actes humains, ceux qui sont capables d'influer sur la santé commune, n'auraient-ils pas une entière sanction juridique?

Pourquoi n'y aurait-il pas un droit sanitaire aussi formel et aussi efficace que le droit commun?

L'homme fait, accumule et distribue des richesses — *homo economicus* — mais sa vigueur corporelle est le facteur essentiel de cette création de biens; qu'l'on retire donc de ces biens la parcelle nécessaire à la protection physique de tous, au nom même de l'intérêt et de l'avidité de la production.

La politique dirige et protège les hommes; quel devoir y aurait-il plus élevé pour elle, comme disait Beaconsfield, que de veiller à la santé publique et de la promouvoir?

Oui, entre ces forces et ces lignes directrices sociales, l'hygiène a conquis son rang aux dépens même de ses devancières. Elle y est, elle y restera.

Elle s'est érigée en nouvelle science sociale ou en nouvelle sociocratie au nom de la science et de la conscience humaines.

Parfois, on nous a traités d'utopistes, nous qui sortons de la positive expérimentale et qui réglons nos aspirations et notre idéal sur son critérium. On nous représente avec un optimisme sentimental et un peu niais, comme celui du dr. Pangloss, dans l'illusion flatteuse que, pour nous, «tout irait le mieux du monde dans le meilleur des mondes possibles». Il n'y a pas de doute que tout irait mieux, si notre évangile était suivi. Mais nous ne prétendons pas centraliser la direction du monde, nous voulons faire concourir au bien-être et au bonheur communs un élément puissant, naguère presque délaissé. Si, comme Gœthe l'écrivait mélancoliquement, il est certain qu'on ne vit qu'une fois, que cette vie soit du moins aussi durable et aussi exempte de souffrances que possible.

L'homme est un être social, ses pires maux dérivent de la vie commune, et ne peuvent être prévenus que par une action commune. Telle est l'affaire de l'hygiène sociale.

De quoi cette hygiène est capable, il n'est déjà plus nécessaire de le dire; ses progrès et ses bienfaits sont évidents; s'il existe encore des aveugles et des sourds, qu'ils ouvrent les yeux et les oreilles! — la restauration hygide des villes, l'extermination des infections, l'augmentation de la durée de la vie moyenne et normale, suffisent comme preuves irréfragables de l'efficacité de cette œuvre de réforme. Qu'on nous laisse donc la réaliser et qu'on nous y aide. Nous ne bousculons personne, nous n'allumons pas de passions, nous ne lésons pas d'intérêts; notre œuvre est toute de paix, d'harmonie et de solidarité.

Messieurs: l'hygiène a atteint cette étape glorieuse, grâce à une large génération d'esprits nobles et clairvoyants. Chaque pays a contribué à ce panthéon de gloire; dans les annales de la science sont enregistrés les noms des initiateurs, de ceux qui devançant leur époque ont été les premiers à annoncer la bonne nouvelle de la rédemption sanitaire des peuples.

Entre ces pionniers de l'hygiène publique moderne, je regrette qu'il n'ait pas eu la place distinguée qui lui revient de droit, ce portugais illustre, le dr. Ribeiro Sanches, et cependant, je crois qu'aucun de ceux qui ont fait date dans l'histoire ne pourra lui disputer le primauté.

Ce n'a pas été parce que l'Europe savante de son temps ne le connaissait pas ou ne l'estimait pas, lui, un des meilleurs élèves de Boerhave, médecin de la cour de Russie, d'une vie clinique et scientifique des plus actives, écoulée hors de sa patrie dans les principaux centres intellectuels en familiarité avec les plus grands savants. Ç'a été parce que son livre — dont le titre est en soi un programme et un acte de foi: *Traité de la conservation de la santé du peuple* — a été écrit en portugais et pour les portugais, en 1756. Son pays ne l'a pas compris, ni à ce moment là ni plus tard. Il y a une justice historique à rendre; vous me permettrez de faire ici cette revendication qui, si elle est nationale au fond, intéresse chacun car la science est cosmopolite. Acceptez-la comme une sorte de communication posthume que je vous apporte au nom d'un ancien maître, dont on a méconnu jusqu'à ce jour le rôle de précurseur.

Vous verrez ce qu'au milieu du XVIIIe siècle cet esprit primesautier et original pensait, affirmait et proposait, et comment de sa plume sont sorties les revendications d'aujourd'hui et les grandes méthodes de la pratique sanitaire.

Les pages du prologue constituent une précieuse révélation. Son dessein ne peut pas être plus nettement défini. Il prétend être utile à ceux «qui ont charge de peuples» et «montrer la nécessité dans laquelle se trouve chaque État d'avoir des lois et des règlements pour se préserver de beaucoup de maladies et pour maintenir la santé de ses sujets». C'est la conception moderne de la politique et de la tutelle sanitaires.

En présence des épidémies, «toute la science de la médecine sera peu utile». Que possède le médecin, «quelque docte et expérimenté qu'il soit», pour délivrer le peuple d'une maladie quelconque? Les ressources de son art sont faibles, s'il n'amende pas «la malignité» causale. De là, l'intervention de l'autorité civile et militaire; elle seule peut arrêter les dégâts causés par les fléaux au moyen de la rigueur des lois décrétées. Voilà l'énoncé, et des maladies démiques et évitables, et du combat impossible à engager par les simples recours cliniques et individuels, sans l'intervention répressive des pouvoirs de l'État.

C'est au sujet de cette médecine, que Sanches dénomme «universelle ou politique», qu'il se propose d'écrire, rassemblant ce que l'étude et l'expérience lui ont suggéré, aussi bien pour instruire ceux qui le désirent que pour servir de base «aux lois qui doivent être arrêtées par ceux qui sont chargés de la conservation et de l'augmentation des peuples». Toujours l'intention d'être écouté des législateurs, afin qu'ils se conforment «aux lois de la nature». Voilà la science naturelle, «la bonne physique», comme il le dit, la biologie et la médecine s'imposant au droit, à la législation et à l'État.

Le point de vue de la protection de l'homme collectif l'absorbe tellement que, de l'agglomération en général, il passe aux agglomérations partielles — monastères, hôpitaux, prisons, armées, marine, familles.

«Cette espèce de médecine politique», — dit Sanches, pénétré de son rôle d'innovateur, — personne encore ne la considère en Europe; dans certains pays plus civilisés, on a institué des lois ayant rapport à la santé, mais insuffisantes et défectueuses. On fait des lois et on prie des théologiens et des jurisconsultes pour le maintien de la morale, des mœurs et du droit; on fait des dépenses pour l'armée et la marine en vue de la défense publique; on législe et on dépense enfin pour tout ce qui touche à l'agrandissement des richesses. Pourquoi ne ferait-on pas des lois et des frais pour l'amélioration de la santé et la lutte contre les maladies? Voilà l'hygiène comme formule sociale et politique, mise de pair avec les formules traditionelles qui ont toujours prévalu.

Il n'oublie pas non plus l'enseignement sanitaire. On fonde

des écoles, des académies et des universités où l'on cultive les sciences, les lettres et les arts, «qui tant de fois ne servent qu'à orner la vie civile»; pourquoi n'en a-t-on pas encore fondé pour enseigner à préserver la santé des peuples?

Un trait du pédagogiste qui a écrit des pages si fortes sur l'éducation de la jeunesse et la réforme des études médicales.

Comme Sanches exulterait, lui qui les a prévus, s'il lui était donné d'entrer dans les magnifiques Instituts d'hygiène des grands pays civilisés.

Il aspire à la prospérité physique de la communauté; pris de l'optimisme qui régnait aux temps antérieurs à Malthus, optimisme encore suivi par tant de propagandistes de l'hygiène, Sanches mesure cette prospérité d'après l'accroissement de la population. «Chacun sait, dit-il dans un éloquent aphorisme, que la base la plus solide d'un État puissant consiste en la multitude des sujets et son augmentation, et que de cette origine découlent ses forces, son pouvoir, sa grandeur et sa majesté».

Le disciple chéri de Boerhaave était en relations et correspondait avec les meilleurs médecins et les plus grands savants de l'Europe. Il connaissait leurs travaux et leurs livres qu'il cite à chaque instant; il était de niveau avec la production scientifique à laquelle il était mêlé, étant auteur lui-même. Il s'est muni des données les plus récentes et du meilleur aloi sur la physique, la météorologie, l'épidémiologie, la statistique; dans ses pages apparaissent les noms justement célèbres de Halley et de Hales, de Petit et de Réaumur, Prosper Alpin et de Bontius, de Pringley et de Lancisi, de Rich. Mead et de Platner qu'il appelle révérencieusement le Celse allemand.

Il épluche la mésologie, l'influence des trois éléments, l'air, l'eau, le sol, recherchant principalement leurs souillures pathogènes. Il donne des aperçus intéressants de géographie médicale, tirées et de sa large pratique et des relations des voyageurs des régions tropicales, mentionnant, entre autres fléaux, le choléra et le béribéri. La malaria y figure aussi ralliée aux terrains marécageux et il fait ressortir l'influence maléfique des inondations fluviales. En excellent observateur et en précurseur des notions étiologiques modernes, il fait remarquer l'immense quantité d'insectes sortis des marais et réfugiés à l'ombre des bois dans les régions malariques.

Il commente la topographie urbaine, les vents, l'exposition, l'humidité du sol, exprimant le regret que les médecins ne soient pas consultés pour la fondation des villes ni même pour la construction des maisons. Les architectes s'occupent des proportions et de l'ornementation des édifices, mais ne savent rien ou ne veulent pas s'occuper de l'effet de leur intérieur sur celui qui les habite. Le problème de la salubrité urbaine et habitationnelle est posé rondement.

Il attribue les méfaits de la peste à l'accumulation des gens, à l'étroitesse des rues, à la petitesse des maisons, au manque de propreté, aux ordures des vieilles villes du moyen âge. Il fait dériver l'immunité antipestilentielle, qui a après ce temps protégé l'Europe, de l'ouverture de rues larges et droites, de la construction d'égouts, de l'amélioration des habitations. C'est ainsi que parlent encore ceux qui jugent qu'aujourd'hui l'Europe est cuirassée contre les attaques de la peste.

Il met le doigt sur la malignité urbaine et sur les effets de son insalubrité. D'après les essais démographiques initiés à ce moment-là en Angleterre, il infère que les naissances sont plus nombreuses dans les campagnes que dans les villes, où par dessus le marché la mortalité des enfants est excessive.

La propreté pour maintenir la pureté de l'air des villes est une de ses réclamations les plus vives. «On se plaint, dit Sanches, des maladies qui sévissent dans les villes, et on ne voit pas que le moyen de les prévenir est d'obvier à l'infection et à la corruption.» De là, des mesures sanitaires nettement posées: — l'éloignement des ordures en des voitures fermées comme des coffres; — l'interdiction des industries insalubres et des troupeaux de bétail dans les villes; — la construction de la canalisation pour les eaux immondes; — l'approvisionnement des eaux potables, celles des sources de préférence, et à leur défaut celles des fleuves qu'on doit soustraire soigneusement aux souillures. Il clame contre la contamination des fleuves par les déjets urbains; qu'on les apporte aux champs pour qu'ils rendent la terre féconde.

Il stipule les règles hygiéniques aux maisons, allant jusqu'à proposer que leur contrôle devrait être poussé au point de les obliger à se soumettre à un plan déposé à la municipalité. Les habitations collectives sont spécialement envisagées; les prisons, les casernes et surtout les hôpitaux. Il anathématise leur air infect et leur accumulation excessive, le tout amenant une mortalité effrayante. Pour une grande capitale comme Lisbonne, il émet le projet d'un hôpital central pour les maladies aiguës et accidentelles; d'un autre, excentrique, pour les maladies chroniques; et d'un

autre dans les environs de la ville pour les convalescents. Un siècle et demi s'est écoulé, et ses idées sur l'organisation des hôpitaux n'ont pas encore trouvé leur réalisation rationnelle, malgré
tant de progrès accomplis.

A chaque pas, il fait l'éloge de la ventilation, en guerre contre «l'air étouffé», il imagine et présente tous les moyens mécaniques et physiques de la réaliser. Toujours il montre la contamination et la corruption comme les ennemis de la santé, auxquels
il oppose le système préconisé par la désinfection moderne. En
cas de maladies contagieuses, il veut, non seulement la purification des vêtements, mais encore celle de l'appartement et des meubles, et, parmi les maladies qui demandent cette prévention, la
phthisie est indiquée. Il recommande spécialement à cet effet la fumée produite par la combustion du soufre, en prenant soin de
faire déplier les matelas et le lit. Dans les hôpitaux, il veut avoir
un lieu spécial pour purifier les lits, les meubles et les linges, dans
les cas de pestilence ou de contagion.

Les mêmes procédés de désinfection sont appliqués à l'hygiène navale et internationale. Au lieu de quarantaines, qu'il juge
une méprise, on doit imposer des désinfections. Il traite aussi le
navire infecté par les fumigations de soufre et, chose étonnante,
il fait répéter l'opération tant qu'il existe encore des rats et des
insectes vivants. Cette divination cause une véritable surprise; il
semble que l'on soit en train de lire les règles suivies aujourd'hui
de la *dératisation* et du *démoustiquage*, et qui sont les conséquences des notions les plus récentes sur le rôle transmetteur des infections à la charge de ces pernicieuses bêtes.

A travers ces pages, si riches en faits, en idées et en suggestions, perce un scepticisme amer, propre à tous les apôtres incompris. Il désespère de couper court à toute cette misère qui lui brisait le cœur et lui révoltait l'âme, misère des champs de bataille,
misère des hôpitaux, misère des antres des navires, misère des
bouges infects des villes — *quæque ipse miserrima vidi*. «Tel
est le cours des choses humaines, dit-il avec une sombre philosophie — qu'il est plus difficile d'introduire une chose utile que
trente choses qui servent à perdre le bien de la société». Avec
l'anglais Richard Mead, il ajoute tristement: «Il en coûte plus de
faire du bien à sa patrie que de lui faire du mal». Et Sanchès ne
s'efforçait qu'à être utile «au pays où je suis né», dit-il, au pays
d'où l'intolérance religieuse l'avait chassé.

Pardonnez-moi, messieurs, cette apologie longue, mais écour

tée du «Traité de la conservation de la santé des peuples» — le premier livre où la médecine publique et préventive se soit constituée en art social et en principe du gouvernement populaire, dans une conception aussi ample et aussi précise que celle qui a pénétré avec peine, un siècle plus tard, dans l'esprit de la médecine, du public et de l'État. Excusez-moi d'avoir placé cette séance d'ouverture sous les auspices de cet ancêtre glorieux, à juste titre, et permettez-moi, une fois de plus de vous adresser mes meilleurs souhaits de bienvenue.

Le bureau provisoire de la Section est confirmé dans sa charge.

MORT DE CURIE

La section exprime les vœux du plus profond regretpour la mort de l'éminent savant, M. Curie, qui vient de jeter le deuil dans le monde scientifique et applaudit vivement la proposition de M. Ricardo Jorge que ces vœux soient communiqués à Mme Curie.

PRÉSIDENTS D'HONNEUR

Sont nommés présidents d'honneur: MM. Max Rubner, Berlin; F. Löffler, Greifswald; Calmette, Lille; Giuseppe Sanarelli, Bologne; S. Boubnoff, Moscou; Van den Corput, Bruxelles; Leopoldo Uriarte, Buenos Aires; Ulysses Paranhos, São Paulo; Hector Cristiani, Genève; Alfonso Montefusco, Naples; Carlos Maria Cortezo, Madrid; P. Ruysch, La Haye; Rubert Boyce, Liverpool; Kitasato, Tokio; M. W. Pynappel, Zwolle; Dunbar, Hambourg

Sur une nouvelle méthode d'inoculation préventive contre la fièvre aphtheuse

(Maul- und Klauenseuche, afta epizootica, foot and mouth disease)

Par M. F. LœFFLER, Greifswald

Il y a quelques années, le prof. Löffler a préparé un sérum préventif en injectant à des chevaux des doses croissantes de la lymphe virulente, qui se trouve dans les éruptions vésiculeuses des animaux malades. Avec des doses de 10 à 20 ccm. de ce sérum, des cochons et des brebis sont protégés parfaitement contre l'infection pour 4 à 6 semaines.

La durée de l'immunité produite par le sérum a été trouvée beaucoup plus courte pour les bovidés, parce que le sérum de cheval, étranger au corps du bœuf, est assez vite éliminé. En traitant des bœufs rétablis de la maladie, de la même manière que les chevaux, avec des doses croissantes de lymphe virulente, le prof. Löffler a un sérum préventif excellent aussi pour les bovidés. Mais l'agent infectieux de la maladie n'étant pas cultivable artificiellement, il fallait gagner la lymphe nécessaire goutte à goutte d'animaux infectés. Voilà pourquoi le prix de ce sérum est assez élevé.

Pour immuniser des animaux d'une manière aussi peu coûteuse que possible, il fallait trouver une méthode d'immunisation active avec une lymphe atténuée. L'année passée, le prof. Löffler a publié une telle méthode. Une certaine quantité de lymphe virulente mélangée avec une certaine quantité de sérum préventif fut injectée sous la peau. Les meilleurs résultats furent obtenus par un mélange de $\frac{1}{25}$ ccm. de lymphe virulente et $\frac{1}{4}$ ccm. de sérum préventif. Trois semaines après l'injection du mélange, les bœufs injectés supportèrent $\frac{1}{40}$ ccm. de lymphe, virulente; quinze jours après suivait une injection de $\frac{1}{10}$ ccm. de lymphe, et autres quinze jours après une injection de $\frac{1}{2}$ ccm. de lymphe. Alors seulement les animaux avaient acquis une immunité telle qu'ils résistaient à l'infection naturelle. La méthode était très peu coûteuse, mais il fallait faire 4 injections pour arriver à l'immunité nécessaire. Ces injections répétées causaient des difficultés dans la pratique. Voilà pourquoi le prof. Löffler tendait à trouver une méthode n'exigeant qu'une seule injection. Il a réussi à trouver cette méthode de la manière suivante. L'agent infectieux n'étant pas cultivable artificiellement, il fallait le cultiver dans le corps des animaux susceptibles de la maladie. Si l'on transmet la maladie du bœuf au bœuf moyennant la lymphe retirée des vésicules, alors après trois ou quatre inoculations la lymphe ne prend plus, l'animal inoculé ne devient pas malade.

Le résultat est le même, si l'on inocule du cochon au cochon. La série des inoculations devient plus longue, si on inocule alternativement des bœufs et des cochons. Mais pourtant la série est interrompue. Le seul animal, dans le corps duquel le virus peut être conservé est le jeune porc, âgé de 5 à 6 semaines de porcelet. le prof. Löffler a pu transmettre la maladie de porcelet à porcelet pendant plusieurs années. En éprouvant la lymphe gagnée de ses petits porcs sur des bœufs, il a observé que quelquefois les bœufs, au fond beaucoup plus susceptibles de la maladie que les porcs, supportaient des doses assez élevées de cette lymphe, $\frac{1}{25}$ ou même $\frac{1}{10}$ ccm., sans en devenir malades. La lymphe était donc atténuée dans sa virulence pour les bovidés. Malheureusement cette atténuation n'était pas constante. Mais elle devenait constante après que la lymphe fut cultivée sur des porcelets *de la même race*. Après l'injection de $^1/_{20}$ ccm. de cette lymphe les bœufs gagnèrent une immunité très forte et très durable. Pour écarter chaque possibilité d'infection, les animaux inoculés avec la lymphe reçoivent en même temps une injection d'une petite quantité de sérum préventif, 10 à 20 ccm., sous la peau à un autre endroit du corps. La nouvelle méthode est éprouvée sur quelques douzaines de bœufs dans la station d'expérimentation de l'Institut d'hygiène de Greifswald.

Abstraction faite des conséquences pratiques, l'importance scientifique des expériences consiste en ce que l'agent infectieux d'une maladie, attaquant deux espèces d'animaux, peut être atténué dans sa virulence pour l'une des espèces, étant uniquement cultivée dans l'autre espèce. Par la culture artificielle dans les corps d'une espèce l'agent s'adapte à cette espèce et est rendu moins apte à infecter l'autre espèce, en sorte que l'on peut profiter de cet agent atténué pour faire avec lui des inoculations préventives de la deuxième espèce, au fond beaucoup plus susceptible de la maladie que la première. Nous avons donc une certaine analogie avec la vaccine.

L'agent infectieux de la petite vérole, transmis au bœuf et cultivé dans le corps du bœuf, est modifié de telle sorte qu'il ne produit dans l'homme qu'une pustule locale. Voilà pourquoi on peut en profiter pour faire des inoculations préventives de l'homme contre la petite vérole. Des rapports analogues se trouvent entre la tuberculose humaine et bovine.

Le bacille de la tuberculose, cultivé naturellement et constamment dans l'homme, perd sa virulence pour le bœuf, et le bacille, cultivé naturellement et constamment dans le bœuf, perd sa virulence pour l'homme, en sorte que l'on peut profiter du bacille humanisé pour des inoculations préventives des bœufs contre le bacille bovin et vice-versa probablement on pourra immuniser l'homme avec le bacille bovin contre l'infection avec le bacille humain.

Les résultats importants des nouvelles recherches sur l'inoculation préventive contre la fièvre aphtheuse sont donc le fait vérifié expérimentalement qu'il est possible de se procurer une matière vaccinale, en adaptant artificiellement l'agent d'une maladie, attaquant deux espèces, à l'une des espèces par des inoculations continuées longtemps dans le corps des individus de cette espèce.

Contrôle administratif et technique des opérations de désinfection publique

Par MM. Guilherme Ennes, Lisbonne (v. page 1),
et A. K. Chalmers, Glasgow (v. page 78).

Discussion

M. Guilherme Ennes : L'étude, dont les résultats sommaires sont présentés sous la forme de règles et conclusions, a pour but d'établir sur des données précises et aussi scientifiques que possible le contrôle administratif et technique des opérations de la désinfection publique, dans des conditions à évoquer l'appui favorable de l'opinion publique. Les lois sanitaires ne peuvent pas se passer de la faveur du public ; la désinfection, surtout, exige même que le public en soit un collaborateur décidé et convaincu.

Nous ne lui devons pas des explications sur les qualités de nos agents et de nos procédés, sans doute ; cela relève du laboratoire et de la pratique ; mais nous devons lui prouver l'action et la pénétration de nos pratiques de la désinfection sanitaire sur les surfaces et les objets les moins accessibles, sur les points les plus cachés des locaux. Comme nous avons la faculté de lui demander tout pour nos opérations, il a bien le droit légitime de nous réclamer ces preuves bien apparentes de l'efficacité de nos manœuvres. Une telle étude est bien moderne, on y pense depuis quelque temps à peine, mais elle est bien nécessaire pour attirer la confiance dans nos désinfectants, dans nos procédés, dans nos appareils, pour faire enraciner partout nos opérations, pour les rendre — non odieuses — mais bien au contraire estimées, pour faire avancer la pratique de la désinfection dans tous les pays, pour justifier et affermir nos lois obligatoires sur cette pondérable matière. Elle le mérite bien, étant notre meilleur instrument de combat contre la propagation des maladies infectieuses. Faisant la lecture de ces règles, je ne viens pas vous dire que j'ai résolu le problème, je viens tout simplement les soumettre à votre jugement, je viens les donner comme une base pour la discussion. Écoutez les quinze conclusions que je vais vous lire, elles n'ont pas d'autre prétention. Le contrôle administratif doit être commun à toutes les méthodes : une bonne loi obligatoire, un corps de désinfecteurs spécialement dressé pour ses pratiques, et une autorisation comprenant la technique de toutes les opérations extérieures et intérieures des services de la désinfection publique. Le contrôle technique doit se fonder sur les moyens déjà connus pour démontrer la pénétration des gaz ou vapeurs antiseptiques, ou de la chaleur, aux objets ou aux surfaces en suspicion. De tous ces moyens, vous trouverez dans ce travail un rapide aperçu. Mon plan est-il le chemin le plus direct pour arriver au but ? Il n'est qu'un simple projet ; c'est à vous de le dire : oui ou non ; c'est à vous de le mettre en bon ordre et d'en faire quelque chose d'utile.

M. Adolphe Smith : Les lois ne sont efficaces que lorsqu'elles sont approuvées par le public.

Pour la désinfection, il y a des petits industriels, blanchisseuses, travailleurs en chambres, qui perdent leur clientèle ou emploi parce que l'on a désinfecté chez eux. Dans ces circonstances, comme la désinfection est faite pour la protection du public, une compensation doit être payée à ceux qui sont lésés dans leurs intérêts. Cet argent doit être pris sur les fonds publics. Ainsi ces pauvres gens n'auront plus un intérêt à cacher les cas de maladies infectieuses qui se produisent chez eux.

M. Guilherme Ennes: Je dois dire à M. Adolphe Smith qu'à Lisbonne il n'y a eu jamais des plaintes ou des réclamations par le motif qu'il vient de signaler. Pour les hôtels, seulement, nous prenons des précautions, selon les désirs bien légitimes des propriétaires, pour ne pas effrayer leurs pensionnaires. L'opération se fait de grand matin, et secrètement, autant que possible. Du reste, si le cas vient à apparaître, ou dans les localités où il s'est déjà manifesté, l'indication est raisonnable: je l'adopte. A Lisbonne, nous donnons aux familles pauvres quelques compensations, en effet, surtout le don de quelques articles neufs, quand la rigueur de la désinfection peut les abimer; ou, principalement, quand on décide de les détruire par le feu, en vue de leur état de saleté ou de ruine. Mais mon étude était surtout pour le contrôle des opérations de la désinfection publique et pas autre chose. Allons au plus pressé, c'est-à-dire aux preuves de l'efficacité de nos procédés. L'observation présentée, très juste du reste, est une question administrative de la désinfection publique, mais non du contrôle administratif de la pratique de la désinfection. Et celui-ci c'est mon sujet restreint.

SÉANCE DU 21 AVRIL

(Sections d'Hygiène et épidémiologie et de Médecine coloniale et navale réunies)

Présidence: M. Rubert Boyce

Étiologie et prophylaxie de la fièvre jaune

Par M. Francisco Fajardo, Rio de Janeiro (v. page 47 du volume de la section de Médecine coloniale et navale),

et M. William C. Gorgas, Washington (v. page 61 du volume de la section de Médecine coloniale et navale).

Discussion

M. Aristides Agramonte: The demonstration of the doctrine of yellow fever transmission by the bite of mosquitoes needs no greater proof than that given in the stamping out of the recent epidemic at New Orleans.

The superior Board of Health of Cuba has successfully prevented, by the same methods, based upon the same doctrine, not only the spread of yellow fever infection, but also the introduction of new cases. In his report, Dr. Fajardo has attributed greater value than it deserves to the work of Prof. Sanarelli and calls the transmitter of yellow fever Stegomyia calopus instead of Stegomyia fasciata, Theobald.

M. Leocadio Chaves: A l'égard de la cinquième conclusion du rapport du dr. Francisco Fajardo, il faut dire que les études faites dernièrement au Brésil démontrent que le Stegomyia fasciata est un moustique, dont l'activité s'exerce seulement en présence de la lumière. Nous avons en faveur de cette opinion les observations du dr. Emile Goeldi, de Pará, et les études, encore inédites, du dr. Belisario Pena, médecin auxiliaire du service de la prophylaxie de la fièvre jaune à Rio de Janeiro. Par ces études on arrive à la conclusion que l'activité de la femelle du Stegomyia fasciata s'exerce toujours en présence de la lumière et que pendant la nuit on observe cette activité seulement quand par l'éclairage artificiel de l'ambiant le moustique se trompe sur la phase lumineuse du jour. Par les observations du dernier des observateurs ci-dessus mentionnés, on arrive aussi à la conclusion que même en présence de la lumière l'activité du moustique dépend des oscillations de la température. A Rio de Janeiro, pendant les époques épidémiques, on observe qu'à cause de cette influence de la température sur l'activité du Stegomyia fasciata, la contamination par la fièvre jaune se produit dans des heures différentes, dépendant de la saison de l'année. Dans les époques caniculaires, précisément celles qui sont épidémiques, l'inoculation ne s'effectue pas durant les heures moyennes du jour, les heures les plus chaudes, parce que l'élévation thermique est alors excessive et abat l'énergie du moustique. C'est dans les heures crépusculaires, celles qui précèdent le lever du soleil et celles qui précèdent l'obscurité de la nuit, que le Stegomyia fasciata devient actif et inoculateur.

Cette considération étant faite, je profite du moment pour communiquer au Congrès que l'on peut considérer déjà éteintes les épidémies de fièvre jaune à Rio de Janeiro. Depuis qu'on y a installé la prophylaxie spécifique, il n'a plus apparu de manifestations épidémiques de cette maladie. Et cela depuis l'année 1908. En considérant ce fait une brillante victoire de l'hygiène ainsi qu'un grand bénéfice pour l'humanité, je propose que le Congrès émette un vœu d'applaudissement au dr. Gonçaives Cruz, très compétent directeur du Service Sanitaire au Brésil, pour sa courageuse initiative de faire à Rio de Janeiro l'application de la prophylaxie spécifique de la fièvre jaune basée sur les nouveaux enseignements de la propagation de cette maladie par les moustiques Stegomyia fasciata, et cela avec exclusion des anciens moyens prophylactiques. Je propose aussi un vœu d'applaudissement au dr. William Gorgas pour sa notable et bienfaisante campagne sanitaire contre la fièvre jaune à la Havane, dont est résultée l'extinction de ce terrible fléau.

M. Robert Boyce said that as the result of a long series of the most exact experiments there could be no doubt as to the rôle the Stegomyia fasciata looks in the propagation of yellow fever. The Stegomyia fasciata was the only means of transmitting the virus and it obtained it only from the infected person and not from dejecta or soiled clothes or mud. The employment of exact prophylaxis had in every instance produced a most striking and successful result.

M. Austin : The action taken by the Government of the United States to control the epidemic of yellow fever which occurred in New Orleans and other cities of the United States was based upon the theory that yellow fever is communicated by the mosquito Stegomyia fasciata and *only* by that means. The result of the measures taken by the Government were satisfactory and afford proof that the mosquito is the only means of communicating yellow fever.

M. Correzo rappelle les conditions dans lesquelles s'est développée l'épidémie de fièvre jaune à Madrid en 1878.

Les soldats qui rentraient de Cuba après la première guerre de l'Indépendance portaient des sacs contenant du linge sale et des haillons ; ces sacs ont été ouverts par eux et une épidémie bornée au quartier de la ville où les soldats logeaient éclata et produisit plus de 70 à 90 cas indubitables diagnostiqués par les médecins qui avaient exercé à Cuba pendant plusieurs années. Sans nier que ce soient les moustiques les véhicules de la contagion, je me demanderais s'il n'y aurait d'autres moyens de transmission des germes ou si ces germes pouvaient être transmis par quelques variétés indigènes de moustiques de l'Europe.

M. Bruyn Kops: A Curaçao, le médecin de la marine de 2e classe vou Trotzenburg a expérimenté avec des liquides moustiquofuges, il a trouvé qu'un mélange de pétrole purifié et de créoline (parties égales) est supérieur au pétrole et que deux gouttes sur cinquante centimètres cubes d'eau tue les larves et les chrysalides en moins d'une demi-heure; un mélange de pétrole et d'huile thérébentinée est un peu moins actif. Les mélanges sont supérieurs au pétrole puisqu'ils se répandent à la surface en très peu de temps en couche très mince

M. Agramonte répond à M. Cortezo que ni la transmission de l'infection par les effets ni des déjections de cas de fièvre jaune ne sont possibles (expériences de la Commission Américaine)

Havana was not rid of yellow fever until work was undertaken based upon the theory of mosquito transmission.

The only method of transmission is by the bite of Stegomyia fasciata.

M. John Wise: While I am in absolute sympathy with the theory of transmission of yellow fever by the Stegomyia fasciata and appreciate at its full value the American Commission, we must believe that as yet this question is «sub judice». The epidemic at Madrid, the appearance of yellow fever in localities where the Stegomyia is not found, besides much other evidence must be considered before we can positively decide the etiology of the disease.

M. Cortezo insiste en répondant aux affirmations du dr. Agramonte qu'il n'a pas nié que le Stegomyia fasciata soit le moyen principal de propagation de la fièvre jaune, mais il croit qu'on ne peut pas affirmer qu'il soit le seul agent de propagation, ou il faudrait admettre que les larves de ces moustiques peuvent être apportées dans le linge sale et peuvent trouver des conditions favorables de localité. En tout cas, il faudrait laver et désinfecter le linge.

M. Albarran: Les doutes manifestés par M. Cortezo au sujet de la possibilité qu'il n'existe d'autres voies de transmission de la fièvre jaune que le moustique pose de nouveau devant le Congrès un problème que nous devons considérer comme résolu déjà, du moment où la Commission Américaine du gouvernement des Etats-Unis, en confirmant les découvertes du médecin cubain, le dr. Finlay, est arrivée aux conclusions pratiques qui, posées sévèrement comme moyens hygiéniques, ont donné lieu à l'extinction de la fièvre jaune à Cuba.

La preuve de ces doctrines confirmées expérimentalement et jusqu'à la satiété par la Commission Américaine et par des expériences ultérieures faites en beaucoup de points a obtenu sa sanction pratique par ce qui suit: les malades qui arrivent à Cuba attaqués de fièvre jaune, venant du Mexique ou d'autres points infectés, sont isolés dans l'Hôpital «las Animas» avec toutes les précautions tendant à éviter la piqûre de la Stegomyia fasciata; là ils sont traités par des assistants non immunisés qui peuvent être en contact avec toutes les matières provenant du malade, sans aucune crainte.

On ne peut renchérir sur l'importance qu'a la vérité démontrée sur la transmission de la fièvre jaune, pour les relations internationales, les systèmes de quarantaine, etc.

La découverte du cubain Finlay et la confirmation et les déductions pratiques de la Commission Américaine, qui se confirment partout, ouvrent de nouveaux grands horizons à l'hygiène publique et à la vie des peuples dans les régions tropicales.

M. Fernandez-Caro dit, en réponse à M. Albarran, que la question posée sur la transmission de la fièvre jaune était très importante et qu'il ne pouvait pas admettre que le moustique soit l'unique agent de transport parce qu'on viendrait à la suppression de toute autre mesure de prévention, comme il l'a dit, dans l'hygiène internationale. Il ne nie pas les faits expérimentaux, mais il croit que pour établir des conclusions qui affectent aussi essentiellement la santé des nations il faut avoir une évidence, une certitude absolue; il cite les différentes épidémies supportées en Espagne pendant la première moitié du dernier siècle et il conclut en affirmant que ces études doivent être continuées sans oublier que sans préjudice de la destruction des moustiques on doit aussi faire disparaître tous les foyers d'infection.

M. RAMOS: A l'appui des opinions des docteurs Albarran et Agramonte je viens dire qu'à l'État de S. Paulo (Brésil), où je fais la clinique et où je connais bien le développement de la fièvre jaune, depuis qu'on a appliqué la prophylaxie spécifique ce grand fléau a presque complètement disparu.

Le port de Santos, ville maritime ravagée plusieurs fois par le vomito negro, est aujourd'hui une ville très saine et les mois de chaleur, dans lesquels les cas étaient communs et dangereux, actuellement se passent sans la notification de cas de fièvre jaune.

A l'intérieur, dans plusieurs villes où la fièvre a fait des ravages, on n'observe plus à présent aucun cas de cette terrible maladie. Les expériences des linges souillés ont donné des résultats complètement négatifs à l'Hôpital d'isolement de S. Paulo, expériences contrôlées et assistées par plusieurs médecins, parmi lesquels le prof. Sanarelli qui était là à cette époque. Le service sanitaire de S. Paulo, dont le directeur, le dr. Emilio Ribas, et ses dignes auxiliaires font exclusivement la prophylaxie par le combat et la destruction du moustique, a montré au V⁰ Congrès de Rio de Janeiro les énormes avantages cueillis depuis qu'on a institué les nouvelles méthodes. A Rio, on fait la même chose et les résultats sont brillants et, en terminant, j'applique la sentence «contre les faits constatés, pas de mots».

M. MAGALHÃES (Rio de Janeiro): Je vous demande la permission de faire quelques considérations à propos de ce que vient de dire M. Caro.

Il n'y a aucune difficulté à expliquer la propagation de la fièvre jaune en Europe par des bateaux à voile après de longues traversées par mer, puisque nous savons que ces vaisseaux transportaient dans leur intérieur grande quantité de moustiques; la présence de ces insectes à bord de navires est un fait avéré, nullement douteux. Le même fait se reproduit par rapport à l'infection paludéenne; la fièvre paludéenne peut se déclarer à bord transmise par le même mécanisme. Accepter la proposition de M. Caro comme preuve contre la théorie animée de la transmission de la fièvre jaune, le même fait serait à appliquer à la théorie animée de la transmission du paludisme. Nous connaissons tous les anciens marais flottants des anciens auteurs, les anciens miasmes étaient nos moustiques. Il y a quelque chose d'importance plus générale à accentuer. La science ne peut pas être établie sur des suppositions de possibilités; nous ne pouvons pas abandonner des faits prouvés, des expériences positives faites avec la rigueur scientifique, pour accepter de simples suppositions. Ce serait retourner en arrière, rétrograder, revenir aux systèmes des quarantaines, des mesures exagérées vexant inutilement les passagers, portant de grands préjudices au commerce international.

Je ne nie pas l'importance de toutes mesures hygiéniques parallèles à l'extermination des moustiques pour le combat contre la fièvre jaune, comme pour ce qui concerne toutes les maladies infectieuses. Je pourrais vous citer le cas de la ville de Santos où la construction du port, l'assainissement de la ville ont beaucoup concouru à l'extinction de la fièvre jaune en ce port.

En concluant, je désire, de ma part, affirmer que tous ceux qui s'occupent pratiquement de fièvre jaune ne doutent pas de la réalité de la transmission de cette maladie par les moustiques, ils savent aussi qu'aucun fait n'a encore été enregistré ayant les conditions nécessaires pour faire accepter la transmission de la maladie par un autre moyen. J'insiste : nous ne pouvons pas accepter des suppositions en échange de faits dûment vérifiés et toutes les observations, toutes les expériences faites par les médecins américains à Cuba ont été répétées et vérifiées à S. Paulo par des médecins brésiliens, à Rio par la Commission française de l'Institut Pasteur, toutes concordantes.

En terminant je dois demander des excuses à M. Caro si j'ai cru devoir opposer mes assertions à quelques idées qu'il m'a paru accepter ; je le prie de vouloir bien me croire dans mes expressions de respect et de considération pour ses talents et sa compétence en hygiène internationale.

M. AGRAMONTE répond à M. Fernandez-Caro que les moustiques se transfèrent sur des navires ; c'est pour cela que se développent des épidémies à grande distance et aussi parce que les Stégomyia acquièrent rapidement droit de cité dans les climats qui leur sont favorables.

Il n'est pas possible qu'ils acquièrent l'infection ailleurs que du sang de l'individu.

Je crois qu'il n'y a pas d'autre moyen d'infection en dehors de celui par le moustique et tant qu'on n'en démontrera un autre, nous ne devons pas perdre notre temps en considérations sur l'inconnu.

M. RICARDO JORGE présente quelques remarques à propos de la fièvre jaune, en ce qui concerne le Portugal. Et d'abord, qu'il soit dit en passant que cette maladie a été découverte par un médecin portugais, Rosa, qui l'a observée à Pernambouc à la fin du XVII siècle après la prise de la ville par des troupes portugaises ; il l'a décrite dans son livre «Constituição pestilencial de Pernambuco». C'est une donnée historique intéressante pour les confrères brésiliens.

Dans ce débat sur la transmission de la fièvre amarylle, on a envisagé aussi les mesures à mettre en pratique contre l'invasion de la maladie. Il s'agit d'une affaire sanitaire très importante pour le Portugal, qui est en rapports suivis avec les ports où elle est encore endémique. On ne doit pas passer en silence une circonstance particulière : c'est qu'il y a des stégomyia à Lisbonne ; il est même le moustique prédominant dans la ville et dans ses environs. On ne l'a pas rencontré en dehors de Lisbonne, mais il doit exister partout, spécialement au sud du pays. Le stégomyia ne pullule en Europe que sur la bande méridionale. On comprend que les pays où la stégomyia est absent se désintéressent de la prophylaxie anti-amaryllique. Tel n'est pas notre cas. L'épidémiologie est d'accord avec ces données de la culicologie. La fièvre jaune nous a envahis quelquefois depuis 1724, date de la plus ancienne épidémie connue. Donc il faut nous défendre d'une nouvelle invasion ; c'est l'affaire de la santé maritime qui, depuis le règlement du 24 décembre 1901, est entré chez nous dans une nouvelle phase ; nous sommes armés à présent de façon à nous garantir efficacement sans causer ni dérangements sensibles ni dommages au commerce et à la navigation. La destruction des moustiques, le *démoustiquage* s'il est permis de le dire, on l'obtient par les procédés connus de sulfuration et spécialement par le gaz Clayton.

Nous avons créé un poste sanitaire bien aménagé, établi sur le quai de débarquement, pour l'observation des passagers qui ne sont soumis à aucune quarantaine, sauf dans le cas d'un navire infecté. Dans ce cas-là, extrêmement rare, les malades sont débarqués au Lazaret, de l'autre côté du Tage, où il y a des infirmeries à fenêtres garnies de moustiquaires.

Notre délai de surveillance ne dépasse pas 7 jours; aujourd'hui on parle d'augmenter ce délai jusqu'à 18 jours, période maximum d'incubation. Cette innovation je la trouve impossible à mettre en pratique. Du reste, le délai de 7 jours est suffisant; c'est la durée ordinaire de l'incubation, adopté comme tel dans le fameux exploit de Cuba dont on vient de parler.

Il ne reste qu'un point à éclaircir — la désinfection du linge souillé et des objets considérés comme susceptibles. Eh bien, les expériences démontrent que le stegomyia ne s'infecte pas, bien que nourri avec les excreta des malades. M. Agramonte vient de le dire; toutes les expériences sont concordantes là-dessus, et entre autres celles de Marchoux et Simond dernièrement publiées. Néanmoins n'y aurait-il pas des faits épidémiologiques qui font songer à la possibilité de cette contamination? Ce serait le cas du fait de Madrid; et voilà pourquoi j'ai invité M. Cortezo à raconter cette curieuse épidémie, pas facile à expliquer. Quoiqu'il en soit, M. Agramonte ne s'oppose pas à qu'on soumette les bagages à la désinfection; je juge qu'on ne doit pas encore mettre de côté cette vieille pratique.

Une remarque finale: à Lisbonne, depuis 1893, il n'est entré aucun navire suspect ou infecté de fièvre jaune. Depuis 1880, on ne compte que cinq cas de malades trouvés à bord, hommes de l'équipage toujours, incapables déjà d'être nuisibles, ayant dépassé la période dangereuse des 4 premiers jours après l'invasion. Ces faits démontrent qu'il faut faire la défense maritime contre la fièvre jaune, sans toutefois dépasser les limites d'une pratique raisonnable et libérale.

M. Ayres Kopke: Le Stegomyia fasciata est très fréquent à Lisbonne; à Junqueira, près de l'Ecole de Médecine tropicale, il y en a beaucoup. Dans les laboratoires de cette Ecole j'ai pu conserver dans des récipients contenant de l'eau des œufs de ces insectes, qui ont résisté depuis l'automne dernier jusqu'à présent, et qui ont donné des larves dès que la température commença à s'élever.

Par les derniers travaux de la mission française, il semble que l'agent de la fièvre jaune se transmette d'une génération de stegomyias à la suivante par les œufs, d'une façon semblable à ce qui arrive pour le piroplasme de la fièvre du Texas qui suit son cycle évolutif à travers deux générations successives de tiques, se développant dans les œufs de ces insectes de la façon si bien étudiée récemment par M. le prof. Koch.

Si le fait rapporté par la Commission française vient à être confirmé, on comprend bien qu'il sera d'une grande importance pour la prophylaxie.

Les cas de fièvre jaune de Madrid décrits par M. Cortezo ne peuvent évidemment être expliqués par le transport, dans les effets des soldats rapatriés de Cuba, de larves de stegomyias, mais les œufs de ces insectes pourraient, dans des linges humides, se maintenir encore capables de donner des larves à Madrid en trouvant des conditions de milieu favorables. Un médecin portugais, M. Nunes d'Oliveira, a vérifié que dans l'intérieur des fardeaux de paille venus de Buenos-Ayres pour S. Vincent, île du Cap Vert, il y avait des œufs d'anophèles qui, placés dans de bonnes conditions, donnèrent encore lieu à des larves de ces moustiques; ces expériences ont été publiées dans les «Archivos d'Hygiene e Pathologia Exoticas», Vol. I, Fasc. 1o.

Dans les cas rapportés par M. le dr. Cortezo, les soldats revenus de Cuba n'avaient plus dans le sang le germe de la fièvre jaune, et par conséquent ne pouvaient pas devenir un foyer de contagion; les linges souillés ne sont pas nuisibles comme l'ont très bien démontré les travaux de la Mission Américaine; de façon que, pour essayer une explication du fait épidémiologique en discussion, on peut formuler l'hypothèse que des œufs de stegomyias, infectés à Cuba, ont pu être transportés jusqu'à Madrid et y donner lieu à des larves et à de nouvelles stegomyias, capables de disséminer la fièvre jaune.

Il serait pour moi très important de connaître l'opinion autorisée des collègues présents, sur la possibilité de la transmission de l'agent de la fièvre jaune d'une génération de stegomyias à la suivante par les œufs de ces insectes.

M. AGRAMONTE: L'expérience de la Mission Pasteur n'est pas convaincante, parce qu'elle est unique. La question (la transmission héréditaire dans le moustique) est de grande importance au point de vue prophylactique.

Dengue

Par M. ARISTIDES AGRAMONTE, La Havane.

Dengue has an onset identical to that of yellow fever. Before the 3rd day it is almost impossible to differentiate them except in the most marked cases. Albuminuria is present in most cases. Not usually as marked as in yellow fever. We had an epidemia of dengue in Havana which allowed us to overlook the first cases of yellow fever which developed as a result of infection from New Orleans.

DISCUSSION

M. RUBERT BOYCE: Professor Boyce in drawing attention to what Dr. Agramonte had said of the difficulty of distinguishing Dengue from yellow fever, and of the impossibility to make a diagnosis during the first 3 days, mentioned that Influenza had also given rise to great difficulty of diagnosis. For example in Belize in British Honduras an epidemic of Influenza preceded the yellow fever and there was no question that cases of influenza were in reality yellow fever. There was the slow pulse and sometimes a trace of albumin in the urine. It was disease like Dengue and Influenza which created such a great difficulty in early diagnosis of yellow fever. It was therefore of the greatest importance to be always on guard in towns liable to yellow fever and to treat all suspicious cases as if they were yellow fever.

SÉANCE DU 23 AVRIL

(Matin)

Présidence : MM. RICARDO JORGE, CORTEZO et AGRAMONTE

The climate of Lisbon and of the Two Healt Resorts in its immediate neighbourhood: Mont'Estoril, on the Riviera of Portugal, and Cintra

Par M. D. G. DALGADO, Lisbonne.

The object of this my paper is to prove:

1st. That the climate of Lisbon in winter, as well as in other seasons, is not «very variable», as it has been stated by some eminent English authors;

2nd. That Mont Estoril, as a winter health resort, is in many respects superior to that of Biarritz, Nice and Catania; and

3rd. That Cintra, «the most blessed spot in the habitable globe», of Robert Southey, is a very desirable health resort in summer.

Portugal, this «garden planted upon the most westerly coast of Europe», enjoyed during the first half of the last century, amongst foreigners generally and Englishmen in particular, the reputation of having one of the healthiest, mildest, and most equable climates of the world.

The earliest English author, to my knowledge, who gives a detailed description of the meteorological features of Lisbon, is James Murphy (¹), in 1795.

Two years later, Robert Southey (²), the poet, who resided in Cintra for a short time, gives a glowing description of that place,

> «Where the tired mind
> Might rest beyond the murmurs of mankind».

And in noticing its climate, says: «I have felt a positive pleasure in breathing there». This language, by so distinguished an author, must have produced at the time much influence in favour of Portugal, both amongst the public and the profession, for in those days there were no *Lancets*, nor *British Medical Journals*.

At the commencement of the last century, Link (³), who has probably written the best book of travels in Portugal, describes the climate of this country as «mild and healthy».

In 1803, Ruders (⁴) of Stockholm says: «the climate of Portugal is praised by everybody», and notices the fact, perhaps for the first time, that «every year there are many English people who come here for their health».

And in 1822, after the Peninsular war, Adrien Balbi (⁵) in his most interesting essay observes: «the reputation of Portugal as a health resort is so well established among strangers, especially the English, that the physicians of England are accustomed

(¹) *Travels in Portugal* in the years 1789-90, 1 vol. in 4° with plates, London, 1795.

(²) *Letters written during a short residence in Spain and Portugal*, 1 vol. in 8°, Bristol, 1797.

(³) *Bemerkungen auf einer Reise durch Spanien und vor zugleich Portugal*, 3 vols. in 8°, Kiel, 1800—4.

(⁴) *Några Anmärkningar öfver Portugall*, 1 vol. in 8° Stockholm, 1803.

(⁵) *Essai statistique sur le royaume de Portugal et d'Algarve, comparé aux autres états de l'Europe*, 2 vols. in 8° Paris, 1822.

to send here their patients.» This opinion prevailed amongst English practitioners until about the middle of the last century, when, owing to rapid communications established by land and sea in various parts of Europe, especially so with France and Italy, other health resorts claimed their favour, and from one cause or another, their opinion changed to such an extent that they ceased to send here their invalids.

Sir H. Weber[1], writing in 1886, says: «at present Lisbon has fallen into oblivion as a health resort, although it is better than many others in vogue». This is quite true but he adds: «the weather in Lisbon varies frequently, it passes very rapidly from humidity to dryness, from cold to heat, sometimes with a violent wind». This unfavourable opinion coming as it does from one who occupies, very deservedly, the foremost place among climatologists, has been naturally adopted by writers of less note, amongst whom, one of the most recent, is his distinguished son, Dr. Parkes Weber, who, in the section of Climatology[2], in the System of Physiologic Therapeutics, edited by Dr. Cohen of Philadelphia, observes: «Lisbon is subject to wind and to sudden changes of temperature». And J. Yate Johnson, the author of the article «Lisbon», in the Encyclopedia Britannica, after giving some meteorological figures, adds: «Lisbon is subject to frequent and rapid changes of temperature».

The plain meaning of all these statements is that Lisbon has a very variable climate; that

1st. Its temperature is subject to rapid changes.

2nd. Its humidity is variable, and

3rd. Its winds are violent.

Lisbon is, therefore, as regards climate, under the ban of English climatologists.

I wish you now to examine the meteorological data, taken from official sources, which I place before you, that you may judge for yourselves, whether I am correct in claiming for Lisbon a superiority over most of the temperate marine stations of Europe. This question is of great importance, not only for Lisbon itself, but also as regards the newly established winter resort of Mont'Estoril. If Lisbon is «very variable», it stands to reason that

<hr>

[1] *Climothérapie*: traduit de l'allemand par A. Doyon et F. Spillmann, 1 vol. in gr. 8° Paris, 1886, pg. 111.

[2] V. vol III, Book 1. London, 1901. pg. 131.

Mont'Estoril and Cintra, which are only 18 kilometers distant, cannot be very stable. It is, therefore, necessary to fix definitely the climatic caracter, from a medical point of view, of this city. It is possible you may not agree with all my inferences, but I wish you accept unreservedly all the meteorological data, for they are official.

In order to show the superiority of the various factors of the climate of Lisbon, I wish to compare them with those of Biarritz Nice and Catania, places which have a well established reputation as health resorts. I have no especial object in selecting these stations in preference to others; I do so simply because they represent the best types of their class: Biarritz, lately patronized by King Edward VII, is the most popular upon the Atlantic coast of France; Nice is the most frequented on the Mediterranean side; and Catania, situated upon the eastern coast of Sicily, and about the same latitude as Lisbon, claims to be one of the most healthy and temperate health resort upon the Continent. I said advisedly upon the Continent, because I exclude from this survey Madeira and other islands of the Atlantic.

In trying to re-establish the reputation of the climate of Lisbon, it is not my intention to say a single word in disparagement of the three health resorts selected for my comparison, for it goes without saying that they have their value, in proper seasons and in suitable cases and constitutions, just as Mont'Estoril and Cintra have theirs. In order to show you the absence of any personal bias, I am willing to accept meteorological figures for any other temperate winter health resort and to compare them with those of Lisbon, and more especially with those of Mont'Estoril, and I am convinced the latter has nothing to fear from any of its competitors.

I am well aware that a cold climate like that of Biarritz or Nice cannot be compared exactly with one like that of Lisbon or Catania, but regarding every climate there are some characteristics which are essential for a really good health resort, and I wish to show that the climate of the former places is more variable in winter and in other seasons than that of Mont'Estoril or Lisbon.

1) TEMPERATURE. a) In considering the climate of any given place, its *latitude*, its *altitude* and its *position* are of great importance.

Lisbon, as you are aware, is situated at 38° 42 N. Lat. or nearly the same as Palermo or Catania, or about 500 kilometres south of the Rivieras of France and Italy. Its highest altitude is 96 metres.

Mont'Estoril lies due west of Lisbon, on the shores of the Blue Bay of Cascaes, and is built upon the gentle and undulating slopes of two or three «montes» or elevations facing full south. It is sheltered on the north by the Serra of Cintra, which is, in a direct line, 11 to 12 kilometres distant; on the south, it has an admirably firm sandy and clean beach, interspersed with picturesque rocks. Its highest point is about 80 metres. Its soil is composed of decomposed granite with a layer of sand and being very porous affords rapid drainage to rainfall. The subsoil is shale and this description of rock is very suitable for building sites. Its drainage is carried far away into the sea, and the hotels are provided with external ventilating shafts. The water supply is pure, and comes from two sources at Cintra, one of which is softer than the other.

The town of Cintra lies in lat. 38° 47 N. to the N W. of Lisbon, and about 16 kilometres or 9 miles to the NNE. of Mont'Estoril. Its highest elevation is 529 metres or 1735 feet; the Hotels being placed at about 800 feet. It faces due north and is consequently exposed to prevailing winds. Its beauty has been so well described that it is not necessary to refer to it here. Suffice it to say that it is «the most blessed spot» of Southey and «the glorious Eden» of Byron.

From the latitude of these three places it is evident that they have naturally a more temperate climate in winter than all the health resorts of France or of the Gulf of Genoa.

b) The mean *temperature* of Lisbon in December, Jan. and Feb. is 10.56, 10.21, 11.13° C., as compared with 8.39, 6.87, 8.11 C. of Biarritz, 8.24, 7.36, 8.12 C. of Nice and 11.3, 10.1, 10.9 C. of Catania. The mean temperature of the 4 places in winter is, respectively, 10.63, 7.79, 7.91 & 10.8 C.; these figures proving that Lisbon is much more temperate than Biarritz and Nice, and as temperate as Catania and more uniform.

The diurnal variations are still more remarkable: they are in Dec., Jan. and Feb., in Lisbon 6.48, 6.55, 6.11, at Biarritz 6.59, 6.57 and 7.39, at Nice 10.31, 9.59 and 10.79, and at Catania 4.5, 6.5 and 6.8. Lisbon is therefore decidedly more equable than Biarritz and Nice, but less so than Catania in Dec. and almost equal in Jan. and Feb., not having the sudden and very noticeable transition of 2° C. between Dec. and Jan.

What I say regarding winter is applicable to other seasons. There is no month in which the fluctuation of temperature is more in Lisbon than at Biarritz or Nice, and compared with Catania there is greater uniformity of fluctuation from Nov. to April.

From all these facts we can conclude, without a shadow of doubt, that the climate of Lisbon is more equable than that of Biarritz, Nice or Catania.

I have no difficulty in proving now to you that Mont'Estoril, from its situation and configuration, has a better and more equable temperature than Lisbon itself. Being situated upon the Atlantic coast, it is directly under the influence of the sea and of the Gulf Stream, which divides into two currents at the latitude of Lisbon: the North Atlantic and the North African currents, while a small offshoot runs, under favorable winds, up the river Tagus as far as Belem. This current of warm water has a decided influence upon the coasts it bathes. Mont'Estoril is the first place in Europe to be affected by it. One great advantage this privileged spot enjoys in comparison with all other Continental health resorts is that all the winds coming from W., NW., SW., and to some extent from N., are tempered by the sea and the Gulf Stream. If you examine the map of Portugal you will see that the communes of Cintra and of Cascaes, in which Mont'Estoril is situated, form a promontory and this are under the special influence of the sea, the result being a particularly equable climate. The maxima temperatures there in winter are similar to those of Lisbon, but the minima are generally 1 to 3° C. (2-4° F.) higher, especially when they fall lower than 5° C. The explanation of this fact is simple. The mean temperature of the Gulf Stream in winter is between 11 and 12° C. and when the minima temperatures upon the coast or its proximity fall to about 5° C., a local current of wind is established and the temperature is rendered, as far as possible, equal. This fact being well known amongst climatologists I need not explain it further. In summer, when the heat upon land is greater than that of sea water, opposite conditions occur, and Mont'Estoril becomes cooler than Lisbon. This explains why Lisbon residents frequent it so much in summer and early autumn, when in addition to a cooler temperature they have the advantage of excellent pure sea-bathing, and of the mineral baths (¹) of Estoril, so noted for their efficacy in rheumatism.

(¹) The composition of these waters is: Chlorides of sodium 1 grammes, 715, of calcium 0.14, and of magnesium 0.378; Carbonates of lime, 0.196, of magnesia, 0.11; sulphates of lime, 0.304, of magnesia, 0.278; silica, 0.04, oxide of iron 0.001, and organic matter 0.028. Total solids, 1.57. The season lasts from 1 May to 15 Nov.

Cintra has a lower temperature and greater moisture than Lisbon, and some guide books recommend it as a health resort in winter. It is sending people to Buxton when they should go to Ventnor or Hastings. It is a healthy and charming station in summer; its height, its dense vegetation, its exposure to the north, reduce its mean temperature by 5 to 6° C. (10 F.) than Lisbon, and is a suitable residence to those content with a mean of 16°C. (61 F.). No capital city in Europe, other than Lisbon, has the advantage of so charming a residence of moderate altitude in summer within half an hour's reach.

c) The number of days of *frost* (Table IV) in Lisbon during winter is 2.2; at Mont'Estoril it has been observed only once during the last 5 years, but at Cintra it is naturally more frequent.

d) *Snow* is unknown in Lisbon or at Mont'Estoril and there is very little, if any, at Cintra. The nearest place where it is found to lie for some days is Monte Junto, 666 metres high, 55 kilometres from Lisbon; then for 2 or 3 months at the Serra of Louzã, 1262 metres high, and 165 kilometres; and for about 6 months at Serra d'Estrella, 1993 metres high, the greatest elevation in Portugal, 210 kilometres distant: all these heights are to the NNE. of Lisbon.

At Mont'Estoril there is no need for fire in winter or for warm clothing.

2) HUMIDITY. a) Table II shows that the *relative humidity* of Lisbon is 79.1, 79.2, 75.3 in Dec. Jan. Feb., respectively, while that of Biarritz is 73.6, 75.7, 73.3, of Nice 74.7, 75.1, 74.6 and of Catania 70.7, 67.0, 66.3.

Sir H. Weber classifies climates as follows: very dry, when the relative humidity is from 0 to 55, moderately dry 55 to 75, moderately moist 75 to 90, and very moist 90 to 100. Lisbon, with its mean of 77.8 in winter, is moderately moist and is but 3 % above the utmost limit of moderately dry. The mean relative humidity at Biarritz, Nice and Catania is 74.2, 74.8, 68.0, respectively, in winter, thus falling under the class moderately dry. The variation between Biarritz or Nice and Lisbon is 4 %, and Catania 8 %.

The humidity of Lisbon is uniform in Dec. and Jan. and 4 % less in Feb. According to Prof. Jaccoud it is between 70 and 80 that we must search for the desirable relative humidity, and Lisbon stands well within these limits in winter, and also in the months of March, April, Oct. and Nov.

Mont'Estoril, due to its higher temperature, to its situation on the northern side of the bay of Cascaes, has a relative humidity less than Lisbon. I cannot give exact figures, but can confirm the fact from personal sensation and from the circumstance that, while the air is quite clear at Mont'Estoril, there is often a haze past the bar of the Tagus. Any humidity that naturally rises from the sea is, owing to the prevailing northerly winds, blown to the south side of the bay, which renders Mont'Estoril a *weak* marine station in winter.

Cintra, owing to its dense vegetation and exposure to the north, is much more damp in winter than Lisbon, in fact it is moist, but this defect becomes a positive advantage in summer, when all the surrounding country becomes very dry.

b) The *rainfall* in Lisbon in winter is 277.3 millimetres (1 mm. = 1:25 of an inch) against 254.0 of Biarritz, 167.9 of Nice and 239.2 of Catania. Lisbon has more than any, but it has to be noticed that it is registered here by the most perfect self-registering raingauge known, and it has to be seen what kind of registering apparatus is used elsewhere, for if it is not self-registering, the comparison would be unfair. But admitting the figures as they stand, temperature of Lisbon being more than 1:5th. higher than that of Biarritz or Nice, and according to the rule that the hotter the climate the more rapid is the rainfall, the fall in Lisbon would not last longer than at these stations. The number of rainy days in Lisbon is in winter 50.2, out of which 10.4 are less than 1 mm. daily. There are no data available to compare these with Biarritz, Nice or Catania, but my belief is they vary little.

The rainfall at Mont'Estoril is less than Lisbon. The remark made above, regarding the different raingauges used, was well exemplified last winter when I tried to register the rainfall at Mont'Estoril with an ordinary bottle raingauge. I noticed that when 1 to 5 mm. was registered in Lisbon my bottle was quite dry. This was due partly because there was no rain and partly because when it was slight my bottle absorbed it all. The less amount of rain at Mont'Estoril is easily explained. The largest fall of rain occurs with SSW., SW. and WSW. winds, and there is no sufficient height at or to the south of Mont'Estoril to condense the clouds; while at Lisbon similar clouds are intercepted by the Serras of Arrabida and of Palmella, 499 meters or 1300 feet high, and 20 kilometres to the south. Often, when the sky at

Mont'Estoril is clear, heavy clouds hang over Lisbon. I have noticed that it rains more often during the night than the day, and the number of days an invalid is prevented from taking morning and afternoon walks do not exceed 10 during the whole winter. A shower of rain will not prevent outdoor exercise, for so soon as it ceases, the drainage and absorption are so rapid, owing to slopes and looseness of the soil, that it is easy to start for a walk soon afterwards.

The rain at Cintra is much more than at Lisbon, the clouds proceeding from Mont'Estoril are intercepted and condensed there.

c) *Mist*. In Lisbon the days with mist are 11.8, at Mont'Estoril about 4 to 5, and at Cintra, several. In summer there is often at the latter place a dense mist at the foot of the hill in the morning, rising as the day advances and hovering on the top in the afternoon.

3) WINDS. It is not easy to compare winds of one place with another unless the instruments used be of one and the same pattern, and unless the places selected for observation be equally exposed.

Lisbon has the reputation of being subject to violent winds, quite undeserved if applied to the seasons when visited by foreigners, viz. winter, early spring and late autumn. All who have resided at Biarritz know that it is particularly subject to winds from the north, Nice has its well known and disagreable mistral, and Catania its sirocco, and its cold wind in winter blowing from the snow covered height of the Etna.

Table IIIa shows the prevalence of wind in Lisbon reported with extreme minuteness. I have not been able to obtain similar information regarding Biarritz, Nice and Catania. The four most frequent winds in winter in Lisbon are from the N. 220.1 hours, NNE. 175.5, NNW. 100 and NW. 71.6, while the most rare are SSE. 10.5, SE. 12.8, ESE. 17.3, and E. 18.4. The northerly winds are more or less under the influence of the sea, excepting NNE. which, when moderate, is very agreable and bracing.

Table IIIb shows the number of windy days classified under 6 headings: very weak, weak, moderate, fresh, strong, and very strong or tempestuous. In winter the respective numbers in Lisbon are 5, 20, 41, 16, 8, and 3; in spring 0, 6, 49, 24, 9 and 4; in summer 0, 5, 39, 38, 10 and 0; in autumn 3, 12, 50, 17, 7 and 2. The most common in winter are moderate (41) and weak

(20), while in summer the moderate (39) is almost equalled by the fresh (38). The winds in winter are therefore much milder than in summer, for the three weaker winds in winter number 61 days and the three stronger 27, while the respective figures in summer are 44, 48, in spring 55, 37 and in autumn 75, 26. Early spring and late autumn have moderate winds like winter. It has to be further noticed that winds of the stronger kind occur mostly during the day in summer, while, like the rain, they occur mostly during the night in winter. Also there is more calm and less variable wind in winter than in any other season. The number of days of strong wind in winter is but 8 and violent 3. I believe other places cannot claim to so few days of strong and violent winds.

One of the reasons why Lisbon has a reputation for winds and even for cold is that the residents here complain loudy when there is any slight change of weather, while a person coming from higher latitudes does not notice it at all. The reason of this is quite plain. A person residing in a very temperate climate, whether in Lisbon or elsewhere, has his sensitive nerves neither very strong nor very relaxed; they are as it were in an intermediate condition, attuned more to the poetic, artistic and romantic, rather than to the prosaic, practical and industrial side of life, and so are subject to be influenced by any slight change in the weather. A person residing in the north of Portugal or still better in the plateaus of the Beiras, can bear heat much better than those in the temperate region, and so also a resident in the south or in tropics can bear, comparatively speaking, more cold than more heat, for the former is bracing, while the latter relaxes still more. Many believe that a resident of the tropics can bear heat better than one from the cold regions. This is a fallacy. Heat does not inure a person to more heat; cold does.

Another reason why Lisbon has a reputation for wind in winter is on account of the disposition of its principal streets; the Avenida da Liberdade, for instance, runs from north to south, and is therefore exposed to the prevalent winds. So are exposed the tops of the seven hills of which the city is composed. There are, however, many places upon the slopes towards the Tagus which are well sheltered.

Wind by itself, except when strong or violent, has no injurious effect, provided it does not cause sudden variations of temperature or humidity, and we have already seen this is not the case in winter. Many persons bear fresh winds with ease.

Mont'Estoril is not so subject to winds, because it is sheltered by the Serra of Cintra and the «montes» of Estoril. The sea shore is entirely protected, and so is, to a large extent, the road leading to Bicece, so that it is always easy to remain in the open air.

Cintra is a town built for summer residence. In this season wind is not felt so much there as in the plains, for the first gusts form as it were a mass of compressed air against the hill and the succeeding gusts, passing over this mass, leave the place comparatively sheltered. This is one of the reasons why it stands in such favour in summer. It accounts also for its luxuriant vegetation.

From all this facts, it is clear that the reputation of Lisbon being subject to violent winds in winter, in early spring and late autumn is erroneous, that Mont'Estoril is well sheltered in winter, and Cintra is also «protected» in summer.

OTHER CLIMATIC FACTORS (Table IV). a) *Air and ozone*. The air of a city like Lisbon cannot be pure but some elevated parts of the town are fairly good but exposed to wind, some outlying parts, as Bemfica and Belem, are satisfactory, but no hotels exist there. The amount of ozone in the air is 5.88; this figure is not of much significance as the quantities are estimated by the paper test.

The air of Mont'Estoril is very pure, marine and healthy; it is rendered still more wholesome by the forests of pine and groves of eucalyptus, which it is well known have the property of increasing the amount of ozone in the air. During winter there is no traffic, no motor cars, no dust.

Cintra in summer has a pure air, tempered by the moisture exhaled by its abundant vegetation, the ozone there is naturally greater than in Lisbon.

b) *Atmospheric pressure*. The mean for the year in Lisbon is 755.25, against Biarritz 665, and Catania 762.9. The lowest pressure is observed in March 753.93 and the highest in Jan. 757.41, the difference being 3.48; at Biarritz the difference is 6 and at Catania 3.5. The mean barometric oscillation is $2^{mm} 98$. No data are available for Nice.

Mont'Estoril has a somewhat higher, and Cintra, owing to its height, lower atmospheric pressure than Lisbon.

c) *Nebulosity*. The amount in Lisbon in winter is 5.18. From the explanation given under the heading of rainfall, regarding the situation of the Serras of Arrabida and of Palmella and of the exposure of Mont'Estoril, it is evident that the nebulosity at Mont'Estoril is less, while that of Cintra, owing to its elevation, is more than in Lisbon.

d) *Luminosity.* No data are available under this heading regarding Nice or Biarritz. Lisbon registers 114 hrs. 28 m. of sunshine in Dec., 108. 44 in Jan. and 171. 28 in Feb., while Catania has 95, 157 and 150, or a total of 402 hours against 396 of Lisbon. All these figures are for one year only for each place. It has been said that for a good health resort at least 2 out of 3 days should have sunshine. Both Mont'Estoril and Lisbon more than satisfy this condition, in winter.

From all these facts we may safely conclude:

(1) That Lisbon has a temperature much milder and equable than Biarritz or Nice, and as mild and more uniform than Catania; that its relative humidity stands as «desirable», and that the prevailing winds are moderate. With all these advantages so large a city can never be a health resort.

(2) That Mont'Estoril is far superior, in every respect, to Lisbon and consequently much more so to Biarritz, Nice or Catania. In fact, having searched in every part of central and western Europe for a good climate for my own residence, I have not found any equal to it for its purity of air, equable temperature, comparative dryness and protection from wind. If we add to it its advantages derived from its forests of pine, its avenues of palms and groves of eucalyptus, its beautiful villas and good hotels, its excellent drainage and pure, soft water supply, its firm sandy beach, its numerous walks, its boating and sea fishing, its tropical vegetation and the marvellous profusion of indigenous and exotic flowers, its orange groves laden with golden fruit, and the blue sky and the blue sea, we have a spot of beauty and of salubrity second to none, a garden indeed of full spring in deepest winter. From one of the photographs I hand round you will see how the mimosas were in full bloom on the 15 of January.

For its accessibility by sea from London, New York, Rio Janeiro and Buenos Ayres, and from its proximity to a large, gay and hospitable city like Lisbon it has no rival.

3) That Cintra is a station of moderate altitude, moderate temperature and agreable moisture in summer. It has remarkable points of historical interest. Its tropical vegetation when all around

is dry, its tree ferns and camellias, its palaces, its splendid villas, render it an excellent health resort for those content with a mean temperature of 16º C. (61 F.). «I do not know, says Southey, how to describe to you the strange beauties of Cintra; it is perhaps more beautiful than sublime, more grotesque than beautiful, and yet I never beheld scenery to fill the beholder with admiration and delight». And we all know beauty and harmony conduce greatly to repose of mind and to health.

Medically speaking the climate of Mont'Estoril, and to a less extent that of Cintra and Lisbon, may be classified as intermediate between tonic and stimulant on one hand and tonic and sedative on the other. It partakes in suitable cases and constitutions the qualities of both; it acts as a stimulant in cases of debility arising from fevers or lung complaints, in infantile wasting, in senile debility and in some forms of dyspepsia; it acts as a sedative in some cases of insomnia, and in nervous irritability, while its equable temperature and comparative dryness are extremely beneficial in chronic rheumatism and gout, and in most chronic affections of the lungs, especially asthma. It is an ideal place for rest and repose. Some cases of tuberculosis of lungs would doubtless be benefitted by it, but they will not find accomodation there, as both hotel and villa proprietors decline to receive them.

You see, Gentlemen, I do not believe Mont'Estoril to be a panacea for all diseases, nor do I recommend it in all seasons. There is no perfect climate in the world, and, if there were one, it would not be suitable to all constitutions and to all diseases. The healthy, the strong and those who require a very sedative or a very stimulant climate will be better elsewhere, and Portugal has many such places. All I claim for Mont'Estoril is that it has no rival as a health resort of its class, from November to March. I have there no interest, direct or indirect, of any kind whatsoever, and I have retired from the profession it is now 6 years, although not yet from the study of climatology. My only interest in Mont'Estoril is scientific, for it was my privilege to bring it first to the notice of the profession, in the columns of the *Lancet*, 2 years ago, as a *Winter Health Resort*, and to christen the shores of the Blue Bay of Cascaes as the «Riviera of Portugal», a name that has been widely adopted. Naturally, I take great interest in its developement, and I am glad to see that it is already attracting much attention, professionally and commercially, in Great Britain and in America. I recommend you all, Gentlemen, to see this delightful and privileged spot, this Nature's paradise of pure air and lovely flowers, before you leave Lisbon.

In conclusion, I wish to express my indebtedness to Senhor Ferrugento Gonçalves, the able and obliging first Recorder of the Infante D. Luis Observatory, for his help in the preparation of the meteorological tables, and to render you, Gentlemen, my thanks for your kind interest in my communication. My best thanks are also due to the distinguished hygienists and climatologists who have been pleased, on my invitation and suggestion, to visit Mont' Estoril in order to verify for themselves its sanitary conditions and its capabilities as a winter health resort.

Table I (a) — Temperature

Monthly, Seasonal and Annual Mean.

	January	February	March	April	May	June	July	August	September	October	November	December	Winter	Spring	Summer	Autumn	Annual
Lisbon (1)	10.21	11.13	12.49	14.25	16.40	19.25	21.24	21.60	19.95	16.66	13.57	10.56	10.02	14.28	20.69	16.72	15.63
Biarritz (2)	6.87	8.11	9.21	12.32	14.95	18.50	19.91	20.86	19.38	15.09	11.28	8.39	7.79	12.39	19.76	15.25	13.80
Nice (2)	7.36	8.12	10.21	13.1	16.41	20.43	22.9	22.41	20.20	15.46	11.71	8.21	7.91	13.27	21.94	15.79	14.73
Catania(3)	10.1	10.9	12.2	14.9	18.0	22.7	26.1	26.6	23.5	19.5	14.9	11.3	10.8	15.0	25.1	19.3	17.6

Table I (b) — Temperature

Diurnal and Annual Fluctuation.

	January	February	March	April	May	June	July	August	September	October	November	December*	Annual mean	Yearly fluctuation	
Lisbon	6.55	6.11	6.46	6.74	7.39	8.04	8.90	9.08	7.74	6.49	6.11	6.48	6.96	11.42	The absolute minimum during 40 years was 36.8 on the 29 July 1876, and the absolute minimum 1°3 on the 13 February 1865
Biarritz	6.57	7.39	7.98	7.45	7.46	7.36	8.09	7.82	7.76	7.46	6.68	6.50	7.50	13.19	
Nice	9.69	10.79	10.87	11.06	11.17	11.39	11.87	11.88	11.54	10.99	9.84	10.81	10.18	15.61	
Catania(4)	6.5	6.0	7.4	7.5	7.0	7.4	7.6	7.7	6.5	6.6	6.2	4.5	6.8	20.5	

(1) All the figures relating to Lisbon have been supplied by Senhor Ferregento Gonçalves of the Meteorological Observatory, and are the mean for 31 years (1850-1900).

(2) These figures are quoted from Lalesque, in his «La Mer et les Tuberculeux» Paris, 1904.

(3) From «Risultati delle osservazioni meteorologiche. Nota di Prof. A. Riccò e Eredia Catania, 1901. Mean for 1900 only

(4) For 1900 only.

Table II (a) — Humidity

Monthly, Seasonal and Annual Mean

	January	February	March	April	May	June	July	August	September	October	November	December	Winter	Spring	Summer	Autumn	Annual
Lisbon	79.2	75.3	71.0	70.6	68.4	61.1	62.5	61.8	67.2	72.6	77.6	79.1	77.8	70.9	61.8	72.4	70.88
Biarritz	75.7	73.3	71.6	74.1	74.5	77.9	76.8	78.1	75.9	73.2	73.7	78.6	74.2	73.4	77.6	74.3	74.9
Nice	75.1	71.6	75.6	73.0	76.2	76.5	75.2	73.2	74.7	79.9	81.1	74.7	74.8	74.9	78.6	78.6	75.8
Catania(1)	67.0	66.3	64.0	63.0	58.2	52.5	49.5	55.5	57.7	66.2	72.0	70.7	68.0	61.7	52.5	65.3	61.9

Table II (b) — Rainfall

Monthly, Seasonal and Annual

	January	February	March	April	May	June	July	August	September	October	November	December	Winter	Spring	Summer	Autumn	Annual
Lisbon	94.3	86.7	89.5	69.4	52.3	16.1	3.0	8.1	31.9	84.0	106.5	96.3	277.3	211.2	27.2	222.4	738.3
Biarritz	90.8	66.0	81.6	86.2	69.4	79.4	65.4	84.1	73.3	151.9	122.1	97.9	254.0	237.2	228.9	347.3	1.067.4
Nice	50.7	47.2	84.7	72.3	64.8	28.7	32.8	13.3	42.4	145.8	114.2	70.0	167.9	221.8	71.8	302.4	766.9
Catania(2)	60.1	54.3	50.9	38.1	21.2	6.7	1.0	17.1	20.9	52.8	113.2	119.8	234.2	110.2	24.8	186.9	556.1

(1) Mean for 1891-1900.
(2) 1891-1900.

Table III (a) Winds.

Frequency of winds in Lisbon deduced from anemograph (1856-75) (¹)

Months, Seasons and Years	N.	N.N.E.	N.E.	E.N.E.	E.	E.S.E.	S.E.	S.S.E.	S.	S.S.W.	S.W.	W.S.W.	W.	W.N.W.	N.W.	N.N.W.	Variable	Calm.
January	73.3	56.0	21.3	6.4	5.3	5.2	4.2	3.3	15.5	25.6	28.1	23.1	15.7	17.8	25.8	37.4	1.8	6.9
February	68.3	43.9	21.4	8.8	6.3	6.5	5.1	4.5	12.5	23.7	30.9	15.3	13.1	16.8	22.1	32.7	1.8	4.8
March	78.3	39.6	18.4	6.8	5.0	7.0	2.6	3.5	9.2	23.6	29.6	25.8	13.5	17.9	32.7	58.8	2.0	2.5
April	57.1	28.6	12.8	6.2	8.9	4.7	1.6	2.2	10.6	21.7	35.5	29.7	16.2	25.5	41.8	59.7	2.5	2.3
May	59.7	12.7	11.0	5.3	4.3	2.5	1.2	2.1	10.4	27.2	42.5	24.8	16.3	20.6	42.8	82.2	2.3	3.6
June	82.9	15.6	9.7	4.0	2.0	1.3	0.8	0.6	4.4	13.5	34.6	25.7	12.4	17.8	40.4	88.5	2.4	2.9
July	104.8	11.2	4.8	3.3	1.0	1.0	0.6	0.2	2.0	9.4	25.4	18.5	9.4	18.7	47.3	114.0	2.2	2.6
August	102.1	13.8	7.0	2.8	1.5	1.0	0.5	1.1	2.5	9.1	26.4	23.6	9.7	13.1	39.8	109.8	3.5	3.8
September	72.6	15.9	10.6	5.5	2.7	2.4	1.8	1.9	12.0	21.7	38.8	29.3	14.4	20.6	31.2	70.3	2.2	5.8
October	81.2	29.5	17.8	6.0	4.6	4.7	3.1	3.3	15.6	27.1	39.0	24.6	13.4	14.4	29.6	49.0	2.3	6.1
November	63.6	52.2	31.0	8.9	6.1	9.1	4.4	3.9	15.4	25.0	24.8	20.0	12.6	16.4	22.9	38.0	1.7	3.5
December	89.5	75.6	27.4	7.8	6.8	5.6	3.5	2.7	11.4	19.3	25.0	17.3	8.1	11.7	23.7	29.9	1.8	4.5
Winter	220.1	175.5	70.1	23.0	18.4	17.3	12.8	10.5	39.4	68.6	84.0	55.7	36.9	46.3	71.6	100.0	5.4	16.2
Spring	189.0	77.9	43.2	18.3	13.2	14.2	5.4	7.8	30.2	62.5	107.6	80.3	46.0	64.0	117.3	200.7	6.8	8.4
Summer	290.1	40.6	21.8	10.1	4.5	3.3	1.9	1.9	8.9	32.0	86.4	67.8	31.5	44.6	127.5	312.3	8.1	9.3
Autumn	217.4	97.6	59.4	20.4	13.4	16.2	9.3	9.1	43.0	73.8	102.6	73.9	40.4	51.4	83.7	157.3	6.2	15.4
Year	926.6	391.6	194.5	71.8	49.5	51.0	29.4	29.3	121.5	246.9	380.6	277.7	154.8	206.3	400.1	770.3	26.5	49.3

(¹) V. *Annaes do Observatorio Infante D. Luiz* durante o periodo de 20 annos decorridos desde 1856 a 1875, por João Capello.

Table III (b) Winds — *Number of days of wind in 1903 : monthly, seasonal, annual* (¹)

	January	February	March	April	May	June	July	August	September	October	November	December	Winter	Spring	Summer	Autumn	Annual
Very weak	3	0	0	0	0	0	0	0	0	1	2	2	5	0	0	3	8
Weak	8	6	2	3	2	3	1	2	5	2	5	6	20	6	5	12	43
Moderate	16	15	18	14	17	12	12	15	11	21	18	8	41	49	39	50	177
Fresh	8	5	5	10	9	12	15	11	9	5	3	8	16	24	35	17	95
Strong	1	2	4	3	2	4	3	3	4	2	1	5	8	9	10	7	34
Very strong or tempestuous	0	1	2	1	1	0	0	0	1	0	1	2	3	4	0	2	9

Table IV — Miscellaneous — *Atmospheric pressure, Nebulosity, Mist, Frost, Ozone, number of days of rain*

	January	February	March	April	May	June	July	August	September	October	November	December	Winter	Spring	Summer	Autumn	Annual
Frost, n° of days	0.7	0.8	1.0	0.7	0.3	0.0	0.0	0.1	0.1	0.1	0.4	0.7	2.2	2.0	0.1	0.6	4.9
N° of rainy days	14.1	12.4	13.2	12.4	10.1	5.3	2.0	2.2	7.1	11.8	13.4	13.3	39.8	35.7	9.5	32.3	117.2
D° with less than 1 mm.	3.8	3.0	3.1	4.1	3.2	2.1	1.4	1.0	2.6	3.4	3.0	3.6	10.4	10.4	4.5	9.0	34.2
Mist, n. of days	4.2	2.8	1.3	0.4	0.2	0.2	0.2	0.4	0.9	2.1	3.4	4.8	11.8	1.9	0.8	6.4	20.9
Ozone	5.92	5.98	5.94	5.86	5.40	4.68	3.94	4.04	4.51	5.01	5.46	5.76	5.88	5.73	.92	4.99	5.21
Barometric pressions (²) 756 mm	57.41	56.52	53.94	53.97	53.84	55.37	50.30	54.82	55.11	54.57	55.08	57.15	57.2	53.91	55.16	54.92	55.25
Nebulosity, n° of days	5.40	5.18	5.11	5.22	4.60	3.45	2.04	2.08	3.63	4.94	5.33	5.22	5.18	4.97	2.59	4.83	4.84

(¹) For one year only, from the «Annaes do Observatorio do Infante D. Luiz», 1903, p. 13.
(²) The mean barometric oscillation is 3mm 95.

DISCUSSION

M. GEORGE JACKSON: After thanking Dr. Dalgado for his paper, asked to whether the absence of high hills did not prevent these being proper protection from wind. He also asked as to the ventilation of sewers and to their proper entrance into the sea below low water mark. Also as to tuberculous patients, for whom a sea health resort is required, whether they could be accomodated, as it is said that it is forbidden for tuberculous patients to reside there, as that class of patients is the one for whom health resorts are perhaps the most frequently required.

He also asked as to the water supply, whether it was free from contamination and of sufficient quantity. He said that he thought there could not be any doubt of the advantages of the place in many respects.

M. DALGADO: I have great pleasure in replying to Dr. Jackson and explaining the various questions he has raised. It would be much better for the protection of Mont'Estoril if the Serra of Cintra were near, but there is no doubt that it acts as a barrier. The small elevations rising to 80 meters also protect the station. The sea-shore, as I have already stated, is well sheltered. The sewers are well ventilated and the outlet is well below the lowerest tide.

Tuberculous patients are not admitted in the hotels because it is illegal to do so. The proprietors of hotels are liable to a fine if they admit such patients. In order to protect themselves they demand a certificate to any person who may be ill that he is not suffering from consumption.

The water supply is quite pure; one is softer than the other.

La lutte contre la tuberculose dans les Pays-Bas

Par M. W. P. RUYSCH, La Haye.

Depuis longtemps la tuberculose a fait ses ravages parmi la population des différentes provinces des Pays-Bas, comme partout.

Cependant dans les dernières 25 années, la diminution de la mortalité par tuberculose est assez considérable, comme du reste la diminution de la mortalité en général, à ce que montre la statistique ci-dessous des annales du service sanitaire des Pays-Bas.

Mortalité générale et mortalité par tuberculose

Années	Mortalité générale par 1000 habitants	Mortalité par tuberculose par 1000 habitants
Période 71-75	25.47	2.08
» 76-80	23.15	1.97
» 81-85	21.88	1.96
» 86-90	20.47	1.99
L'année 1891	22.39	1.99
» 1892	22.68	1.95
» 1893	20.97	1.87
» 1894	20.15	1.94
» 1895	20.35	1.89
» 1896	18.89	1.71
» 1897	18.51	1.79
» 1898	18.59	1.66
» 1899	18.64	1.61
» 1900	19.46	1.70
» 1901	18.78	1.38
» 1902	16.38	1.34
» 1903	15.69	1.23
» 1904	16.03	1.3e
» 1905	15.42	1.37

La diminution se manifeste surtout là où les circonstances sociales sont les plus favorables. D'après la statistique officielle de la mortalité, les provinces maritimes sont dans les meilleures conditions.

En général, la mortalité par tuberculose dans notre pays et dans nos grands centres de population n'est, relativement, pas très élevée, en comparaison avec la mortalité dans les autres pays et dans les grandes villes étrangères.

Chez nous, la mortalité par tuberculose est de 8.000 à 10.000 hommes par an, c'est-à-dire: 1.7 à 1.8 %₀ de la population, tandis qu'en Suisse c'est 2 %₀, en Allemagne 2.2 %₀, en France à peu près 3 %₀; en Autriche et en Russie ce chiffre est encore plus élevé. Cependant la tuberculose cause toujours encore à peu près $^1/_3$ des décès des personnes mortes entre leur 15ᵉ et leur 60ᵉ année.

Où le fléau a encore une extension si considérable, il va sans dire que c'est un des premiers devoirs du gouvernement et de ses conseillers médicaux de faire tout ce qui est en leur pouvoir pour combattre cette funeste maladie. C'est pourquoi les conseils médicaux et les inspecteurs du service sanitaire ont demandé déjà depuis plus de 40 ans de prendre des mesures efficaces à ce sujet.

Ce fut surtout sous l'influence du premier Congrès contre la tuberculose, tenu à Paris en 1888, où je représentais le gouvernement des Pays-Bas, que la propagande marcha à grands pas, chez nous comme dans tous les pays représentés à ce congrès.

Le ministre de l'intérieur publia les vœux exprimés par ce congrès dans la gazette officielle du royaume, bientôt suivis par une publication de conseils donnés par le Conseil des inspecteurs sanitaires, présidé par le ministre lui-même.

Dans cette publication, il fixa l'attention générale sur le caractère infectieux de la maladie et sur le fait qu'elle se propageait surtout par les crachats des tuberculeux. C'est pourquoi il constate le danger de cracher, si ce n'est dans un crachoir rempli à demi d'un liquide désinfectant, et qu'il donne le conseil de désinfecter les linges, et surtout les mouchoirs, souillés par les malades, ainsi que les chambres occupées par des personnes soignant les tuberculeux, d'isoler autant que possible les malades dans les hôpitaux, maisons de charité, etc., tandis qu'il avertit contre le danger de partager le lit avec un tuberculeux.

A peu près simultanément avec cette proclamation, les inspecteurs du service des aliénés envoyaient une circulaire aux directions des asyles, afin d'isoler les aliénés tuberculeux des autres, tandis que les médecins militaires, suivant les ordres du département de la guerre augmentaient leur vigilance auprès des conscrits, à l'occasion de leur inspection, en refusant non seulement toute personne suspecte de tuberculose, mais aussi tous ceux qu'ils considèrent comme prédisposés à être atteints de la maladie.

Le premier sanatorium dans les Pays-Bas fut érigé par la Reine-Mère près d'Arnhem. La Reine destina à ce but sanitaire un magnifique domaine, avec de grands parcs, de belles forêts, et donna en outre l'argent pour en faire un sanatorium de premier ordre.

L'exemple illustre, donné par Sa Majesté, fut bientôt suivi par l'érection de plusieurs autres sanatoria populaires, comme celui de Hellendoorn, érigé par la Société pour la création et l'exploitation de sanatoria populaires ; un autre sanatorium a été fondé par les instituteurs, par coopération, à leur propre profit ; d'autres encore ont été établis à Blaricum, Hilversum, Nunspeet, Heilo, Doorn, Oosterbeek, etc., tandis que plusieurs sociétés ont encore en vue la création de sanatoria en Frise et dans la Hollande méridionale et que, sur la proposition du professeur dr. Talma, d'Utrecht, s'est formée une société de thalasso-thérapie, qui envisage le traitement des malades dans des sanatoria maritimes.

Tous ces efforts sont très louables, mais bientôt nous fûmes persuadés qu'il était impossible de satisfaire au grand nombre de demandes d'admission.

Pour une place gratuite ou à bon marché se présentaient des douzaines de personnes.

Aussi l'argent nécessaire pour l'entretien des familles des tuberculeux qui demandaient admission manquait. Donc, ayant appris par l'expérience et étant informés du succès des dispensaires et bureaux de consultation érigés en France et en Allemagne, nous suivons dans les dernières années un autre chemin qui nous permet de travailler sur une plus grande échelle, d'agrandir notre terrain, c'est-à-dire que nous avons commencé par la création des bureaux de consultation.

On pourrait donc dire que nous sommes entrés par là dans la seconde phase de notre œuvre, commencée par la création des bureaux de consultation à Rotterdam et à la Haye, plus tard suivie de la création des bureaux de consultation d'Amsterdam, de Harlem, d'Utrecht, d'Arnhem, de Leyde, de Nymègue et de Groningue.

Je crois que par la création de ces bureaux nous avons fait un grand pas en avant.

Impossible de vous donner les détails de l'organisation de tous ces bureaux, cependant je tâcherai de vous donner une idée de notre travail en vous résumant les efforts de notre bureau de consultation de la Haye, dans l'année 1905.

Le bureau est créé par la Société contre la tuberculose à la Haye. Cette société a pour but la création d'un bureau de consultation, en même temps dispensaire pour les indigents avec galerie de cure. Le bureau dispose de 20 médecins qui donnent leur concours gratuitement. Ils examinent toutes les personnes qui se présentent, donnent des conseils pour sauvegarder l'entourage des malades, tandis que le bureau donne, selon les prescriptions des médecins, l'argent nécessaire pour mettre les patients guérissables dans des conditions plus hygiéniques quant à leur demeure, leur nourriture, leur travail, etc., et de nécessité les tuberculeux sont placés dans les hôpitaux de la ville ou, s'il y a de la place, dans un des sanatoria.

En même temps la Société fait contrôler sévèrement par des fonctionnaires du bureau l'accomplissement ponctuel des avis et des prescriptions donnés par les médecins du bureau.

La Société a commencé par demander l'appui de tous les médecins de la Ville et ne s'intéresse qu'aux malades qui lui sont envoyés par les médecins traitants que le bureau tient au courant des mesures prises.

Enfin la Société tâche de régistrer les cas de tuberculose de la ville, tandis qu'elle essaie de réveiller l'intérêt général à son œuvre par des meetings populaires.

La Société a plus de 1500 membres contribuants et reçoit un subside de l'Etat, de la province et de la commune. Son budget annuel est d'environ 12.000 florins.

Tout le monde lié à l'œuvre travaille gratuitement, comme c'est la coutume dans les Pays-Bays pour les œuvres humanitaires.

En 1905, le nombre des personnes qui se présentèrent au bureau a été de 231, dont 128 ont été gardées en observation. Des autres, 72 n'étaient pas atteintes de tuberculose, tandis que 31, après avoir été examinées et pourvues de conseils, ont été renvoyées à leurs médecins, comme n'appartenant pas aux classes indigentes.

Les tuberculeux en observation ont été pourvus de nourriture, de chaises-longues, de literie ou d'autres secours, dont ils avaient besoin, comme d'autres logements, secours dans le ménage, repos, etc.

La plupart des personnes traitées étaient des femmes de ménage, couturières, repasseuses, filles de magasins, compositeurs, tailleurs, tapissiers et d'autres ouvriers.

Les résultats obtenus sont 10 % de guérisons, 46 % d'améliorations, 13 % stationnaires, 11 % d'aggravations, 7 % de morts et 12 % de résultat encore inconnu.

Les résultats ne sont pas encore énormes, mais cependant encourageants.

Cependant le but de l'œuvre, la nécessité de la lutte et la grandeur du péril ne sont pas encore assez connus, c'est pourquoi notre Société nationale d'hygiène publique, qui avait déjà traité la question de la tuberculose dans l'année 1900, décida de consacrer son 10e Congrès en 1904 à la tuberculose et désigna M. le professeur dr. Spronk comme rapporteur pour l'étiologie, moi pour la prophylaxie et M. le professeur dr. Pel pour la question des sanatoria.

A ce congrès se sont rencontrées les opinions les plus divergeantes.

On y trouvait aussi bien les savants, qui avant tout demandaient la destruction des bacilles de Koch dans les crachats, que ceux qui n'attendaient le succès que de l'application de mesures d'hygiène générale dans la lutte contre le fléau.

Quant à moi, je tiens à mon opinion que pour tâcher d'enchaîner la tuberculose il nous faut une chaîne de plusieurs boucles, dont la plupart sont empruntées à l'hygiène sociale et quelques autres à la médecine.

La tuberculose se propage surtout parmi les personnes en misère, les personnes affaiblies qui ont peu de résistance.

Pour combattre cette maladie du peuple, il nous faut avant tout les armes de l'hygiène sociale, pourvu que la susceptibilité individuelle pour cette maladie (dont les germes sont plus répandues que de toute autre maladie) diminue, et que la résistance individuelle soit augmentée.

En second lieu, viennent les bureaux de consultation, les dispensaires et les sanatoria.

On a avant tout besoin de l'application de l'hygiène sociale et pour le moment on ne peut se passer des armes thérapeutiques.

Donc il nous faut:

1° amélioration de l'habitation, de telle sorte que, dans toute demeure, l'air frais et le soleil puissent pénétrer librement et que le sol, l'air et l'eau potable soient purs;

2° garantie que l'installation des écoles, des maisons de charité, des fabriques, des usines et des casernes réponde aux exigences de l'hygiène;

3° amélioration de la nutrition du peuple de telle sorte que les denrées alimentaires les plus fortifiantes soient débarrassées de tout impôt et qu'il soit garanti par une loi contre les falsifications, qu'elles soient pures et de bonne qualité, et garantie complète contre la vente de denrées infectées par la tuberculose, comme le lait, la viande, etc.;

4° réglementation du travail de façon à ce que le surmenage soit exclus, qu'il y ait entre les heures de travail toujours le repos nécessaire et que les prescriptions de l'hygiène du travail en général soient toujours respectées;

5° des bureaux de consultation avec des dispensaires et des galeries de cure et un service de désinfection complète dans tout centre de population pour guérir les cas légers et surtout pour prévenir la propagation de l'infection;

6° des sanatoria pour les tuberculeux qui ont absolument besoin d'un traitement clinique dans un hôpital;

7° des conférences populaires avec leurs projections et leurs expositions et musées volants et en général l'instruction, pour que tout le monde ait connaissance du péril qui le menace et puisse se sauvegarder soi-même et les siens contre le fléau.

***

(Après-midi)

Mesures et conventions internationales pour assurer l'hygiène dans les voitures des trains à voyageurs en chemin de fer

Par M. J. V. MENDES GUERREIRO, Lisbonne.

Dans la civilisation moderne, les chemins de fer ont pris une importance si considérable dans les moyens de transport qu'on cherche à réduire le plus possible tous les autres, et ils deviennent le moyen de communication le plus rapide, commode et direct entre les divers pays.

On cherche par tous les moyens à augmenter les vitesses, à augmenter les parcours sans arrêts, à rendre les voitures agréables, à diminuer les prix des places et à rendre les trajets pendant des journées entières assez confortables.

On ne peut pas supprimer le contact de voyageurs de provenances si différentes, qui respirent, mangent et dorment dans des enceintes qui ne sont pas très larges.

Les règlements pour l'exploitation des chemins contiennent déjà des prescriptions pour les fumeurs, les dames qui voyagent seules, l'emplacement des bagages dans les filets et autres endroits, le transport des chiens et des petits animaux dans les compartiments; ils sont semblables dans presque tous les pays, mais sont muets sur tout ce qui se rapporte à l'hygiène des voyageurs, surtout pour ceux de 3° classe.

On accorde bien des W. C. aux voyageurs de 1ʳᵉ classe quand ils font de grands trajets, et encore avec une parcimonie dangereuse pour la santé, tandis que ceux de 2ᵉ et de 3ᵉ classes, dont les besoins sont tout à fait les mêmes, sont laissés ordinairement dans l'oubli.

Dans les pays méridionaux, avoir de l'eau à sa portée est nécessaire, surtout pour les classes pauvres, et dans les voitures on ne la trouve pas.

Les lavabos, on les trouve très rarement, et seulement dans les 1ʳᵉˢ classes.

Pourvoir à ces besoins sanitaires instants doit être une prescription réglementaire dans tous les pays pour le transport des voyageurs en chemin de fer.

Tous les gouvernements demandent à l'exploitation de mettre dans les trains rapides des voitures de 2ᵉ et de 3ᵉ classes; il faut alors ordonner que ces voyageurs aient les moyens de s'en servir sans danger pour leur santé. Parmi ces voyageurs, les attentions sociales ne sont pas assez développées pour qu'on ne crache pas sur le parquet, habitude dangereuse pour la santé et désagréable aux voisins. Dans les règlements d'exploitation doit être introduite cette prescription, pour éviter que les fumeurs et les tuberculeux empoisonnent leurs compagnons de voyage.

Pour ces derniers, on doit aller plus loin, car très souvent on en transporte plusieurs dans le même train, et dans ce cas ils doivent aller ensemble dans un compartiment isolé.

Dans quelques pays, les services de bienfaisance ont des voitures spéciales, destinées à ce service, qu'ils emploient pour le transport aux *sanatoriums*, aux bains de mer, aux cures d'air dans les montagnes. Où ces moyens de transport manquent, il faut que l'administration publique indique dans des règlements d'exploitation les mesures et précautions pour que ces voyageurs n'infestent pas les autres, qui peuvent être encore indemnes.

Il est très délicat à mettre en exécution ces mesures; pour cela, il faut beaucoup de tact et de savoir-faire de la part des employés de chemins de fer, mais on doit les leur apprendre dans les écoles d'exploitation.

L'intervention des médecins des compagnies doit être requise pour cela et elle sera très utile dans toute circonstance.

Les membres du XV Congrès International de Médecine, qui voyagent dans tous les pays, connaissent bien la difficulté de faire accepter dans les différentes localités des mesures sanitaires uniformes. Les usages, intérêts de toute espèce, se lèvent contre des règles générales et internationales préventives pour que l'hygiène soit maintenue à bord des trains qui traversent les frontières.

Si on respecte les dames pour ne pas fumer dans les compartiments, dans un côté, aussitôt la barrière franchie, on leur dit carrément: «L'usage dans ce pays est de fumer partout, même à table». Aussitôt un autre se met à cracher, et dans un voyage comme de Paris à Brindisi ou de Paris à Constantinople, les malencontres augmentent avec les distances.

S'il était possible d'établir des règlements uniformes sur les sujets d'hygiène dans les chemins de fer, les voyageurs auraient les mêmes garanties qu'on a à bord des paquebots, où la propreté est de rigueur, la désinfection des lieux d'aisances assez complète et l'aération très soignée.

Dans les voitures à voyageurs de 3ᵉ classe, on emploie d'ordinaire les dossiers à mi-hauteur pour que l'air puisse circuler librement. Cependant dans les voitures à couloir latéral, et dans celles qu'on transforme en dortoir pour la nuit, il faut porter le dossier au plafond comme dans les voitures de 2ᵉ et 1ʳᵉ classes. Alors il devient indispensable d'établir des ventilateurs dans les toits des voitures. Un bon ventilateur est très difficile à bien fonctionner dans la marche. L'introduction des escarbilles de la machine, de la fumée et de la poussière devient incommode, et très souvent anti-hygiénique dans les souterrains et pendant la nuit; mais les vasistas latéraux ne satisfont pas complètement, et on doit recourir à d'autres moyens.

Aux États-Unis de l'Amérique du Nord, on essaie des petites vannes ouvertes en sens inverse du mouvement du train, combinées avec les vasistas qui ouvrent sur le couloir latéral, où l'air est moins chargé d'impuretés. De cette façon, on respire pendant la nuit assez aisément. Dans les W. C. et lavabos, la ventilation est largement établie par les toitures.

En Europe, elle manque très souvent et l'air devient lourd, et les mauvaises odeurs se transmettent aux autres compartiments de la voiture.

Dans les voitures-salons, les courants d'air deviennent très dangereux si elles ne sont pas attelées au moyen de soufflets aux voitures suivantes et avec couloir latéral. C'est ainsi qu'on compose les trains aux États-Unis, ce qui les rend très agréables. La transformation de ces voitures en dortoirs a été étudiée aussi au point de vue hygiénique et les couchettes sont dressées dans le sens longitudinal de la voiture. Cette disposition a été adoptée dans presque tous les chemins de fer anglais.

Sur le continent, la Compagnie internationale de wagons-lits a adopté les couchettes transversales, mais on en sent les inconvénients surtout dans les courbes de la voie très raides. Les secousses de trépidation sont assez désagréables pour ne pas y joindre les effets qui résultent des mouvements rapides provenant de la force centrifuge.

Le système nerveux en souffre à la longue, surtout les orga-

nes de la vue deviennent si susceptibles et si faibles qu'on sent des
nausées, et très souvent dans les longs trajets il faut interrompre
le voyage à moitié chemin.

L'étude des suspensions des voitures n'a pas pu empêcher
ces inconvénients, qui portent beaucoup de monde à préférer les
voyages par mer au point de vue hygiénique.

Les *sleeping cars* américains sont dans tous les cas pourvus
de tous les moyens de confort possibles en dehors de ceux que
nous avons décrits : salle de bains, coiffeur, salons, belvédère, cabinets de correspondance et de lecture, wagons-restaurants, qu'on
dételle après les repas, enfin des interprètes et le télégraphe.

Tous ces services demandent un personnel nombreux, qu'on
pourra réduire, mais la tendance générale est d'avoir un garçon
ou serviteur pour chaque grande voiture dans les trains de
vitesse. Cet employé s'occupe du nettoyage des W. C. pour avoir
les sièges toujours propres de façon à éviter la contagion de la syphilis, du service de lavabos, de la meilleure distribution des bagages, de la fourniture de l'eau, des soins aux crachoirs, etc. Ce sont
des personnes qui vous aident, et auxquelles on donne un pour
boire, mais aussi qui aident les employés de l'administration pour
mieux distribuer les voyageurs et les caser selon les indications
de provenance et de maladies qu'ils aperçoivent à l'extérieur.

Un service de nettoyage et de propreté est très difficile dans
les lieux communs sans ces serviteurs.

Le transport des petits animaux dans les compartiments
devient de plus en plus encombrant et toujours désagréable.

Le garçon de voiture vous rend service, demandant au voyageur de lui confier son animal pour l'apprivoiser dans le compartiment ou emplacement à lui destiné.

Le chauffage devient aussi un devoir d'hygiène pour toutes
les classes de voyageurs. Le procédé de la vapeur ou de l'eau
chaude en circulation rend cela très facile, mais le robinet ne
doit pas être à la portée de tout le monde, et le garçon de voiture
doit savoir régler la température de l'air surtout dans les couloirs
latéraux, car elle se transmettra facilement dans les compartiments. Il faut dire qu'on trouve des voyageurs si frileux qu'ils chauf-
fent jusqu'à produire des maux de tête chez les autres.

Dans les longs voyages, il faut brosser les tapis des couloirs
et des compartiments. Pour ce nettoyage, on doit surtout se servir
des brosses à vacuum. Dans les grandes gares on trouve aujourd'
hui de ces appareils, qu'il est facile de faire marcher. À la fin du

voyage tout le matériel doit être désinfecté, en dehors de l'enceinte des gares à voyageurs au moyen des appareils Clayton ou au formol; et, après, aérés largement et brossés ensuite au vacuum.

Aujourd'hui ces opérations sont trop sommaires, et elle doivent être prescrites dans les règlements d'exploitation. Le lavage extérieur au jet d'eau doit être préféré à la brosse.

De toutes ces considérations, il découle en résumé que le XV Congrès International de Médecine pourrait émettre les vœux suivants:

1 — Dans tout le matériel à voyageurs composant les trains dont les arrêts de 5 minutes sont espacés de plus de 100 kilomètres, on doit imposer réglementairement, dans tous les pays, des W. C., un dépôt d'eau hermétiquement fermé, destiné aux voyageurs; qui s'en servent au moyen d'un robinet en métal blanc;

2 — On doit inscrire dans tous les règlements d'exploitation, la défense de cracher sur le parquet. L'amende y doit être inscrite pour les cas de récidive;

3 — Dans toutes les voitures affectées aux longs parcours, doit être ménagé un couloir latéral où aboutiront les compartiments. L'entrée doit être située aux deux bouts, ainsi que les cabinets et le siège du garçon de la voiture;

4 — Le couloir peut servir de fumoir, si dans la voiture il n'y a pas de compartiment spécial destiné à cela;

5 — Les voitures de toutes les classes doivent avoir des crachoirs fixes et convenablement désinfectés;

6 — La ventilation de toutes les voitures doit être faite par les moyens les plus perfectionnés;

7 — Le chauffage doit être possible dans toutes les voitures à voyageurs, surtout au moyen de l'eau chaude en circulation ou par la vapeur;

8 — Le transport des tuberculeux en groupe doit être fait en compartiments séparés;

9 — Ils doivent prendre leurs repas à part et avec toutes les précautions requises;

10 — Les membres adhérents au XV Congrès International de Médecine sont priés d'employer, dans la mesure du possible, tous leurs efforts pour faire adopter ces mesures prophylactiques dans leurs pays.

DISCUSSION

M. PEDRO NAZARETH, en sa qualité d'adjoint au directeur du service de santé de la Compagnie royale des chemins de fer portugais, va faire quelques observations que lui a indiquées la pratique de six années de médecin des chemins de fer.

La 2.ᵉ conclusion lui paraît tout à fait platonique, parce que sans sanction pratique elle est impossible, et il préférerait l'affichage de plaquettes avec la simple demande de ne pas cracher sur le plancher. La conclusion 8 lui paraît insuffisante parce qu'il n'y a pas la seule tuberculose et les tuberculeux ne vont jamais en groupe; il préférerait l'obligation d'adjoindre à chaque train de voyageurs une voiture réservée aux maladies infectieuses.

Il est surpris de constater que dans les conclusions il n'y a rien sur la désinfection des voitures, qu'il considère de la plus haute importance. Il propose qu'à ces conclusions on ajoute une autre. Que la désinfection des voitures de malades à la fin de chaque voyage soit obligatoire, et que la désinfection de toutes les autres voitures soit faite périodiquement.

M. MELLO DE MATTOS demande pardon à son ancien directeur de parler à propos de son magnifique rapport, mais il croit qu'il y a un problème très intéressant à résoudre dans la traction des chemins de fer. Les wagons sont sujets à quatre mouvements que les ingénieurs ne peuvent qu'atténuer. Celui qui a le plus attiré l'attention des ingénieurs c'est celui de lacet, qui est la cause principale des déraillements. Mais quel est le plus néfaste pour l'organisme dans les longs parcours? Celui de galop, ou de tangage, ou de lacet, ou d'oscillation de bas en haut? C'est à MM. les médecins à le dire afin que les ingénieurs s'avisentent à le résoudre ou au moins à en atténuer les effets.

Il prie donc M. Guerreiro d'ajouter à ses conclusions encore une autre, qui peut être rédigée comme suit: «Le Congrès reconnaît qu'il est avantageux de rechercher quel est, parmi les quatre mouvements auxquels sont sujettes les voitures à voyageurs, celui qui a l'influence la plus néfaste sur l'organisme, afin que les ingénieurs tâchent de le résoudre.»

M. GUILHERME ENNES: Je pense que l'étude de M. Mendes Guerreiro serait plus complète, s'il comprenait d'autres espèces contagieuses; la tuberculose seulement, c'est déjà quelque chose, mais ce n'est pas tout. Mais, dans cette maladie même, le crachoir doit préoccuper beaucoup plus que le W. C. La tuberculose, selon les données modernes, n'est pas transmissible par les matières fécales. Puis, dans le travail, mériteraient bien d'être insérées des mesures sur le nettoyage, la désinfection des trains, et puis l'obligation par une loi du transport isolé des contagieux en chemin de fer. Sans cela, tout sera précaire et sans l'efficacité requise. En résumé, ces mesures doivent former un plan autrement général et complet. Système de nettoyage, procédés de désinfection, et voitures spéciales pour les contagieux en chemin de fer, voilà les principes essentiels de ce plan. Et, encore, on devra l'adapter de différentes manières, selon qu'il s'agit de wagons de 1ʳᵉ et 2ᵉ classe, des wagons d'une si ancienne et si malpropre construction de 3ᵉ classe, ou encore des wagons de luxe. Les expériences prouvent, sans doute, la présence de bacilles tuberculeux dans les wagons des voyageurs, mais prouvent aussi très bien celle d'autres espèces pathogènes pour l'homme. Il faut y songer.

M. GUERREIRO: Il dit d'abord que le petit travail qu'il a présenté a pour but d'introduire en Europe des améliorations hygiéniques qui sont en usage dans l'Amérique du Nord. Quant aux observations faites par M. Nazareth, elles visent surtout aux conditions de la Compagnie royale portugaise; nous souhaitons tous qu'elle introduise les meilleurs modèles de voitures. S'il faut employer plus de gardiens c'est un besoin de l'état actuel des transports. Quant au nettoyage et à la désinfection des voitures, on les a traités largement dans le Congrès de Bruxelles.

En répondant à M. Mello de Mattos il dit que l'étude du mouvement le plus incommode des chemins de fer ne pourrait pas donner lieu à des mesures internationales.

A M. le dr. Ennes, il répond qu'il est tout-à-fait d'accord qu'on mette dans des compartiments spéciaux les malades de diphthérie et de fièvre jaune, mais, pour les grands transports des enfants malades pour les bains de mer et l'air de la montagne, on doit aussi le faire dans des voitures spéciales.

M. OLIVEIRA SIMÕES: Il pense que les conclusions entrent dans trop de détails et qu'il en manque quelques-uns qui sont indispensables.

Sur ceux de plus grande importance MM. les docteurs Ennes et Nazareth ont déjà parlé. Il est tout à fait d'accord sur la nécessité de la désinfection et avec les observations de M. le dr. Ennes, mais il y a des questions sur lesquelles il n'est pas d'accord et il va les exposer sommairement.

Dans sa première conclusion, M. Guerreiro dit qu'on doit exiger un robinet en métal blanc; il lui semble que c'est un détail qu'on peut dispenser. Ce robinet ne pourrait-il être en verre ou en porcelaine ou fait avec un autre alliage métallique argenté?

Il remarque aussi qu'on entre en de très grands détails à la 3e conclusion, puisqu'elle exige que l'entrée dans les voitures soit d'une certaine façon. Il lui semble que ce n'est pas du ressort de ce Congrès, cette réglementation excessive.

A la cinquième conclusion, on lit que le chauffage doit être possible, mais l'orateur croit qu'on doit dire *qu'il faut le faire*.

A la neuvième conclusion, on s'occupe des repas et on dit vaguement, très vaguement même, *les précautions requises*. Quelles sont donc ces précautions? C'est là que se trouve la difficulté.

Il se résume en disant que l'idée générale du travail de M. Guerreiro est excellente, mais que les conclusions ne peuvent être approuvées sans retouche.

Sur la nécessité d'armer la femme (enfant, jeune fille, mère) pour la lutte contre les grands fléaux du XXe siècle

Par M. SUAREZ DE MENDOZA, Paris.

Quand nous entendons parler de la tuberculose, de l'avariose, de la neissérose, de l'alcoolisme et de la gastro-entérite infantile comme de fléaux sociaux, des agissements desquels s'émeuvent les pouvoirs publics et surtout les sociétés privées, nous savons bien, nous autres médecins, sur quelles vérités confirmées par l'expérience de chaque jour se base une telle assertion.

Une affection comme la tuberculose, qui fait en France 150.000 victimes par an, est bien un fléau social; un empoisonnement général comme l'alcoolisme, qui peuple les asiles de fous et les prisons de criminels, est bien un fléau social; l'avariose, par ses conséquences individuelles et sa contagion directe et héréditaire, est bien un fléau social; la neissérose, ne relèverait-on contre elle

que les si fréquentes conséquences chirurgicales de ses méfaits
sur la femme ou la cécité dont elle frappe tant de nouveau-nés,
est bien un fléau social; la gastro-entérite enfin, qui fauche chaque année 60.000 petits français de moins d'un an, est bien un
fléau social.

Certes il est d'autres fléaux d'ordre médical qui essaiment au-
dessus de l'humanité, mais ils sont loin d'avoir l'importance sociale de la tuberculose, de l'avariose, de la neissérose, de l'alcoolisme et de la gastro-entérite infantile qui, à cause de cette triste
précellence, sont les grands fléaux sociaux.

La société ne reste pas inerte devant ces ennemis. Vous savez
que les pouvoirs publics travaillent à endiguer la tuberculose et
la gastro-entérite infantile par des règlements de protection et des
subventions aux sociétés privées qui luttent contre ces deux fléaux ;
mais l'initiative privée est, en l'espèce, la première à agir et la
plus effective dans son action. Contre l'avariose et la neissérose
la réaction a été jusqu'à maintenant presque nulle: une seule société, en France, a entrepris une lutte de prophylaxie sanitaire et
morale; l'État n'a, pour ainsi dire, pas encore remué. Contre l'alcoolisme, là encore nous trouvons l'initiative privée; dans quelques
pays, l'État est intervenu énergiquement ; dans la plupart, il s'abs-
tient par intérêt, plus que par indifférence.

Mais remarquons — c'est essentiel — qu'en réalité on est intervenu plus ou moins contre chacun de ces grands fléaux.

Il est vrai que les résultats sont inégaux suivant les fléaux
combattus et suivant les pays. Par exemple, la lutte contre l'alcoolisme en Norvège a été suivie d'admirables résultats, tandis que la
réaction en France n'est pas couronnée du succès que méritent ses
efforts.

En Bosnie et en Herzégovine, l'administration publique a sévi
avec vigueur et succès contre l'avariose; en revanche le gouvernement britannique, non seulement n'a pas agi contre ce fléau,
mais a rétrogradé, puisqu'il a supprimé la réglementation de la
prostitution.

On est autorisé à dire cependant que d'une façon générale
les effets ne répondent pas aux espoirs. Cela tient à une cause universelle et profonde: l'ignorance commune. Il est très avantageux
d'avoir un état-major de savants remarquables et d'apôtres zélés
pour mener la lutte. Mais s'ils parlent à qui ne les comprend pas
ou n'est pas en mesure de les comprendre, leurs ordres, leurs
conseils seront-ils écoutés et appliqués?

Chassons donc l'ignorance commune qui est la cause la plus favorable au développement des fléaux qui se sont abattus sur la race pour la dégénérer et la décimer.

C'est évidemment une entreprise colossale. Aussi convient-il de l'aborder avec méthode en s'inspirant de deux considérations capitales: la grandeur des fléaux, grandeur telle qu'elle exige une intervention immédiate, et la nécessité d'armer toute l'humanité et chacun en particulier contre les grands fléaux.

La première considération dicte le procédé du début: porter le remède surtout là où sévit le mal. La tuberculose sévit surtout dans le foyer; la gastro-entérite sévit uniquement dans le foyer; l'alcoolisme naît souvent au foyer, quelquefois même il s'y développe; il est même courant dans les milieux misérables que le foyer inconfortable et laid ait déterminé l'alcoolisme. Quant à l'avariose et à la neissérose, nous savons que c'est dans le foyer que nous trouverons leurs très innocentes victimes, épouses et enfants.

Puisque donc le foyer est le milieu où l'action résultante des cinq grands fléaux indique leur maximum d'intensité collective, c'est là qu'il faut porter le remède.

Si nous appelons au seuil du foyer, de quelque condition sociale qu'il soit, qui se lèvera pour nous répondre? La mère! Parce qu'elle est la gardienne fidèle et jalouse, forte et méfiante.

Messieurs, nous qui facilement pouvons avoir la confiance de la mère, instruisons-la sans tarder pour qu'elle sauve son foyer où s'élève l'avenir de la race. Associons-la à nos efforts; que pour obtenir son activité nous insistions sur les désastres dont elle fait courir les risques aux siens, lorsque, rebelle aux exhortations que nous lui adressons de s'instruire de la nature et des conséquences terribles des grands fléaux, elle montre une opiniâtreté coupable dans ses erreurs, dans ses préjugés, dans sa routine.

Avec elle nous entrerons dans le foyer et aidés par elle nous chasserons les fléaux qui s'y sont déjà installés ou nous en interdirons l'accès à ceux qui l'assaillent.

Nous orienterons le logement vers le soleil et nous élargirons, multiplierons et tiendrons ouvertes les fenêtres pour que la lumière et l'air purifient et assainissent le logis.

Les tapis, les tentures, nous les diminuerons, car ils sont les repaires où s'abritent les bacilles.

L'époussetage et le balayage à sec seront bannis, et cuisine et vêtement passeront sous le sceptre de l'hygiène.

Quand nous en serons à ces résultats, nous aurons fait faire un grand pas à la lutte anti-tuberculeuse.

Au foyer, il y a aussi des berceaux et dans ces berceaux il y a les nouveau-nés, qui bien souvent défendent leur vie avec des vagissements de douleur contre la gastro-entérite infanticide.

Hâtons-nous de démontrer aux mères de famille, dans l'espoir de leur faire prendre des mesures immédiates qui permettront d'arracher ces petites victimes aux fléaux, que l'allaitement maternel bien compris met en garde contre la gastro-entérite et que l'allaitement artificiel y expose les bébés le plus aisément du monde par l'outillage auquel il faut avoir recours et par le lait de substitution lui-même.

La mère de famille ignore absolument comment on devient alcoolique ; son étonnement sera grand d'apprendre que l'homme, mari ou père, le devient fatalement, si, pour échapper au logis maussade ou mal soigné, il prend l'habitude journalière de l'apéritif, que l'enfant lui-même devient alcoolique si sa consommation quotidienne de vin dépasse la juste limite, ou si de bonne heure il participe aux libations même rares de la famille. Il est probable que si ces notions s'ajoutent à celles des conséquences individuelles, familiales et sociales de l'alcoolisme, instruite et effrayée, la mère de famille luttera de toutes ses forces dans son foyer contre ce redoutable fléau.

Il n'est pas douteux davantage que la connaissance instructionnelle de l'avariose et de la neissérose dans la famille ne soit d'une excellente tactique pour entraîner les mères dans la lutte contre ces deux terribles fléaux.

Il faut hâter le jour où les femmes pourront à leur foyer en dépister les tares acquises ou héréditaires.

Comme pour la tuberculose, à qui elles ressemblent tellement par leur origine microbienne et par les stades de leur évolution dans l'individu, l'avariose et la neissérose seront sapées profondément si on commence à les attaquer dans la famille où leurs victimes sont nombreuses parmi les femmes et les enfants. Et pour cette tâche la collaboration éclairée de la femme est indispensable.

Le bénéfice d'une telle méthode sera grand ; tout de suite nous isolerons dans la société, pour leur donner tous nos soins, les unités les plus intéressantes : les foyers. Nous en assainirons un grand nombre, nous protégerons les autres ; ainsi nous restreindrons d'une notable façon les champs jusque-là si étendus où opéraient solidairement les grands fléaux sociaux.

En même temps, avantage qu'il est logique de prévoir, l'éducation que nous donnons aux mères, celles-ci la donneront à leurs enfants. Vu la fatale imprégnation morale des enfants par la mère nous rendons même cette éducation inévitable et je crois qu'il faudra s'en féliciter, car les habitudes d'hygiène et de prophylaxie acquises pendant les jeunes années certainement rendront plus nette à l'enfant l'intelligence de ce que, à l'école ou au lycée, on lui enseignera plus tard sur la matière.

Je sais l'objection à cette tactique du début : — en théorie l'instruction des mères est une excellente méthode, mais comment passer à la pratique ? En d'autres termes, comment atteindre les mères de famille ? — Messieurs, nous vivons à une époque où la presse, la publicité et l'initiative privée ont le champ ouvert devant elles. Je pose en principe qu'il est impossible que, si l'unité de vue et d'action sur cette œuvre noble et généreuse de l'instruction des mères de famille afin de les armer pour la défense de leurs foyers s'établit entre les quelques grands journaux qui sont lus dans chaque nation civilisée, entre les sociétés privées de philanthropie qui vulgarisent leurs préceptes par le bulletin, la brochure, l'affiche et le prospectus, et parmi tous ceux qui se signalent par leur initiative charitable, j'entends parmi les hommes et les femmes de cœur qui propagent autour d'eux les saines idées auxquelles je fais allusion, je pose en principe, dis-je, qu'il est impossible que cette instruction des mères de famille ne soit réalisée dans un délai relativement court.

D'ailleurs, messieurs, j'ai plus que des vues personnelles à vous offrir sur cette question ; j'ai des données d'expérience. L'année dernière, à cette époque, je fondais à Paris la Ligue internationale des Mères de famille, constituée pour la défense des foyers contre les grands fléaux du siècle, la tuberculose, l'avariose, la neissérose, l'alcoolisme et la gastro-entérite infantile. Je passerai sur les éloges et les souhaits que, de toutes parts, la grande et la petite presse de nombreux pays et de toute opinion a bien voulu adresser à mon œuvre. Le but et les moyens d'action, que se proposait la société, firent naître la sympathie d'un très grand nombre, et de très hautes personnalités appartenant aux mondes nobles et divers de la philanthropie, de la politique et de la science constituèrent en quelques mois un comité d'honneur des plus brillants. Autour de cette pléiade de grands noms, des constellations se groupèrent tant et si bien que la Ligue internationale des Mères de famille compte aujourd'hui près de 500 membres répartis dans le monde entier, surtout en France.

Eh bien, si l'on songe que ces 500 membres représentent déjà plusieurs centaines de familles, que des dizaines de milliers de brochures de propagande dispersées dans toutes les directions ont envahi des milliers de foyers, que des conférences ont été faites en France, à Paris et dans la province, à des centaines d'auditeurs qui ont reçu la bonne parole et peut-être l'auront propagée à leur tour, on peut déjà se faire une idée de ce que peut faire, de vraiment utile et de vraiment pratique, l'initiative privée sur les masses.

J'insisterai, messieurs, sur un procédé particulier d'instruction des mères de famille relativement aux grand fléaux, car il est à la portée de nombre d'entre nous, médecins, et le grand renom de ce Congrès aidera beaucoup à le faire connaître.

C'est, à mon avis, le dispensaire, et le dispensaire sur le type de celui que j'ai récemment créé à Paris.

J'ai annexé à ma clinique ophthalmo-oto-rhino-laryngologique un dispensaire contre les grands fléaux ou plutôt j'ai tout simplement affecté ma clinique à l'usage du dispensaire aux heures où elle ne fonctionnait pas.

Voici pour la semaine la distribution des différents exercices:

Le mardi à dix heures, consultation de nourrissons. — A l'occasion de l'examen des nourrissons une instruction élémentaire est donnée aux mères sur les modes divers d'allaitement, leurs raisons d'être, leurs conséquences.

Le jeudi à dix heures, consultation d'enfants. — On y recherche pour les traiter et on apprend aux mères à rechercher les tares héréditaires des grands fléaux, tuberculose, avariose, néissérose, alcoolisme.

Le samedi à dix heures, consultation d'adultes. — A cette consultation, spécialement établie en vue de la sauvegarde des futurs foyers, on recherche et on traite chez les jeunes gens et chez les jeunes filles, plus particulièrement chez ceux qui se proposent de se marier bientôt, les tares acquises ou héréditaires de l'alcoolisme et des trois maladies que j'ai qualifiées d'avariantes: la tuberculose, l'avariose et la néissérose.

Le mardi à 5 heures, conférence-causerie sur les méfaits des grands fléaux et sur les moyens de les combattre.

Enfin le lundi et le vendredi, à 8 heures du soir, une consultation spéciale est réservée aux travailleurs.

C'est sur ce programme de *soins médicaux* et *d'enseignement populaire de prophylaxie* que j'ai ouvert mon dispensaire contre les grands fléaux.

L'affiche blanche à caractères noirs placée à la porte du dispensaire pour solliciter la vue des passants et éveiller leur curiosité est en elle-même une source continuelle d'instruction, car de son libellé se dégage une série de pensées suggestives capables de faire germer chez eux l'envie de connaître les méfaits des grands fléaux et le moyen de les combattre.

L'affluence qui se presse à mes consultations, l'attention avec laquelle sont écoutées nos causeries et nos conférences, surtout l'intérêt qu'elles font naître me confirment dans mes vues et m'engagent à vous proposer, messieurs, ces moyens vraiment pratiques d'armer la femme en particulier, le public en général, contre les grands fléaux.

Déjà, dans une communication au Congrès des Gouttes de lait tenu à Paris en octobre de l'année dernière, j'avais eu l'occasion de signaler aux Congressistes, à propos des consultations de nourrissons, l'affectation utile des cliniques à l'Œuvre du Sauvetage de l'enfance aux heures où elles sont libres. A cette époque je n'avais pas encore réalisé l'innovation dont je vous ai entretenu et que j'ai étendue, ainsi que vous pouvez vous en rendre compte.

Que tous ceux qui possèdent des locaux libres pendant quelques heures veuillent bien les affecter à la lutte contre les grands fléaux et bientôt la lumière sera faite partout, lumière sans laquelle la victoire se fera longtemps attendre, quelles que soient les autres armes employées contre les grands fléaux.

Je vais, messieurs, au devant d'une objection qu'on ne manquera pas de me faire, parce qu'on me l'a déjà faite.

Votre campagne contre la tuberculose, l'alcoolisme et la mortalité infantile, tout le monde l'approuvera, mais votre campagne contre les avaries peut être discutée et tellement même qu'elle n'aboutisse à aucun résultat. Nous pourrions rechercher si en principe elle est bonne ou non; supposons la réponse affirmative; comment vous y prendrez-vous alors pour ne pas heurter la délicatesse du public pour lequel les avaries restent encore des maladies honteuses?

— Je réponds: «En mettant les choses à leur vrai point de vue, doctrinaire et moral». Voici, par exemple, comment nous nous exprimons sur l'avariose et sur la neisserose. Et veuillez remarquer en

passant ces deux appellations nouvelles pour désigner la syphilis
et la blennorrhagie. En les créant, j'ai voulu tout simplement avoir
à ma disposition deux termes qui ne fussent pas choquants pour
désigner nettement deux affections autrement que par les noms
scientifiques trop ou peu connus ou par les noms vulgaires dont
ils sont couramment affublés.

J'extrais ces courts exposés de l'avariose et de la neissérose
d'une brochure de propagande sociale et morale que j'ai intitulée:
«A. B. C. à l'usage des mères de familles».

L'avariose proprement dite est une affection toujours grave qui,
négligée ou mal soignée, tue souvent l'enfant dès sa naissance, tue
ou rend infirme l'homme en pleine virilité, tue le vieillard dont la
mémoire défectueuse a oublié de payer le tribut de précautions et de
soins imposés par la première atteinte datant souvent de la première jeunesse, tue ou rend infirme la jeune mère à laquelle le
nouveau-né transmettra le triste héritage du père, qui, mal ou in-
complètement soigné, a contracté trop tôt le mariage.

La neissérose, forme soi-disant bénigne à laquelle pendant
long-temps on n'a pas accordé plus d'importance que celle qu'on
accorde à un vulgaire rhume, cette forme de laquelle Ricord
disait volontiers qu'il fallait avoir plusieurs atteintes pour être
un homme, et que, en général, on considère comme une maladie banale, est aussi grave que l'avariose proprement dite et,
mal soignée, tue aussi par ses manifestations (cardiaques, pulmonaires, rénales, cérébrales, utéro-annexielles, etc, etc.) le jeune
homme, l'adulte, le vieillard; tue aussi l'enfant avant sa naissance; tue souvent la femme, victime expiatoire des crimes in-
conscients des parents et de l'époux, dès son entrée dans la vie
conjugale, ou au moins la mène d'emblée sur la table d'opérations
où elle laissera, sinon l'existence, du moins l'espoir souvent caressé de la maternité.

J'ai expérimenté, messieurs, combien cette rédaction, qui cou-
vre un fond très conforme à la nature des faits, frappait les lec-
trices de l'A. B. C. et mes auditrices.

C'est en procédant de la sorte, messieurs, qu'à mon avis, pour
lutter avantageusement contre l'avariose et la neissérose dans les
foyers, on arrivera à faire l'éducation des mères de famille.

Ainsi nous ferons entrer dans le cerveau de celles-ci cette
triple vérité:

1º Que l'avariose n'est pas une maladie passagère comme certains le croient, que c'est une diathèse, un empoisonnement gé-

néral qui s'empare de tout l'être, qui peut l'infecter dans toutes ses parties, dans tous ses organes et qui n'est réduit au silence que par un traitement prolongé auquel bien peu de malades s'astreignent, qu'en réalité l'avariose est une maladie désastreuse, néfaste par les dangers multiples qu'elle comporte: dangers individuels, dangers héréditaires, dangers sociaux (professeur Fournier);

2° Que l'avariose ainsi que la neissérose ne sont pas l'apanage de la débauche, comme on le croit habituellement, que de même que pour la tuberculose tous les milieux sociaux peuvent en être atteints directement ou indirectement, et qu'à côté de l'infection recherchée et partant méritée, pour parler le langage de certains moralistes aussi puritains que peu charitables, il y a aussi des infectés innocents, dignes de toute bienveillance, de toute pitié;

3° Que pour la jeunesse on ne doit pas considérer comme une honte, mais comme un malheur d'être infecté, car. si honte il devait y avoir, celle-ci résulterait, non d'avoir trouvé dans son chemin le malfaisant microbe, mais de s'être exposé à le trouver, et, dans ce cas, la honte doit être partagée par tout le monde, puisqu'en admettant, comme on l'admet trop légèrement peut-être partout, «que jeunesse doit se passer», il faut admettre aussi que «la garde qui veille à la porte du Louvre n'en défend pas nos rois».

Messieurs, je vous ai dit que le meilleur moyen à mon avis de s'opposer dès maintenant à la marche envahissante des grands fléaux sociaux, était d'instruire sans retard la mère de famille de toutes les conditions sociales et je vous ai indiqué comment on pouvait réaliser cette instruction dont le besoin se fait sentir, par l'action combinée de la presse et de la propagande privée, comment personnellement, moi médecin, j'ai cru devoir contribuer à la répandre largement par la fondation de la Ligue internationale des Mères de famille et par l'ouverture d'un dispensaire à double caractère médical et instructionnel.

A côté de ces moyens spéciaux d'éducation du public et en particulier des mères de famille, dont l'emploi nous est impérieusement dicté par les circonstances actuelles, il faudrait commencer l'instruction méthodique et rationnelle de la génération qui se prépare et, à cet effet, ajouter un enseignement ad hoc aux programmes des écoles de tous ordres. surtout primaires.

Qu'on ne redoute pas de s'adresser aux tout jeunes cerveaux. Plus la pâte cérébrale est jeune, plus elle est impressionnable.

Jugez-en, messieurs, par la résistance au temps qui caractérise, entre toutes, l'éducation religieuse. La cause n'en est-elle pas qu'il n'est rien dans nos notions moralisées comme tout ce qui se rapporte à la religion pour être profondément imprimé en nous dès nos premières années jusqu'à modifier, pourrait-on croire, chez certains, du tout au tout, le sens de la nature.

Et puis la petite fille, qui recevra à l'école la théorie, de retour au foyer, le soir, passera à la pratique contrôlée même par les parents. Ainsi s'établira une collaboration des plus fécondes entre la famille où l'intelligence de l'enfant aura été préparée par la mère, et l'école où se feront les semailles et la culture.

J'estime même qu'il sera avantageux de continuer ou de reprendre cet enseignement pour la jeune fille à l'âge où sa constitution la rendra apte au mariage.

A la veille du grand acte qui décidera, pour l'avenir, de sa santé et de celle de ses enfants, il est d'élémentaire honnêteté que la société ait ouvert les yeux de la jeune fille sur les catastrophes où son bonheur peut sombrer et aussi le bonheur de ses enfants, si celui qui aura uni sa destinée à la sienne fut assez ignorant, ou assez inconscient, ou assez coupable pour apporter des tares de tuberculose, d'avariose ou de neissérose.

Je ne vois pas, pour ma part, pourquoi un tel enseignement envisagé pour cette fin ne serait pas donné aux jeunes filles. Est-ce que les États, qui peuvent le créer dès demain, ne sont pas intéressés supérieurement à la constitution des foyers où naisse et s'élève une génération saine et forte? Et qui donc, si ce n'est les grands fléaux, est cause à l'heure actuelle que tant de jeunes femmes avortent ou ne mettent au monde que des infirmes, des monstres, des rabougris, des avortons, des débiles tant au moral même qu'au physique.

Les méfaits de la tuberculose, de l'avariose, de la neissérose, de l'alcoolisme sur la race nous en savons tous, nous autres médecins, la longue et cruelle variété. Préservons en la société par des mesures très simples, telles que l'éducation des enfants, des jeunes filles, et préservons-en les foyers par le certificat de santé à produire par les candidats au mariage.

A ces seuls mots de certificat de santé, vous dressez l'oreille, messieurs, et c'est naturel. Car voilà qui serait une nouveauté dans nos mœurs.

Permettez-moi de vous faire remarquer seulement à ce propos

que si ce certificat prenait un caractère légal, obligatoire, la tâche de l'éducation générale en serait grandement simplifiée.

Il ne serait même plus nécessaire de pousser très loin cette éducation, puisque la loi obtiendrait de tous en vertu de sa force irrésistible ce qu'avec toute sa vertu persuasive et très démonstrative l'éducation ne déterminerait pas encore dans tous les cas.

Ceci, messieurs, est une grave question qui mérite une étude spéciale, et j'ai dû ici la signaler parce qu'elle n'était pas étrangère à mon sujet.

Pour conclure, permettez-moi de formuler les vœux suivants :

A. — Que, pour aller au plus pressé, c'est-à-dire en vue de ralentir les grands fléaux dans leur marche actuelle et d'en atténuer les ravages, on s'adresse surtout aux jeunes femmes, et qu'à cet effet, il soit délivré, au moment du mariage, aux jeunes époux, avec le livret de famille :

1° Un traité élémentaire des grandes vérités qu'on ne doit pas ignorer pour défendre le foyer contre les grands fléaux du XX° siècle : la tuberculose, l'avariose, l'alcoolisme la mortalité infantile ;

2° Un résumé, aussi net et précis que possible, de puériculture ;

3° Un résumé clair et concis de l'hygiène de la femme avant, pendant et après la grossesse, où seraient soulignées les conséquences, souvent désastreuses, des négligences couramment commises ;

B. — Qu'en vue de préparer une génération à laquelle seront familières l'hygiène et la prophylaxie contre les grands fléaux, et qui les appliquera pour son plus grand profit, puisque ce sera en faveur de sa régénération physique et morale, les pouvoirs publics et l'initiative privée travaillent à la diffusion et à l'application de cette hygiène et de cette prophylaxie, notamment par les mesures suivantes :

1° Inscription aux programmes d'enseignement public et privé de tous ordres de l'enseignement de la nature et des méfaits des grands fléaux, suffisamment détaillé pour faire saisir à tous la portée des mesures préventives et prophylactiques à appliquer ;

2° Établissement d'une loi rendant obligatoire la production d'un certificat médical et d'un certificat d'honneur par les candidats au mariage ;

3° Conférences et causeries publiques sur la nature et les méfaits des grands fléaux ;

4° Affiches, brochures et feuillets de propagande répandus par les soins de l'État et des sociétés privées.

DISCUSSION

M. SUAREZ DE MENDOZA: Comme vous avez entendu dans ma comunication, ce que nous voulons à la Ligue internationale des Mères de famille contre les grands fléaux, c'est de défendre l'humanité en défendant l'enfant et les femmes contre les grands fléaux. C'est surtout par l'instruction de la femme que nous espérons être victorieux dans la lutte que nous avons entreprise. Car, quand par l'instruction nous aurons appris aux mères de famille à connaître les dangers qui menacent les petits enfants et les jeunes épouses, elles descendront terribles comme les poules quand le Renard menace leurs petits poussins.

M. ALMEIDA REIS: Acceptant les considérations du confrère M. Suarez de Mendoza, est de l'avis que la propagande particulière est très lente pour obtenir les résultats rapides qu'il faut, et par conséquent il faut que l'État intervienne directement dans la lutte contre les cinq fléaux du XX° siècle.

En ce qui concerne *l'acariose* et la *neisserose*, la seule manière de les exterminer sera de conserver les femmes publiques dans un endroit spécial clos d'où elles ne puissent sortir, et faire l'inspection sanitaire aux hommes au moment d'entrer dans l'endroit, en réglant les services.

Contre l'alcoolisme, la seule manière d'empêcher sa propagation sera de défendre la fabrication et la vente publique des boissons alcooliques.

M. TRIGUEIROS DE MARTEL: L'orateur veut, à propos du conseil 29, donné par M. le Dr. Suarez de Mendoza faire la remarque, comme attaché à la direction du commerce et industrie, que, en Portugal, un arrêté du ministre des travaux publics, commerce et industrie oblige que dans les verreries chaque ouvrier ait une canne spéciale, avec son nom gravé, pour souffler le verre, des ordres très sévères ayant été donnés à ce sujet.

M. SUAREZ DE MENDOZA: Je suis, messieurs, complètement de votre avis que pour parer aux dangers les plus pressés, il faudrait une législation spéciale sur les "maisons que la police tolère et que la morale réprouve„. Mais vous savez aussi que "las cosas de Palacio van despacio„. C'est pourquoi nous cherchons toujours à éveiller par l'instruction générale la notion des dangers et avec elle la notion du sens moral qui, dans l'espèce, laisse beaucoup à désirer même dans les classes dirigeantes. Quand l'instruction et le sens moral seront éveillés, on n'aura besoin des lois restrictives que pour les coquins; les autres, d'eux mêmes, feront leur devoir.

SÉANCE DU 24 AVRIL

Présidence: M. RICARDO JORGE

Sur l'application des milieux nutritifs au vert de malachite pour la démonstration et le diagnostic différentiel du bacille typhique

Par M. LOEFFLER, Greifswald.

Dans le combat de la fièvre typhoïde il est de la plus haute importance de pouvoir démontrer les bacilles typhiques dans les matières fécales des malades, des convalescents et aussi des individus sains porteurs de bacilles et puis dans les milieux environnants, le sol et l'eau infectés.

Les résultats excellents dans le combat contre le choléra-morbus sont dus aux méthodes, qui permettent de retrouver avec facilité les agents spécifiques. On enrichit les bacilles à l'aide de la solution de peptone alcalinisée, et on en gagne des colonies isolées à l'aide de la gélatine acidifiée et on vérifie les bacilles à l'aide du sérum spécifique.

Quant aux bacilles typhiques, on n'a jusqu'à présent pas de méthodes pour enrichir les bacilles. On n'a que des procédés pour différencier les colonies des bacilles typhiques du bacterium coli. Sous ce rapport la méthode de v. Dagalsky et Conradi a donné jusqu'ici les meilleurs résultats. Les bacilles typhiques pullulent avec facilité dans beaucoup de liquides nutritifs. Et pourtant on ne peut pas les retrouver dans des matières fécales, p. ex., parce que les bacilles du groupe coli poussent plus fortement et anéantissent les bacilles typhiques dans un temps très court. Parmi des centaines de substances chimiques expérimentées, M. Löffler a trouvé une, le vert de malachite, qui dans une certaine proportion ajoutée aux liquides nutritifs empêche le développement des bacteriums coli, mais n'empêche pas les bacilles typhiques. Le meilleur milieu nutritif est un bouillon de viande de bœuf additionné de 1 % de peptone et acidulé avec 3 ccm. d'une solution deux fois normale d'acide phosphorique, pour cent. Si l'on ajoute 2 ccm. d'une solution aqueuse de 2% de vert de malachite à ce bouillon on ne réussit pas néanmoins le plus souvent à enrichir les bacilles typhiques, parce qu'ordinairement il y a à côté des bacteriums coli d'autres bacilles de ce groupe, qui croissent malgré le vert de malachite et empêchent la pullulation des bacilles typhiques. Mais si l'on ajoute au liquide nutritif 15 % de gélatine et si l'on y ensemence des matières fécales et si l'on met cette gélatine à l'étuve de 37°, alors pullulent les bacilles typhiques sans être empêchés par d'autres organismes. Après 12 à 18 heures d'incubation, on prend une anse de fil de platine de cette gélatine et on en fait des plaques dans la même gélatine verte acidulée par l'acide phosphorique. Après que la gélatine est solidifiée, on la met dans une étuve à 24°. Le lendemain, on examine les plaques à un faible grossissement et on reconnaît alors avec facilité les colonies des bacilles typhiques parmi les colonies des autres bacilles, parce qu'ils montrent un aspect très caractéristique. Ils ont poussé des filaments en plusieurs directions de sorte qu'ils ont l'aspect d'un acarus ou d'un corpuscule osseux, tandis que les autres colonies sont rondes. Cette singulière forme des colonies typhiques est causée par la haute température de 24°. A des températures plus basses, cette forme des colonies ne se produit pas et alors on ne reconnaît plus avec facilité les colonies typhiques parmi les autres. On se fait des cultures pures des colonies caractéristiques et on les vérifie ensuite avec le sérum spécifique. M. Löffler espère que la nouvelle méthode sera d'une grande importance et facilitera beaucoup le combat contre la fièvre typhoïde.

DISCUSSION

M. UHLENHUTH: Der Löffler'sche Malachitgrünnährboden eignet sich sehr gut zur Feststellung der Diagnose der Fleischvergiftungen, wie ich in einer Epidemie in Greifswald constatieren konnte. Ich habe mit Hilfe des festen Malachitgrünnährbodens den Erreger dieser Epidemie schnell auffinden können bei Züchtung aus dem Darminhalt. Das Serum der Reconvalescenten agglutinierte diesen Bacillus in starker Verdünnung. Die aus Pepton, Nutrose, Milchzucker und Malachitgrün zusammengesetzte alcalische Nährlösung (Löffler) wurde entfärbt.

Die Bacillen der Fleischvergifter B. Gärtner und Paratyphus B. verhalten sich in dieser Richtung ganz gleichmässig. Mit Hilfe specifischer Sera lassen sich jedoch 2 Gruppen feststellen: 1) Gärtnergruppe, 2) Paratyphus B.-Gruppe. Zu ersterer gehört der B. de Brügge, Gent, Rumfleth, Haustedt, zu letzterer der B. Greifswald.

M. LÖFFLER. Outre la gélatine verte, qui sert à enrichir et à trouver les bacilles typhiques dans les matières fécales, dans le sol et dans l'eau, M. Löffler a préparé des liquides nutritifs verts servant au diagnostic différentiel des bacilles typhiques, des bacilles paratyphiques, des bacterium coli et des bacilles empoisonneurs de la viande. M. Löffler mentionne deux de ces solutions. La première est une solution de peptone, nutrose, sucre lactique et glycose, additionnée de 3 ccm. d'une solution de 2 % de malachite. Si l'on ensemence dans cette solution tous les bacilles nommés, alors ils produisent tous une fermentation très vive, exceptés les bacilles typhiques.

La nutrose est coagulée en flocons qui par les bulles de gaz sont portés à la surface en sorte que l'on trouve une couche verdâtre surnageant le liquide. Les bacilles typhiques coagulent la solution comme le lait est coagulé par le bacille de l'acide lactique, en sorte que l'on voit un coagulum vert au-dessus duquel se trouve un liquide vert clair.

La deuxième solution diffère de la première par le manque de la glycose et par l'additionnement de 1,5 ccm. de n KHO.

Cette solution est fermentée de la même manière que la première uniquement par le bacterium coli ; le bacille typhique ne la change presque pas, les bacilles empoisonneurs de la viande produisent une décoloration de la solution, en sorte qu'elle apparaît jaunâtre. On peut donc différencier avec facilité, à l'aide de ces deux solutions, le groupe des bacilles typhiques des bacterium coli et des bacilles empoisonneurs de la viande. Dans l'épidémie observée par M. Uhlenhuth, il était très facile de trouver les bacilles empoisonneurs et de les différencier à l'aide des milieux nutritifs verts. Ces milieux étant très simples à préparer, ils faciliteront beaucoup le diagnostic et le diagnostic différentiel de ces divers groupes de bacilles.

Sur la potabilité des eaux naturelles très pauvres en sels dissous

Par M. ARROYO SAMANIEGO, Béjar.

J'ai parlé de ce que dans certaines contrées il y a des eaux qui sont très pauvres en sels dissous, en même temps qu'en air, aussi dissous, et d'une basse température.

Ces eaux sont nuisibles à la digestion, produisant le plus souvent des hyperchlorhydries.

Voici les conclusions:

1) Ces eaux sont nuisibles à la digestion.

2) On doit recommander aux sujets qui sont forcés de boire dé ces eaux qu'ils n'en boivent pas au pied de la source, mais après que l'eau ait atteint une température supérieure à 9° C.

3) Il serait désirable qu'on fasse aérer cette eau au moyen de cascades.

4) On peut recommander l'addition de un ou deux grammes de bicarbonate de sodium par litre pour corriger la faible quantité de sels dissous.

DISCUSSION

M. LŒFFLER demande à M. le rapporteur, si les eaux extrêmement pauvres en matières dissoutes et en air et très froides provenant probablement de la neige fondue, n'ayant passé qu'une couche très mince de terrain, conservent leurs qualités spéciales pendant toute l'année ou seulement pendant la période de la fonte de la neige.

M. ARROYO SAMANIEGO: A. M. Löffler, qui me demande si ces eaux ont cette même proportion de sels toute l'année, je répondrai que oui, parce qu'il s'agit de sources qui prennent origine à la fonte des neiges perpétuelles, c'est-à-dire qui ne disparaissent pas complètement en été.

L'enseignement de l'hygiène dans les écoles du Canada

Par M. OLDRIGHT, Toronto.

Je ne veux pas dire beaucoup, mais peut-être voudrez vous savoir quelque chose à propos des écoles du Canada.

Tout ce qui appartient à l'éducation est par le «Confederation Act» remis aux gouvernements provinciaux. En Ontario, la province d'où je viens, nous avons un ministère d'éducation, et nous avons des règles pour les cours d'études, pour la ventilation, etc., etc. Mais néanmoins, nos sociétés médicales trouvent nécessaire d'offrir souvent des résolutions touchant ces matières.

Eh bien, quelquefois nous nous plaignons du grand nombre des sujets pour les élèves, et alors nous demandons qu'on leur enseigne l'hygiène élémentaire. Et on nous dit alors: «Pourquoi y ajouter un autre sujet?» Pour ma part je réponds: «Si l'on prend une heure par semaine pour parler aux élèves, pour leur apprendre à savoir soigner leur propre santé, est-ce qu'ils ne seront pas mieux pour cela?»

Le principal but de mon discours est de vous faire savoir que vos confrères du Canada sont avec vous dans vos efforts.

Sur l'intervention médicale dans les programmes d'instruction primaire et secondaire

Par M. MELLO DE MATTOS, Lisbonne.

Je vous demande pardon, messieurs, de venir vous occuper d'un problème très intéressant mais qui a le malheur d'avoir un très mauvais avocat. Cela vous prouve cependant, messieurs les médecins, que ceux qui ne sont pas professeurs, comme moi, et qui n'ont pas non plus l'honneur d'être médecins comptent sur vous, non seulement pour préserver leur corps contre les maladies, mais aussi pour défendre leur esprit contre des travers dont l'humanité souffre depuis longtemps.

L'objet de ma communication a une importance que je trouve inutile de faire valoir devant vous et partant je me permets de vous faire part de mes études tout à fait théoriques en vous demandant en même temps votre bienveillance.

Dans la lutte pour l'existence, on a reconnu que ce sont les nations où l'instruction est le plus répandue qui gardent le premier rang. Il ne suffit pas d'avoir une population très dense, il faut aussi qu'elle soit très instruite, très habile pour tirer parti partout où elle se trouve des richesses qu'offrent le sol, le commerce local dans ses rapports avec l'étranger et l'industrie sous le point de vue de l'application des matières premières. Il y a en outre ce qu'on peut appeler l'industrie scientifique, les grandes écoles d'application pour l'enseignement de la médecine, du génie industriel, des sciences politiques et sociales et des études scientifiques.

Dans la concurrence vitale, toutes les nations se sont donc évertuées à faire une place aussi large que possible à l'enseignement et les programmes des cours ont donc été d'autant plus chargés.

D'ailleurs, les recherches scientifiques du dernier siècle, la démonstration scientifique de l'unité des forces physiques, la découverte des rapports intimes entre toutes les branches des connaissances humaines, ont forcé à donner à l'enseignement secondaire principalement une base théorique très étendue. Les cours de l'enseignement supérieur ont été considérés à juste titre comme étant destinés à fournir des médecins, des avocats, des ingénieurs, des marins, des professeurs, des militaires, des administrateurs et ce n'était donc plus dans leurs programmes qu'on pouvait trouver place pour les connaissances qui n'eussent un rapport immédiat avec l'objet spécial de leurs études. On a donc créé chez les nations les plus avancées des cours de chimie et de physique médicale ou industrielle et même d'électricité médicale et on a fait de même pour d'autres études. La zoologie et la botanique ont suivi les mêmes errements dans plusieurs écoles supérieures.

Étant donné d'ailleurs le grand nombre de savants qui s'occupent dans le monde entier de recherches scientifiques, dont quelques-unes bouleversent de fond en comble des branches des connaissances humaines ou en établissent des rapports avec quelques autres aussi imprévus que féconds, les programmes de l'enseignement des cours supérieurs sont extrêmement chargés et il faut souvent les remanier.

On a donc été forcé de confier aux programmes de l'enseignement secondaire une grande partie des connaissances scientifiques qui ne sont pas générales, mais que leur communauté avec plusieurs branches de l'enseignement supérieur permet de classer comme préparatoires. C'est de la sorte qu'on a constitué la section scientifique et la section d'humanités de l'enseignement secondaire, et cela, le plus souvent, sans augmenter le nombre des années de cours.

Les programmes ont donc été fort encombrés et les concours d'admission aux écoles supérieures sont devenus partout très difficiles. On doit y fournir une somme de travail énorme précisément à l'époque où a lieu le développement physique. Il faut acquérir une grande somme de connaissances, les retenir et savoir les appliquer au moins théoriquement, c'est-à-dire par écrit, et tout cela pendant un laps de temps bien souvent très court. Il arrive donc que l'on n'a pas de repos suffisant; on est pour ainsi dire forcé d'avaler des bouchées doubles, on met de côté les exercices au grand air, les promenades et bien des fois les soins hygiéniques les plus élémentaires.

D'ailleurs l'agitation où se trouve l'esprit à l'époque des examens est telle que bien des élèves ne parviennent pas à se reposer; ils se couchent très tard et ils se lèvent de bonne heure, sans trouver au lit le sommeil coordinateur des faits étudiés pendant qu'on veille, comme l'a écrit notre savant secrétaire général, M. le docteur Bombarda (¹). C'est là un premier pas pour la neurasthénie, si ce n'est le dernier échelon du *surmenage*.

On a cru pouvoir corriger ces défauts au moyen des vacances, mais ce qui arrive la plupart des fois c'est que l'esprit habitué à une nourriture à jet continu ne peut se faire à un genre de vie qu'il serait très avantageux de rapprocher presque de la vie végétative. On fait donc des excursions pour récolter des plantes ou des insectes, on voyage à l'étranger pour approfondir la connaissance des langues que l'on a apprises ou on lit des romans très modernes, bourrés de données physiologiques, pleins de problèmes psychologiques ou sociaux, ou l'on choisit les plages ou les villes d'eaux où l'on danse, où l'on joue gros jeu, en un mot où l'on se fatigue sous prétexte de s'amuser. On peut donc admettre qu'on ne se repose pas pendant les vacances, et d'ailleurs ce pseudo-repos ne compense pas l'énorme dépense d'énergie intellectuelle que l'on a été forcé de faire pendant plusieurs mois.

Sans doute, ce qui vient d'être dit n'a pas échappé à tous les penseurs qui se sont occupés de l'étude de l'éducation. Herbert Spencer y consacre tout un chapitre d'un ouvrage très connu et qui a été traduit dans toutes les langues (²). James Mill s'en occupe aussi dans l'*Encyclopædia Britannica*. On parle souvent de l'éducation intra-utérine, due à l'influence morale qu'a été exercée sur la mère, et on cite à l'appui des exemples historiques fort connus. D'autres donnent au mot éducation une telle étendue qu'ils citent avec complaisance ce qu'a écrit Varron : *educit obstetrix, educat nutrix, instituit pædagogus et docet magister*. Il y a aussi quelques-uns qui tombent dans les abstractions kantiennes. M. Alexandre Bain dit que, «quelle que soit son importance, l'éducation physique peut être laissée de côté puisqu'elle ne dépend, en aucune manière, des principes et des considérations sur lesquels le maître proprement dit s'appuie pour accomplir son œuvre(³). Il est vrai qu'il dit plus loin : «La santé ou la vigueur du

---

(¹) A consciência e o livre arbitrio, p. 46.
(²) De l'éducation intellectuelle, morale et physique, chapitre IV.
(³) Alex. Bain, La science de l'éducation, in Bibl. scientifique internationale, p. 3.

corps est la première condition nécessaire lorsqu'il s'agit de faire l'éducation du corps ou celle de l'esprit, mais le maître ne se charge pas de fixer les règles de l'hygiène[1].

Quoiqu'il en soit, on ne peut faire de travail utile que si le cerveau appartient à un corps sain, à moins que de créer de petits prodiges, des espèces de monstres, qui ne donnent jamais dans la vie pratique ce qu'on pouvait en espérer en tablant sur les épreuves fournies par leurs examens.

De plus, les programmes n'étant pas limités, bien définis, la plupart du temps on entend les plaintes des professeurs des cours supérieurs, qui trouvent que leurs élèves n'ont pas une assez large préparation pour leur permettre d'étendre autant qu'ils le désirent le programme de leurs cours.

Il arrive donc dans ces circonstances que l'on regarde l'instruction secondaire dans beaucoup de pays comme un préparatoire pour les écoles supérieures et partant les élèves qui restent en route, ceux qui ne parviennent pas à passer leur baccalauréat ne peuvent souvent trouver application à ce qu'ils ont appris. D'autres suivent dès leur première enfance, par indication de leurs parents, des cours professionnels et, lorsqu'ils arrivent à l'âge de raison, ils se trouvent incapables de faire œuvre utile, leur esprit étant réfractaire aux conceptions de la pratique et comme ils ne sont plus en âge de recommencer leurs études, ils s'aigrissent, ils se croient des génies méconnus ou ils tombent dans le découragement, ne devenant donc pas un instrument de bonheur ni pour eux-mêmes ni pour leurs semblables, en faussant ainsi le but que la phrase énergique de James Mill assigne à l'éducation.

Je crois que le mal de cet état de choses provient du désarroi qui règne à l'égard de l'éducation chez la plupart des penseurs.

Quelques-uns, comme Demolins, trouvent le type accompli dans une combinaison d'exercices physiques avec des notions très vagues sur les sciences, en vue de leurs applications surtout, et un large enseignement expérimental. D'autres, comme Alexandre Bain, basent l'éducation sur des données psychologiques. Pour Herbert Spencer, le problème de l'éducation repose sur le classement des principaux genres d'activité qui constituent la vie humaine. D'abord, celle qui a pour objet la conservation de l'individu, celle qui pourvoit aux besoins matériels de son existence, celle qui s'oc-

[1] Alex. Bain, ibid., p. 3.

cupe de l'entretien et de l'éducation de la famille, celle qui maintient l'ordre social et politique et en dernier lieu celle qui permet de remplir les loisirs de l'existence par la satisfaction des goûts et des sentiments. Ce grand philosophe discute longuement la hiérarchie de cette classification et il en conclut qu'il faut tout d'abord faire un *bon animal*. Le cerveau le mieux organisé ne lui servira de rien s'il ne possède pas une force vitale suffisante pour le mettre en œuvre. M. le professeur Borges Grainha trouve avec quelques autres que dans l'éducation tout dépend d'un bon choix du corps enseignant et du matériel d'enseignement. Là où tous sont d'accord, Bain excepté, c'est qu'il faut bien apprendre une chose: *multum non multa.*

Il faut remarquer que l'éducation doit ausssi bien nourrir le cerveau que les sens. Les pensées morales doivent concourir autant que l'esprit d'initiative au bonheur de l'humanité. Celui qui passerait toute sa vie à compter combien de fois César a employé les mots *millia* ou *hostes*, ou le nombre d'images des tragédies de Racine ou de Corneille qui se trouvent déjà chez les auteurs grecs et latins, est aussi inutile au progrès humain que les cénobites du moyen âge, qui passaient leur temps à flageller leurs chairs et à jeûner au désert. S'il faut savoir penser, il vaut souvent mieux savoir agir et il me semble que ce n'est que pendant le jeune âge qu'on peut bien apprendre à avoir confiance en soi-même. Si l'on ne développe pas les facultés d'initiative, on court le risque de ne façonner que des esprits doutant toujours d'eux-mêmes, mais il faut se garder aussi de tomber dans l'excès contraire, car alors on aurait affaire à des gens pleins de suffisance et partant insupportables dans leurs rapports avec leurs semblables.

S'il m'était permis de citer un exemple, je dirais qu'un de mes camarades d'école a étudié avec un grand intérêt les travaux sur la chaleur du physicien Regnault; il a observé tout le soin que ce savant prenait dans l'examen des lois posées par ses devanciers et il s'est tellement imbu de ces méthodes pleines de rigueur que, dans la vie pratique et comme ingénieur, mon camarade n'a jamais pu faire que des travaux de détail; il est devenu incapable d'embrasser l'ensemble d'une question et partant sur les chantiers il n'osait jamais donner un ordre précis.

Il est donc hors de doute que dans le problème de l'éducation, c'est d'abord à la physiologie de l'esprit qu'il faut avoir égard.

C'est bien exprès que j'ai écrit: physiologie de l'esprit, et non pas: psychologie. «Ce serait donner une idée fausse de la psychologie, écrit Paulhan, que de ne pas montrer ses relations avec la physiologie, relations si étroites qu'elles réunissent presque ces deux sciences, qu'elles rendent *impossible* une séparation complète entre elles».

D'ailleurs, on peut affirmer que la psychologie est la seule branche de la philosophie qui a eu recours jusqu'à présent à la méthode expérimentale.

En effet, sans remonter aux recherches psychologiques d'Aristote ou à Lucrèce et aux épicuriens, qui posèrent plusieurs problèmes de psycho-physiologie, sans nous arrêter aux observations de Descartes, qu'André Lefèvre critique avec beaucoup d'acreté [1], quoiqu'il soit forcé d'avouer «que pour son temps il a été un anatomiste de premier ordre» [2], nous devons nous rappeler que c'est en 1860 que Gustave Fechner formula la loi qui porte son nom et qu'il a exprimée mathématiquement au moyen de la formule

$$d\gamma = K\,\frac{d\beta}{\beta}$$

qui par une intégration immédiate s'exprime en langage courant : «la sensation est proportionnelle au logarithme de l'excitation». Adoptée par Helmholtz, Lotze, Weber et Wundt, elle a été le point de départ de toutes les recherches sur la physiologie des sensations et c'est grâce aux vues personnelles du philosophe allemand que Delbœuf, en 1873, a mesuré, suivant une méthode à lui, la sensation de la fatigue, en démontrant «que les variations quantitatives des sensations de température, de pression, de mouvement ou d'effort musculaire, de son, de lumière, de fatigue, sont *soumises à une loi*, qui deviendrait la loi universelle de la sensibilité, si l'on pouvait un jour y faire rentrer les deux sens chimiques : le goût et l'odorat» [3].

Depuis lors les méthodes d'investigation se sont tellement perfectionnées que l'on peut déjà regarder comme une prévision scientifique très rigoureuse celle qui affirme que l'avenir montrera que les lois psychologiques sont aussi fixes et aussi déterminables que celles de la physique, quoique la complexité de ces phénomènes-là soit bien plus grande que celle qui concerne ceux dont

---

[1] La philosophie, in Bibliothèque des Sciences contemporaines, p. 293.

[2] Ibid., p. 301.

[3] La psychologie physiologique en Allemagne par Th. Ribot, in Revue Scientifique, 1874.

Kepler, Newton, Galilée, Darwin et tant d'autres ont formulé les lois.

Pour en faire une idée quelconque très grossière, il suffit de remarquer qu'il faut 15 millièmes de seconde pour reconnaître la direction d'un son; 11 millièmes de seconde pour découvrir celle d'un rayon lumineux et presque une seconde pour dire le nom d'un écrivain connu en citant seulement le titre d'un de ses ouvrages.

Je ne parlerai pas des expériences du docteur Vaughan Harkley sur le rapport entre la fatigue et l'alimentation, mais je dois faire remarquer que tous les laboratoires de psycho-physiologie sont à même de mesurer les sensations et on est déjà parvenu à obtenir des moyennes de l'augmentation de l'excitation pour percevoir des sensations plus fortes (1).

Ils mesurent aussi le temps psychique, appelé ordinairement *temps de réaction*, qui, de même que pour les mesures psycho-physiologiques, varie beaucoup avec l'état de tension nerveuse. L'étude des mouvements exprimant ou accompagnant les phénomènes psychiques sont d'une très haute importance dans le problème qui nous occupe et partant je me permets de m'y arrêter. Le principe sur lequel se base cette étude peut s'exprimer par la formule suivante: tout état psychique est lié à un ou plusieurs mouvements que nous connaissons bien dans quelques cas, plus ou moins dans les autres. Les découvertes psycho-physiologiques vérifient chaque jour ce principe et on est parvenu à obtenir des diagrammes qui nous indiquent les mouvements respiratoires d'une personne qui s'est occupée d'un calcul mental, d'une composition littéraire, d'une lecture, etc. La chronophotographie enregistre les mouvements et attitudes et les expressions pendant toute la durée de l'acte mental. Si l'étude dont je viens de parler a une importance capitale pour faire un choix rationnel des matières de l'enseignement général, la mesure du fonctionnement de la mémoire est tout à fait indispensable. On a déjà pu faire le classement des images mentales et, si l'on se heurte à de très grandes difficultés pour ces mensurations, l'ingéniosité des expérimentateurs est telle qu'on peut à coup sûr savoir comment l'éducateur doit diriger l'esprit de son élève pour lui développer les facultés mentales. On peut dire que l'on se trouve en présence

---

(1) Les chiffres moyens indiquent que pour percevoir une sensation plus forte, il faut augmenter l'excitation d'un tiers pour le toucher, le son et la température; d'un d'exception pour l'effort musculaire; d'un centième pour la lumière, etc.

d'un monde nouveau où il y a encore beaucoup de choses à découvrir, mais il est hors de doute qu'il nous fournit des données très importantes pour aider à la résolution du problème de l'éducation intellectuelle, sinon pour le résoudre entièrement.

Les laboratoires de psychologie expérimentale, écrit M. le professeur Bombarda, se sont multipliés. Binet en compte 50 rien qu'en Amérique et une vingtaine dans le reste du monde. Des revues spéciales sont publiées en Allemagne, aux États-Unis, en France. Le matériel en instruments et appareils a atteint la dernière perfection. Et tous les ans on compte par milliers les travaux que l'on publie, où l'on fait des recherches qui concernent la psychologie jusque dans ses recoins les plus obscurs. La bibliographie de la dernière *Année Psychologique* (1895) de Binet en indique 2234 ouvrages. Il n'y a pas une seule forme de la vie psychique qui n'ait pas été le sujet de recherches menées avec soin, au moyen des méthodes multiples d'observation et d'expérience qui sont d'une application courante : questionnaires, statistiques, appareils. Ce ne sont pas seulement les sensations que l'on soumet à l'expérimentation ; celles-là sont déjà clairement définies et mesurées avec rigueur, et, en même temps, on a définitivement fixé des lois qui s'expriment par des formules mathématiques. On a fait des études sur les mouvements de réaction, sous le point de vue de leur rapidité, de leur simultanéité, etc. D'autres ont mis en lumière l'influence des sentiments sur les représentations ; l'action de l'effort, de la fatigue, des agents chimiques sur l'activité mentale. L'association des idées, la représentation de l'espace et du temps, la persistance des faits de mémoire, les phénomènes moteurs de l'attention, les illusions et les hallucinations, la physiologie et la pathologie du langage, les dédoublements de la personnalité, etc., ont occupé d'autres expérimentateurs [1]

Étant donc donnés les progrès de la physio-psychologie, qui ne compte que très peu d'années d'existence et dont les études ne sont pas encore aussi répandues qu'il serait à désirer, je crois pouvoir serrer de plus près le problème que je me suis proposé de présenter.

J'ai posé que l'éducation doit aussi bien nourrir le cerveau que les sens. Le dessin, par exemple, lorsqu'il est bien compris, devient un magnifique instrument pour l'éducation de la vue ; je crois cependant qu'on sacrifie un peu trop l'étude du dessin à la préoccupation de l'art ou à la connaissance des constructions géométriques, tandis qu'il vaudrait bien mieux qu'il ne fût qu'un aide pour fixer les idées de forme, des rapports d'ensemble et surtout qu'il permît d'évaluer des surfaces et des volumes avec une approximation suffisante, qu'il fixât des itinéraires, somme toute, qu'il eût des applications pratiques aussi nombreuses que celles que

---

[1] Bombarda. A consciencia e o livre arbitrio p. p. 230 et 231

l'on donne à la lecture et à l'écriture. On voit souvent que des
hommes très instruits, voire même de jeunes ingénieurs, ne sont
pas à même de dire quelle est la distance entre deux points éloignés, ni de fixer sur la feuille d'un carnet avec leurs grandeurs
relatives l'ensemble des objets qu'ils voient sur le terrain. Il est
vrai que cette connaissance s'acquiert rapidement, mais il est à
remarquer qu'elle est nécessaire à tout le monde et qu'on devrait
l'apprendre dès le plus jeune âge.

L'étude de la musique aussi est très utile pour l'éducation de
l'oreille, mais elle est le plus souvent reléguée parmi les arts d'agré-
ment et plusieurs personnes très instruites n'en ont aucune connaissance. D'ailleurs, cette éducation devrait avoir un autre but
que celui d'apprécier Wagner ou Bach, Rossini ou Bizet. L'essai
des matériaux de construction et même des ustensiles de ménage
au moyen du son, c'est une pratique courante, mais je crois qu'il
pourrait avoir une plus grande portée s'il était bien compris et
suivi rationnellement. Le chimiste et le médecin ont souvent recours à l'odorat, mais ces sensations ne sont guère classées et d'ailleurs l'éducation de ce sens serait d'une utilité incontestable,
car il pourrait nous préserver de beaucoup de dangers et de beaucoup d'atteintes contre l'hygiène. Il en serait de même de l'éducation des autres sens, jusques et y compris le sens musculaire.

Toute cette éducation dépend uniquement de données physiologiques que le médecin seul est à même de comprendre et de
savoir appliquer. Les programmes pour cette éducation des sens,
qui devrait se prolonger pendant toute la durée des études primaires, ne sauraient donc être formulés que par des médecins et
leur application même ressortirait de l'assistance médicale, qui
doit s'exercer dans toutes les écoles et qui doit y être aussi permanente que possible, je dirai même continuelle.

Si l'éducation des sens doit avoir recours à l'intervention du
médecin, il va sans dire qu'il en est de même pour l'éducation intellectuelle, l'*instruction*, comme on a l'habitude de dire.

J'aborde ici un problème très compliqué, qui divise les opinions humaines en deux avis bien tranchés, depuis les temps les
plus reculés de l'humanité. Les spiritualistes et les matérialistes
sont loin de s'entendre. Quoiqu'il en soit, ce qui est hors de doute
c'est que la conception de l'âme et de ses facultés n'est plus chez
les modernes spiritualistes ce qu'elle était pour les anciens. On
n'étudie plus les phénomènes qui agissent sur les facultés d'une
substance spéciale qu'on appelait l'âme. Le mot faculté lui-même

n'a plus pour les spiritualistes actuels le même sens qu'aux temps de Platon. Faute d'un terrain d'entente entre les spiritualistes et les matérialistes, la science de l'éducation se ressent et les méthodes d'enseignement n'obéissent pas à une coordination rationnelle.

Cependant tous les savants qui ont étudié les phénomènes de l'intelligence sans parti pris sont arrivés à généraliser la théorie qui voit dans les actes des actions réflexes plus ou moins compliquées, mais déterminées nécessairement par la constitution intime des centres nerveux et la nature des excitations reçues. Les fonctions mentales, l'intelligence, sont en rapport constant avec les conditions physiques de leur manifestation: Luys, Maudsley, Taine, Herzen, Broca et Huxley acceptent, somme toute, cette opinion.

Les travaux de Broca sur la capacité cranienne des différentes races sont pour ainsi dire classiques et de plus M. Michel Delines, dans un très intéressant article où il résume les travaux du professeur russe M. Darkchewitch, démontre que le critérium du développement intellectuel de l'individu peut se mesurer au moyen du rapport entre le poids du cerveau et celui de la moelle épinière. Suivant cette théorie, il met d'accord beaucoup d'anomalies qu'on trouve quand on veut expliquer le développement intellectuel par le poids absolu ou relatif du cerveau ou par ses circonvolutions. On arrive même, avec la théorie du jeune savant russe, à démontrer l'identité de la valeur intellectuelle de l'homme et de la femme. M. le professeur Bombarda écrit à ce propos:

Nous savons que l'énergie du cœur dépend de son muscle; mais personne ne pourra le tenter; car, en dehors de tout le reste, quand on parvint même à l'obtenir théoriquement au moyen du poids, il se présenterait tant de facteurs dans la pratique pour faire varier ce poids dans le cadavre qu'on ne saurait s'en procurer aucun renseignement. Or, malgré tout ce que la théorie et la pratique prescrivent, malgré toutes les contradictions et toutes les bizarreries qui adviennent de ces études, ce dont personne ne doute c'est que la fonction immédiate du cœur c'est la contraction, le mouvement, et que le résultat c'est la circulation du sang. Nous allons trouver la même chose, avec les mêmes détails, dans l'étude du cerveau, soit sous le point de vue de son poids et de son volume, soit sous celui de son extension superficielle et du développement de ses circonvolutions. Les éléments qui y interviennent sont tellement nombreux, qu'on ne peut songer à avoir des résultats précis, rigoureux et dans les cas individuels et dans les cas généraux. Nous serions menés bien loin, en voulant pousser à fond ce sujet. Nous nous bornerons donc à dire que, même en parvenant à avoir exclusivement le poids de la totalité des plastides cérébraux, nous n'arriverions à rien. Le développement de l'intelligence ne dépend pas en effet seulement du nombre des neurones, mais encore du plus grand nombre de leurs rapports réciproques (le réticule intercellulaire), de l'énergie et de la rapidité de leurs échanges nutritifs, de leur vibratilité, de la conservation des modifications acquises, aussi bien que des mouvements de ses nombreux prolongements. C'est grâce à tout cet ensemble de raisons que les idées les plus modernes elles-mêmes dans cette question, comme celles du professeur Darkchewitch qui, basé sur des raisons dont nous ne pouvons faire ici l'analyse, compare le poids du cerveau avec celui de la moelle, ces idées très modernes n'apportent pas avec elles l'espoir de résoudre la question qui nous occupe. C'est pourquoi ce n'est aussi que d'une manière générale que l'on a vérifié le rapport entre le poids du cerveau et le degré de l'intelligence [1].

Où cependant M. le professeur Bombarda serre le problème de plus près c'est quand il écrit que l'enseignement et l'éducation peuvent beaucoup profiter des expériences de la physio-psychologie, d'autant plus qu'on a déjà pris dans plusieurs travaux les écoles comme objet d'expérimentation [2].

Si l'entente est impossible entre les spiritualistes et les matérialistes à propos de la limite des fonctions du cerveau, elle n'est pas plus facile sous le point de vue de l'orientation des études. Doivent-elles être classiques, doivent-elles être purement scientifiques? Ce sont là des questions qui sont loin d'être résolues et ce qui les rend encore plus intéressantes c'est que l'on n'y trouve pas cet éclectisme qui, sans apporter aucun progrès à l'esprit humain, sert souvent de transition entre une doctrine, qui a fait son temps, et une autre, qui prétend la remplacer. Il y a peut-être ici un peu la vanité d'étaler devant les autres des connaissances fort variées. Les plus grands esprits sont sujets à de telles défaillances et d'ailleurs l'éducation vraiment scientifique de l'humanité n'a commencé que depuis un siècle et partant on conçoit bien qu'on ne perde pas facilement un pli héréditaire qui compte déjà plusieurs siècles et qui porte tout le monde souvent à ne regarder comme chefs-d'œuvre que ce qui nous a été légué par les grecs et les romains et à y trouver la seule source d'inspiration grandiose. Ce sont d'ailleurs des idées toutes faites, admises sans contestation depuis longtemps, et elles sont donc d'autant plus difficiles à déraciner qu'elles sont plus vieilles. On défend même l'étude du grec et du latin comme une logique appliquée, qui développe bien mieux les facultés de raisonnement que l'étude des sciences naturelles et même que celui des mathématiques. Je n'insiste pas sur ces points, qui sont connus de tout le monde, car ce furent des savants d'une renommée universelle qui soutinrent cette opinion.

---

[1] Bombarda. A consciencia e o livre arbitrio, p. 195.
[2] Id. Même ouvrage, p. 226.

M. Alfred Binet a commencé depuis longtemps des expériences très intéressantes dans le but de découvrir les aptitudes mentales des enfants. Il donne, comme devoir de rédaction, la description d'un objet usuel, placé devant l'élève: une pièce de monnaie, un encrier ou tout autre. Quelques élèves observent et décrivent minutieusement l'objet en question, d'autres lâchent la bride à leur imagination et brodent là-dessus toutes sortes de fantaisies, sans s'occuper le moins du monde de ce qu'ils ont devant les yeux. Le savant directeur du Laboratoire de psychologie expérimentale de la Sorbonne classe les premiers de ces élèves parmi ceux qui ont l'esprit scientifique et les derniers comme esprits littéraires. Il va sans dire que les élèves sur lesquels a porté l'expérience ont tâché de faire le moindre effort, en rédigeant leur devoir, mais ce qui serait bien plus intéressant ce serait de mesurer cet effort et de faire le même pour tous les autres devoirs: traductions, exercices de physique ou de mathématique, etc. De plus, il faudrait aussi faire des essais pour mesurer le temps pendant lequel la généralité des élèves peut suivre avec attention une explication du professeur. Je sais bien que, dans cette dernière étude, il faut aussi tenir compte du talent du professeur, de l'intérêt que l'élève peut avoir à apprendre certaines matières; mais là, comme dans tous les phénomènes psycho-physiologiques, ce sont des moyennes qu'il s'agit d'obtenir et, suivant la peine que certaines matières demanderaient à la généralité des élèves, on serait à même de savoir si les avantages obtenus par leur étude compensent la somme des efforts nécessaires pour les acquérir.

Ces expériences nous mettraient à même de résoudre d'abord scientifiquement le problème de l'ordre suivant lequel se manifestent les facultés intellectuelles et de pousser même leur développement. Ensuite, on parviendrait à fixer l'ordre des différentes études et à en classer la valeur, sous le point de vue de l'éducation intégrale. On saurait pourquoi il y a des élèves pour qui les expériences sont rebutantes et que souvent on trouve parmi eux de très bons mathématiciens, des cerveaux très bien doués pour les études scientifiques, qu'il s'agit seulement de pousser dans une voie où souvent, faute d'une direction rationnelle, ils n'ont trouvé, en commençant, que des déboires. On sait fort bien que l'on peut faire très aisément plusieurs expériences de physique et de chimie sans avoir un laboratoire et des appareils coûteux, mais le plus souvent on recommande aux élèves tant de soins dans leurs expériences qu'ils n'y trouvent qu'une besogne ingrate et qui ne développe pas leur esprit inventif.

L'histoire des sciences nous montre toujours que ce sont ceux qui ont su profiter de ce qu'ils ont sous la main qui ont fait faire des progrès à la science. Jean-Baptiste Dumas, par exemple, a eu recours, dans ses premières expériences de chimie, à des marmites hors d'usage, à des ferrailles dont on ne savait que faire, et c'est par ces expériences rudimentaires qu'il a acquis l'adresse qui en a fait un des plus grands chimistes de son temps. Le professeur de Lacaze-Duthiers regrettait les installations luxueuses des laboratoires de zoologie maritime en se rappelant les temps de sa jeunesse (1), où une table d'une mauvaise chambre d'hôtel lui servait pour dessiner et faire des observations au microscope. Le professeur Huxley a montré tout le parti que l'on peut tirer de l'examen d'un morceau de craie et je ne finirais pas si je voulais rapporter d'autres exemples semblables.

On doit remarquer d'ailleurs que la simplification de l'enseignement expérimental des sciences commence à avoir droit de cité chez les grands savants. M. Georges Maneuvrier entre autres a dit «que la plupart des appareils de physique, luxueusement construits et chèrement acquis, sont généralement d'une utilité médiocre» et aussi qu'on «devait rechercher les moyens de faire collaborer les élèves eux-mêmes au *travail des expériences*» (2). Depuis lors, il n'a cessé de rapporter dans la revue qu'il dirige des expériences de physique, de chimie et d'histoire naturelle, avec des appareils faits de toutes pièces, des morceaux de carton, des règles à dessiner, etc. (3).

M. Paul Appell a mis en évidence le caractère très peu expérimental qu'on donne à l'enseignement de la physique, en écrivant:

On leur a enseigné, sous prétexte de physique, de médiocres mathématiques: la loi de Mariotte sert de masque à d'innombrables problèmes du second degré; les calculs d'espace nuisible dans les machines pneumatiques permettent d'aligner des équations et de faire de subtiles éliminations; l'optique géométrique donne matière à d'élégantes constructions de coniques; etc. (4).

Il y a aussi une série de connaissances générales dont l'ac-

---

(1) Archives de zoologie, 1893.

(2) La science au XXe siècle, 1er volume, p. 1).

(3) Ibid., trois volumes complets et le quatrième en cours de publication, sous le titre de l'École et libre de l'enseignement.

(4) Chassagny — Cours élémentaire de Physique, préface, p. II.

quisition est très difficile et dont il faut tenir compte. C'est l'étude de l'histoire, celle de la géographie et celle des langues étrangères.

Pour l'histoire et la géographie, on a l'habitude de s'adresser seulement à la mémoire et d'ailleurs, dans la rédaction des programmes de géographie, on s'est évertué à y mettre des notions de toutes les sciences pour faire peut-être bien saisir à l'élève l'unité des connaissances humaines.

Les programmes d'histoire sont souvent d'une longueur interminable, dans le but de donner des détails inutiles le plus souvent. Je crois cependant que dans l'étude de l'histoire et de la géographie on doit procéder par sélection; mais, pour le faire rationnellement, on doit tenir compte de la fatigue intellectuelle que peut déterminer le travail de retenir des dates et des mots et de bien mesurer si les avantages que l'on retire sont en rapport avec l'effort que l'on a dû faire. Il y a donc là tout un sujet d'études pour la physio-psychologie.

Pour les langues étrangères, il faudrait comparer les différentes méthodes d'enseignement et elles sont si nombreuses que je dois me dispenser d'en faire même l'énumération. Cette comparaison d'ailleurs ne peut se faire que par des méthodes de la psychologie expérimentale.

Il en serait de même pour toutes les autres branches des connaissances qui composent le plan des études primaires et des études secondaires et partant je crois devoir soumettre au Congrès les vœux suivants:

I) Les progrès de la physio-psychologie étant hors de discussion, les rapports entre le développement physique et intellectuel étant connus, l'hygiène intellectuelle étant même une science du ressort de la médecine, la discussion du programme de recherches scientifiques à propos du plan d'études primaires et secondaires devient d'une utilité incontestable dans tous les pays civilisés.

II) Avant d'arrêter ce programme de recherches, il faudrait que les sociétés médicales de tous les pays commençassent des études sur les résultats physio-psychologiques des programmes actuels de l'enseignement primaire et secondaire.

III) Les gouvernements de tous les pays qui se font représenter au Congrès seront priés d'aider et au besoin d'inciter les recherches préliminaires dont s'occupe le vœu précédent.

IV) Les résultats obtenus seront centralisés dans le bureau du prochain Congrès de Médecine, qui sera chargé de rédiger un rapport d'ensemble et de baser sur lui le programme des recherches proposé dans le premier vœu et les conditions de l'assistance médicale permanente dans les écoles de l'enseignement primaire et secondaire.

Contrat matrimonial et l'hygiène publique

Par M. LADISLAV HASKOVEC, Prague.

M. CAETANO BEIRÃO, président de la section VII, présente ce travail.

(Voir vol. de la Section de Neurologie, Psychiatrie et Anthropologie criminelle).

SÉANCE DU 25 AVRIL

Présidence: M. RICARDO JORGE

Tableaux préliminaires du mouvement physiologique de la population du royaume de Portugal. — Années 1902, 1903 et 1904

(Résultats du premier dépouillement)

Par MM. RICARDO JORGE et HENRIQUE SCHINDLER, Lisbonne

Usant de l'autorisation accordée par la loi du 12 juin 1900, le Règlement général de la santé publique du 24 décembre 1901, qui réorganisa et mit en exécution chez nous les services de l'hygiène, incorpora dans cette Inspection générale l'élaboration statistique du mouvement physiologique de la population, qui, jusqu'alors, se trouvait à la charge de la Direction générale de statistique, au Ministère des finances. Cette Inspection générale se consacra à l'accomplissement de cette tâche si délicate, pour laquelle elle avait déjà entrepris des travaux dans le courant de l'année 1901, dans le but d'obtenir une statistique méthodique des décès, avec le concours des délégations sanitaires récemment créées. Les données initiales, tant du registre ecclésiastique des naissances et des mariages, que du registre mortuaire à la charge de l'autorité administrative, sont d'abord remises entre les mains des médecins sanitaires des communes (*sub-delegados de saude*), qui dressent, d'après elles, les tableaux mensuels des naissances par sexe et par filiation, des mariages par état civil, par âges, par consanguinité et par degré d'instruction des fiancés, ainsi que des décès, par sexes, par âges et par causes. Les tableaux sont remis au chef-lieu du district, où le délégué sanitaire (*delegado de saude*) remplit le tableau districtal respectif; enfin, avec ces relevés successifs, on dresse à l'Inspection la statistique générale, répartie par communes, du mouvement de la population du royaume en naissances, mariages et décès.

Ce n'est pas le moment de dire combien de peine a donné l'organisation d'un tel service, tant dans son action périphérique, que dans son action centrale; on le dira lors de la publication d'un travail de plus longue haleine, avec tous les détails des plans de registre statistique et des améliorations qu'il faut introduire dans la récolte et l'élaboration des faits.

Pour les résultats généraux déjà obtenus, nous croyons devoir les rendre publics dès maintenant, afin de remédier, autant que possible, à une lacune vraiment déplorable de la démologie portugaise.

Les chiffres indiqués ne sont que provisoires; on doit encore les revoir pour en corriger, dans la mesure du possible, les erreurs et les défauts. Ce ne sera qu'après cette laborieuse correction que l'édition définitive et détaillée sera publiée (¹).

Tels qu'ils sont, les chiffres maintenant obtenus, soumis aux comparaisons et aux évaluations de la technique statistique, ont permis une vue d'ensemble intéressante sur l'état actuel et la marche de la démogénie du pays, dans ses rapports avec les forces vitales et économiques de l'agrégat social.

Nous débutons, comme de juste, par la transcription de la population de fait, prise au recensement général du royaume au 1er décembre 1900 *(Tableau 1)*. La référence est faite par districts, car dans cette édition-ci, nous ne dépassons pas cette division territoriale. Vu que dans les districts de Lisbonne et d'Oporto sont comprises les deux villes de même nom, des rubriques spéciales les séparent des autres communes du district. Suivant la bonne règle statistique, une telle distinction était due aux deux seules grandes villes du royaume qui, par leur agglomération, se détachent fortement entre la population des districts respectifs.

Les 21 districts (départements) forment deux groupes topographiques naturels, habituellement nommés — *Continente do reino* et *Ilhas adjacentes* (Continent du royaume et Iles adjacentes). Le premier constitue la *Partie continentale*, l'ancien royaume; le

---

(¹) Cette révision, déjà commencée, se fait tant à l'Inspection générale qu'aux délégations militaires, de manière à suppléer à tout oubli de signalement et à contrôler les chiffres. Tout naturellement, l'année la plus sujette à révision est celle de 1901. On doit noter que ses chiffres diminuèrent beaucoup, mais le phénomène a été général; toute l'inscription baissa dans tous les districts et même dans les deux villes de Lisbonne et d'Oporto.

second la *Partie insulaire*, composée des archipels de Madère (district de Funchal) et des Açores (districts de Angra, Horta et Ponta Delgada), depuis longtemps annexés à la métropole.

La composition de la population par âges du dernier recensement de 1900 *(Tableau II)*, nous la transcrivons des travaux non encore publiés par la Direction générale de statistique, qui s'empressa de satisfaire à notre demande.

Les évaluations de la population ont été calculées sur la base du recensement de 1890, d'après la méthode d'interpolation arithmétique, pour les années 1902, 1903 et 1904 *(Tableau III)* [1]. Nos registres statistiques des mariages, des naissances et des décès se rapportent à ces années-là.

Cette section commence par une vue rétrospective sur le mouvement de la population *(Tableau IV)*, dont les données ont été extraites depuis 1886 jusqu'à 1896 des publications de la Direction Générale de Statistique [2], qui nous a communiqué ses résultats inédits pour la période de 1897 à 1901.

Suivent, pour chacune des trois années (1902-1904), les tableaux du mouvement physiologique de la population, d'après l'ordre topographique adopté. Les mariages sont distribués suivant l'état civil des fiancés; le groupement par âges est réservé pour l'édition définitive.

Les naissances d'enfants vivants sont classées par sexe et par filiation. On a mis à part les mort-nés, selon l'usage; le mot «mort-nés» est pris ici dans le sens médico-légal. Les chiffres en sont naturellement plus forts comparés à ceux des années précédentes; cet excès est évidemment dû à une notation plus soignée. Tous ceux qui se livrent à des travaux statistiques connaissent combien l'appréciation, pour les mort-nés, est sujette à caution.

En ce qui concerne les décès, nos listes présentent deux innovations importantes: l'une, le classement par âges; l'autre, celui par causes de décès. C'est la première fois qu'on peut faire chez nous une telle distinction, capitale pour l'étude démologique et sanitaire de la mortalité.

---

[1] On a eu le soin d'éviter deux erreurs matérielles, concernant les différences topographiques des deux villes à l'époque des recensements. En 1902, Oporto ne comprenait pas les paroisses de Ramalde, d'Aldoar et de Nevogilde, et, en 1900, les paroisses de Carcavelos et de Sacavém n'appartenaient plus à Lisbonne.

[2] Jusqu'à 1893 ces publications accusent quelques lacunes d'éléments démographiques, que nous avons tâché de suppléer par des estimations, de façon à obtenir des chiffres totaux comparatifs; c'est pour cela que quelques chiffres du *Tableau IV* diffèrent de ceux qui figurent sur les publications officielles.

La nomenclature des âges est réduite à huit groupements ; dans l'édition complète figureront les groupes quinquennaux. Les rubriques des causes de décès sont celles de la nomenclature de Bertillon, telle qu'elle a été fixée par la Conférence de Paris de 1900, et que notre pays, où d'ailleurs elle avait déjà été employée en des travaux partiels, s'est empressé d'adopter, par arrêté du 7 février 1901, pour la statistique nosologique et mortuaire.

TABLEAU A — Population calculée et Taux %/₀₀ du Mouvement physiologique de la population du Royaume en 1886-1904

Années	Population calculée (I — VII)	Nuptialité	Natalité	Morti-natalité	Mortalité	Accroissement physiologique
1886	4.878.978	7,25	33,33	10,59	21,82	+ 11,51
1887	4.917.657	7,00	33,99	13,33	22,16	11,74
1888	4.958.256	6,88 } 7,03	33,32 } 33,41	12,87 } 12,41	21,77 } 22,71	11,45 } 10,69
1889	4.994.892	7,01	33,61	12,29	22,55	11,35
1890	5.034.235	7,19	32,70	13,55	25,27	7,43
1891	5.071.700	6,86	30,10	10,51	22,85	6,22
1892	5.108.730	6,81	31,19	9,99	20,27	10,89
1893	5.146.970	6,62 } 6,61	31,89 } 30,90	10,26 } 11,16	21,36 } 21,20	10,55 } 9,76
1894	5.183.411	6,39	30,72	13,33	20,72	9,00
1895	5.220.731	5,39	28,95	11,98	20,77	9,18
1896	5.258.091	6,77	29,04	10,63	22,72	7,24
1897	5.295.432	6,81	30,30	11,79	21,88	8,51
1898	5.332.772	6,56 } 6,65	30,17 } 30,19	7,94 } 9,80	21,34 } 21,29	8,83 } 8,84
1899	5.370.111	6,81	29,06	9,23	20,15	9,75
1900	5.407.453	6,80	30,55	9,97	20,40	10,15
1901	5.444.793	6,95	31,36	9,93	20,94	10,42
1902	5.483.313	7,05	33,10	13,54	19,76	13,34
1903	5.519.474	6,89 } 6,89	33,18 } 32,11	16,83 } 14,65	20,23 } 19,98	12,90 } 12,13
1904	5.556.814	6,59	31,80	16,30	19,00	+ 12,80

On a calculé les taux (quote-part pour mille habitants) de nuptialité, de natalité et de mortalité, ainsi que de morti-natalité (quote-part pour mille naissances et mort-nés), pour les années 1902, 1903 et 1904, dans le royaume (parties continentale et insulaire), et dans les deux villes de Lisbonne et Oporto (*Tableau C*). Nous les avons fait précéder des quotes-parts des années antérieures (*Tableaux A et B*), et nous avons représenté en diagrammes et les nombres absolus et les taux (*Graphiques, I, II et III*).

Les séries numérales et leur expression graphique forment un tableau hautement suggestif, que nous ne nous dérobons pas à décrire, bien que rapidement.

On doit, tout d'abord, comparer entre elles la population générale et les deux grandes populations urbaines de Lis-

TABLEAU B — *Population calculée, et Nombres absolus et Taux ⁰/₀₀ du Mouvement physiologique de la population des Villes de Lisbonne et d'Oporto, en 1895-1904*

VILLE DE LISBONNE

Années	Population calculée (1-VII)	Nombres absolus					Taux ⁰/₀₀				
		Mariages	Naissances	Mort-nés	Décès	Différence entre les Naissances et les Décès	Nuptialité	Natalité	Morti-natalité	Mortalité	Accroissement physiologique
1895	327,450	1,843	8,740	598	9,343	− 603	5,78	26,60	64,03	28,53	− 1,84
1896	334,770	2,109	9,117	581	9,683	− 566	6,38	27,47	59,91	29,18	+ 4,21
1897	337,461	2,216	9,515	613	8,881	+ 634	6,58	28,19	66,13	43,42	+ 2,77
1898	343,192	2,186	9,610	605	9,107	+ 503	6,38	28,06	61,06	26,61	+ 1,47
1899	342,092	2,237	9,394	773	8,341	+ 1,053	6,42	27,57	71,50	24,15	+ 3,42
1900	353,613	2,149	9,374	701	8,826	+ 548	6,08	26,50	80,76	24,06	+ 1,55
1901	359,393	2,171	9,353	770	9,649	− 296	6,04	27,14	77,47	25,18	+ 1,96
1902	365,934	2,160	9,608	754	9,121	+ 597	6,01	26,49	78,77	24,99	+ 1,50
1903	370,742	2,348	9,751	822	8,917	+ 834	6,46	26,36	77,76	24,05	+ 2,35
1904	376,425	2,277	9,842	843	8,713	+ 1,149	6,05	26,20	78,75	25,17	+ 3,55

Moyennes groupées (Taux ⁰/₀₀): Nuptialité 6,31 / 6,05 ; Natalité 27,60 / 26,52 ; Morti-natalité 6,40 / 74,42 ; Mortalité 26,53 / 24,45 ; Accroissement physiologique 2,16 / 2,00.

VILLE D'OPORTO

Population calculée (1-VII)	Nombres absolus					Taux ⁰/₀₀				
	Mariages	Naissances	Mort-nés	Décès	Différence entre les Naissances et les Décès	Nuptialité	Natalité	Morti-natalité	Mortalité	Accroissement physiologique
176,430	1,197	5,721	448	4,298	+ 1,423	7,65	36,56	71,90	37,15	+ 3,41
138,560	1,175	5,966	509	5,089	+ 489	7,49	35,09	83,76	31,63	3,05
160,701	1,178	5,852	511	4,691	+ 1,161	7,37	36,41	80,41	39,01	2,40
162,822	1,243	5,702	500	4,698	+ 2,118	7,63	35,56	84,53	28,73	6,88
164,943	1,174	5,655	365	5,615	+ 330	7,11	35,49	61,34	34,10	1,39
167,064	1,240	6,077	565	4,603	+ 1,405	7,42	36,55	61,03	37,07	8,70
169,185	1,257	6,208	521	5,018	+ 1,190	7,34	36,69	71,60	32,62	7,04
171,306	1,301	6,368	469	6,043	+ 245	6,99	36,57	83,36	35,11	1,45
173,427	1,389	6,272	522	5,086	+ 1,309	7,07	36,45	83,98	29,13	6,04
175,548	1,433	6,397	430	4,867	+ 1,430	6,18	35,29	61,91	28,00	+ 7,22

Moyennes groupées (Taux ⁰/₀₀): Nuptialité 7,47 / 7,41 ; Natalité 35,82 / 36,53 ; Morti-natalité 73,80 / 73,01 ; Mortalité 39,20 / 36,34 ; Accroissement physiologique 3,40 / 6,39.

TABLEAU C — Population calculée et Taux ‰ du Mouvement physiologique de la population du Royaume, des Parties Continentale et Insulaire, et des Villes de Lisbonne et d'Oporto, en 1902-1904

Divisions topographiques	1902					
	Population calculée (u = V+I)	Nuptialité	Natalité	Morti-natalité	Mortalité	Accroissement physiologique
Partie continentale	5.072.544	7.60	31.84	15.61	19.56	+ 12.28
Partie insulaire	489.589	7.57	35.41	13.33	22.34	13.07
Royaume	5.482.133	7.05	32.10	16.79	19.73	12.55
Ville de Lisbonne	360.034	6.01	26.49	72.79	24.03	1.59
Ville d'Oporto	171.300	6.90	36.37	85.26	37.11	+ 1.45

Divisions topographiques	1903					
	Population calculée (u = V+I)	Nuptialité	Natalité	Morti-natalité	Mortalité	Accroissement physiologique
Partie continentale	5.108.162	6.63	32.96	11.75	19.85	+ 13.01
Partie insulaire	411.312	7.36	35.80	15.70	24.92	10.88
Royaume	5.519.575	6.99	33.18	12.07	20.23	12.95
Ville de Lisbonne	370.715	6.06	26.30	77.70	21.05	2.25
Ville d'Oporto	173.427	7.47	36.16	85.98	39.22	+ 6.94

Divisions topographiques	1904					
	Population calculée (u = V+I)	Nuptialité	Natalité	Morti-natalité	Mortalité	Accroissement physiologique
Partie continentale	5.143.770	6.61	31.38	16.67	18.66	+ 12.72
Partie insulaire	413.035	7.50	36.71	15.48	23.14	13.57
Royaume	5.556.814	6.95	31.80	16.31	19.80	12.80
Ville de Lisbonne	376.435	6.03	26.26	78.73	23.13	3.03
Ville d'Oporto	175.248	8.15	35.57	63.92	28.06	+ 7.81

bonne et d'Oporto (¹). La mortalité urbaine excède la mortalité générale. L'excès à Lisbonne n'est pas aussi grand

---

(¹) Les tableaux relatifs à Lisbonne et à Oporto ne comprennent que le dernier décennium. Ils pourraient bien embrasser une période plus large; mais, avant 1895, la superficie des deux villes était différente de l'actuelle, comme nous l'avons déjà dit. Dans les publications de la Direction générale de statistique, on trouve, depuis 1884, des données démographiques pour chacune de ces villes. C'est depuis 1881, pour Lisbonne, et depuis 1895, pour Oporto, que la statistique du mouvement de la population est élaborée et publiée par les Bureaux d'hygiène respectifs.

qu'à Oporto, où les chiffres sont vraiment démesurés: c'est une des villes européennes qui paie un des plus lourds impôts à la mort. La ligne de Lisbonne va progressivement en descendant, tandis que la courbe d'Oporto oscille fortement autour d'une moyenne élevée. Celle-ci présente des faîtes énormes et — chose à signaler — périodiques. Depuis 1893, tous les trois ans, on compte un fort accroissement de décès. Cette dîme périodique est due principalement à la rougeole, qui triennalement produit de véritables hécatombes. D'autres maladies zymotiques se joignent à elle, comme par exemple la grippe en 1896, la peste en 1899, la variole en 1902, etc.

En ce qui concerne la nuptialité et la natalité, Oporto surpasse le royaume. Pas de même à Lisbonne, où le nombre des mariages est assez faible et celui des naissances encore moindre. Ville de faible natalité, avant 1897 les naissances étaient bien au-dessous des décès; l'accroissement physiologique était négatif. Dès lors, la situation s'est améliorée, pas par l'accroissement de la natalité, mais par l'abaissement de la mortalité.

Pour le royaume, la ligne mortuaire accuse deux sommets élevés, en 1890 et 1896; ce sont la marque de la mortalité causée par la plus bénigne et, en même temps, la plus ravageuse des épidémies: l'influenza.

Il n'y a pas de doute que le contingent mortuaire diminue; la courbe elle-même des chiffres absolus, en décroissance depuis 1896, le démontre. La ligne des taux décline; les moyennes des trois premiers quinquenniums sont respectivement de 22,71 — 21,20 — 21,29 et celle du dernier quadrennium de 19,98.

Les lignes de nuptialité et de natalité concordent dans leurs sinuosités: ce sont deux segments parallèles d'une courbe sinusoïde. Elles commencent par une branche élevée qui, à partir de 1890, descend rapidement, atteignant son point le plus bas en 1894; ensuite, une branche ascendante, qui apporte un nouveau fastigium, s'accentue. La quote-part nuptiale, partant de 7,03 dans le premier quinquennium, descend dans les second et troisième à 6,6, et passe dans le quadrennium suivant à 6,89. La quote-part des naissances va de même: elle commence à 33,41 et suit avec 30,96 et 30,19 pour monter à la fin à 32,11.

Quand en 1898 l'un de nous faisait le bilan démogénique d'Oporto (¹), en le comparant avec celui de Lisbonne et du

---

(¹) Ricardo Jorge : Demographia e Hygiene da cidade do Porto, 1899.

...oyaume, il a été surpris par la chute des naissances et des mariages depuis 1890. Cette chute s'opérait aussi synchroniquement dans les décès; mais la baisse de la mortalité n'exprimait ici, en aucune façon, une hausse de résistance vitale. On mourait moins, parce qu'il y avait moins de naissances et parce qu'il y avait moins de mariages. Le pays traversait une véritable crise démotique. C'était une faillite démogénique essentielle. D'où venait-elle? Certainement de la crise économique qui éclatait en 1890, crise qui prouvait ainsi avoir atteint jusqu'au cœur les forces vitales de l'agrégat dans le renouvellement de la population. Le chiffre de l'émigration grandissait; en 1889-90, il s'élevait déjà à 21.000; de 1891-95, il monte à 33.000, arrivant en 1895 à bondir jusqu'à 44.000, ce qui est un véritable exode. En même temps, sous l'influence de tant de causes déprimantes, l'accroissement effectif de gens se trouvait entravé par tous les moyens. Tout portait à croire que, quand on procéderait au recensement de 1900, le résultat révélerait un accroissement très modeste. L'attente a été déçue (¹): c'est que, dans le second quinquennium, une transformation rapide des conditions démogéniques s'était opérée. Ce fut une véritable résurrection; le malaise financier était conjuré par le pays dans un effort suprême, auquel il vouait toutes ses obscures énergies; le malaise démogénique disparaissait aussi, et la population portugaise entrait dans une phase de réintégration.

Après 1894, point minimum simultané de mariages, de naissances et de décès, la ligne de la nuptialité se soutient dans sa chute jusqu'à 1896, mais, à partir de là, elle grimpe rapidement. Avec cet accroissement de couples producteurs, la natalité, d'abord hésitante, monte très rapidement à partir de 1898. Cette nouvelle hausse n'arrive pas cependant à l'ancien niveau; nous ne nous dérobons pas à l'influence générale, qui dans les pays civilisés déprécie le mariage et la natalité.

Pour la mortalité, elle échappe à l'ascension; elle se maintient inférieure, malgré l'accroissement de naissances, ce qui est un signe certain de ce que la population a acquis une nouvelle vigueur, en devenant moins mortelle. L'émigration s'est également modérée; elle se maintient depuis 1897 entre 18.000 et 23.000.

Ce bilan statistique démontre que nous traversons une pha-

(¹) Quant à Oporto la prévision faite ce loc. cit. s'est pleinement confirmée.

se, la plus flatteuse possible, démogéniquement parlant. Il est certain que la natalité n'est pas redevenue ce qu'elle était, mais en revanche, comme le contingent des décès a diminué, le solde est le plus fort que nous ayons eu depuis qu'il y a une comptabilité statistique. Le taux de l'accroissement physiologique est au plus haut possible.

Nous nous rapprochons ainsi de la dynamique populationnelle des pays qui, sous ce rapport, sont considérés comme les meilleurs exemples.

Telle serait la bonne nouvelle apportée par cet essai statistique (¹).

Mortalité infantile en Portugal. Quelques documents statistiques

Par M. SOBRAL CID, Coïmbre.

J'ai été chargé, l'année passée, de la direction d'un cours d'hygiène infantile à l'Institut central d'hygiène et, en profitant de la gracieuse bienveillance de mon cher maître et ami le prof. Ricardo Jorge, j'ai eu l'occasion de recueillir tous les documents statistiques concernant la mortalité infantile du Portugal.

Ce sont ces documents que j'ai l'honneur de vous présenter et pour ne pas abuser de votre bienveillance je les résumerai dans les quelques conclusions suivantes où, en dehors de toutes considérations d'ordre général et théorique, je cherche seulement à faire ressortir les notes spéciales et caractéristiques de mon pays.

I

En Portugal, sur 1.000 enfants qui naissent, 137 meurent dans la première année de leur existence; la mortalité des survivants est dans la deuxième année de 78 pour mille et chacun de ceux qui dépassent ce terme a encore jusqu'à ses cinq ans 58,8 sur mille de probabilités de mort.

Dans l'échelle de la mortalité infantile européenne, le Portugal occupe donc, avec les pays latins, une place intermédiaire entre les chiffres élevés des pays slaves et allemands et les chiffres les plus bas des pays anglo-saxons et scandinaves.

Le taux de la mortalité portugaise de 0 à 1 an est même le plus bas de tous ceux des nations latines de l'Europe occidentale,

---

(¹) Nous n'avons pas pu publier les tableaux et les graphiques auxquels se rapporte ce travail. Mais nous pouvons les envoyer en plaquette publiée par les auteurs aux congressistes de la section à qui la question intéresse plus particulièrement.

Espagne 191, Italie 190, France 168, Belgique 162 pour mille; les taux portugais de 1 à 2 et 2 à 5 ans sont au contraire notablement supérieurs. Les enfants portugais jouissent d'une situation privilégiée dans l'année de l'allaitement; ils en perdent le bénéfice en passant dans l'année du sevrage et les suivantes.

La mortalité infantile est maxima dans nos deux grands centres urbains — Lisbonne et Oporto. Tandis que la moyenne du Portugal est inférieure à celle des pays latins, les taux de Lisbonne et Oporto s'approchent des chiffres plus élevés des villes européennes.

Le taux de la mortalité infantile d'Oporto (222 par mille) excède celui des villes italiennes et françaises, sauf Rouen; le taux de Lisbonne (199 par mille) est supérieur à celui des capitales européennes, Rome et Madrid exceptées, et l'un et l'autre sont seulement inférieurs dans la péninsule à la haute mortalité des villes espagnoles du sud.

La faible moyenne de la mortalité infantile en Portugal résulte donc, en partie, de la prépondérance numérique des populations rurales.

III

La mortalité infantile ne se distribue pas uniformément dans le pays. Elle s'élève graduellement et progressivement du nord au sud en raison inverse de la densité de la population, depuis le Minho et Traz-os-Montes, Douro, Beira Alta, Beira Baixa, jusqu'aux provinces du midi Extremadura, Alemtejo et Algarve, où elle atteint son maximum.

On peut dire qu'à ce point de vue le Portugal se dédouble en deux régions différentes.

L'une, au nord du Tage, qui a une population dense avec une faible mortalité infantile, et l'autre, au sud du Tage, qui a une population faible avec une grande mortalité d'enfants.

IV

Cette distribution topographique de la mortalité infantile n'est pas en concordance avec les variations régionales de la naissance et ne coïncide pas toujours avec la répartition de la mortalité générale.

Elle dépend des conditions climatériques, économiques et sociales que je vais énumérer.

a) Tandis que dans le nord la population raréfiée sur la frontière se trouve accumulée sur les versants maritimes du système orographique de l'Estrella et le bord *mézozoïque* du littoral, au sud du Tage nous rencontrons la population la plus faible sur le littoral et la plus dense vers l'intérieur.

Celle du nord bénéficie du régime du climat maritime, celle du midi souffre en général l'influence d'un climat continental à grandes oscillations thermiques et de son action particulièrement nuisible sur le rythme saisonnier de la mortalité infantile.

b) Dans la population du nord, où la propriété est extrêmement morcelée, le travail de la paysanne se trouve confiné à la culture intensive des lopins de terres voisins de son hameau et ne l'empêche d'allaiter ses enfants.

Dans le sud où existe le régime des grandes exploitations extensives, la paysanne est forcée de s'éloigner de son habitation pour les besoins du travail et se trouve dans la position de l'ouvrière au point de vue des restrictions de l'allaitement maternel.

c) La mortalité infantile du sud dépend encore de l'extension endémique du paludisme et de la gravité de ses formes régionales.

Le paludisme est cantonné dans le nord aux affluents torrentiels de l'Alto Douro, tache dans le centre le delta du Vouga et les petits estuaires du Mondego et du Liz, il s'étend au sud dans les grands bassins du Tage, Sado et Guadiana jusqu'aux confins de la plaine de l'Alentejo.

Les décès des enfants pour cause de paludisme, inconnus dans quelques districts du nord, augmentent progressivement vers le midi, et du nord au sud la mortalité infantile croît en raison directe de son intervention comme facteur de morbité endémique de la population procréatrice et comme mortel ennemi du développement des enfants.

V

Les causes principales de la mortalité infantile sont:

La diarrhée et gastro-entérite.

Les affections broncho-pulmonaires.

La débilité congénitale.

En suite viennent les maladies contagieuses — rougeole, coqueluche, variole, diphthérie, scarlatine et, dans le midi, le paludisme.

La tuberculose est rare dans la première enfance surtout dans ses localisations pulmonaires.

VI

Dans tout le pays meurent annuellement 5.139 enfants à cause de diarrhée et gastro-entérite sans compter ceux qui, figurant dans les causes inconnues, peuvent être morts des suites de ces affections.

À Lisbonne, la mortalité pour ces mêmes maladies est de 269 pour mille de décès de 0 à 1 an; à Oporto, la proportion est de 390 pour mille, plus d'un tiers de la mortalité totale.

Cette effrayante mortalité a pour facteurs principaux:

a) La pratique courante dans les classes supérieure et moyenne de l'allaitement mercenaire dans la famille qui, n'étant pas toujours le plus profitable pour les nourrissons, expose les enfants des nourrices, confiés à leur tour à des gens mercenaires de basse condition, à une mortalité considérable. L'importation des nourrices campagnardes dans les grands centres remplace en Portugal l'exportation des enfants mis en nourrice au dehors à laquelle on a recours seulement pour les enfants abandonnés recueillis par l'Assistance publique.

b) La mauvaise direction donnée à l'allaitement maternel dans les basses classes et même dans la moyenne par l'ignorance et les préjugés traditionnels. L'alimentation solide prématurée est très fréquente.

c) L'extension progressive à Lisbonne, Oporto et dans les centres manufacturiers du travail industriel des femmes qui diminue la puissance lactigène de la mère et la rend incapable d'allaiter régulièrement à cause de l'abandon quotidien du domicile. Il faut ajouter l'incapacité physique d'allaiter de beaucoup de femmes misérables et abandonnées.

VII

La statistique obituaire enregistre annuellement, en moyenne, 3.697 décès par débilité congénitale. On peut supposer le chiffre exagéré par l'emploi abusif de cette rubrique quand on ne connaît pas la cause exacte de la mort.

Cependant à Lisbonne et à Oporto où la statistique est plus exacte elle donne 155 et 177 par mille des décès, la plupart dans les premiers trois mois de l'existence. Après la gastro-entérite qui tue les enfants vient donc la faiblesse congénitale qui ne les laisse pas vivre.

A Lisbonne et à Oporto, elle est surtout fréquente dans les classes ouvrières.

En dehors de leurs conditions physiques et de l'extension des maladies infectieuses, il reste ainsi démontré en Portugal par les remarquables statistiques du prof. Alfredo Costa, que le travail, surtout le travail à l'usine, debout, dans la dernière période de la grossesse, entravant le développement du fœtus et en abrégeant la durée normale de la gestation, engendre des débiles inaptes pour la vie autonome et incapables de supporter les influences du milieu extérieur.

Cette cause s'étend dans les campagnes aux paysannes qui travaillent jusqu'au dernier moment et s'exposent encore à beaucoup de traumatismes accidentels. Il faut ajouter, dans les zones de malaria, l'action du paludisme, ennemi connu de la grossesse.

VIII

Le nombre des décès enregistrés annuellement pour affections broncho-pulmonaires est de 1886 dans tout le pays. A Lisbonne et à Oporto, elles produisent 190 et 175 pour mille des décès, une mortalité plus forte que celle causée par la faiblesse congénitale.

Au contraire de la gastro-entérite, les affections broncho-pulmonaires constituent (sauf l'existence des épidémies de rougeole ou autres) la mortalité infantile de l'hiver.

La statistique ci-contre fait la preuve pour Lisbonne et Oporto:

DÉCÈS POUR AFFECT. B. PULMONAIRES

```
1er trimestre . . . . . .   132 à Lisbonne,  77 à Oporto
2e      »    . . . . . . . .  86       »      41     »
3e      »    . . . . . . . .  77       »      50     »
4e      »    . . . . . . . .  72       »      82     »
```

Dans le pays en général, on reconnaît que, tandis que dans les provinces maritimes où l'hiver est doux la mortalité pulmonaire baisse à $\frac{1}{4}$ du chiffre de la mortalité gastro-intestinale, elle atteint $\frac{1}{2}$ dans les provinces inférieures de basses températures hivernales.

C'est une loi générale.

IX

Le chiffre des décès causés par les fièvres éruptives et quelques maladies contagieuses de la première enfance, coqueluche et diphthérie, souffre de grandes variations annuelles à cause de l'extension occasionnelle et variable de leurs mouvements épidémiques.

Dans la période considérée (1902-1904) cette mortalité évitable se mesure aux chiffres moyens suivants:

                Coqueluche . . . .   366 décès
                Rougeole   299   »
                Variole   191   »
                Diphthérie   84   »
                Scarlatine   11   »

L'action mortifère de la coqueluche, en faisant 366 victimes, est un peu imprévue; il faut remarquer, par contre, combien la scarlatine est rare en Portugal.

Ces chiffres ne diminuent pas dans les âges suivants; la rougeole et la diphthérie en particulier produisent une mortalité plus considérable chez les enfants de la première à la cinquième année.

La mortalité contagieuse est bien plus remarquable à Oporto, 98 pour mille de décès, qu'à Lisbonne, 147 pour mille. Toutes ces maladies contagieuses sont aussi plus fréquentes dans les provinces du nord que parmi les populations disséminées du midi. Elles varient en raison directe de la densité de la population.

X

Dans les 1.400 victimes que la tuberculose fait annuellement à Lisbonne, on trouve 59 enfants de la première année et 157 de 1 à 5 ans. Plus d'un dixième du total des décès appartient donc à la première enfance.

La tuberculose agit même plus intensivement sur la population infantile que sur la population globale. Tandis que le taux de la mortalité tuberculeuse à Lisbonne est dernièrement de 3,8 par mille habitants de tous les âges (dr. Silva Carvalho), en chaque groupe de 1.000 enfants de 0 à 1 an et 2 à 5, elle cause cinq ou six décès, soit le double.

Si dans les premières années la proportion des décès tuberculeux pour le total des décès du même âge tombe beaucoup

        Sur 100 décès de   0 à 1 an. . . .   1,0 pour la tuberculose
         »   »   »   »   1 à 5 ans   9,7   »   »   »
         »   »   »   de tous les âges .   15,0   »   »   »

cet abaissement dépend moins de la diminution de l'action mortifère de la maladie que de l'augmentation extraordinaire des autres
causes de mort dans le bas âge.

S'il y a quelque chose à remarquer dans la tuberculose de
la première enfance c'est la moindre fréquence de ses localisations
pulmonaires.

À Lisbonne on enregistre pour 25 décès de tub. pul. de 0 à
1 an 33 des autres tuberculoses. La statistique du district de Lisbonne est encore plus probante. Tandis que dans la population
générale les tuberculoses du poumon constituent $^3/_{10}$ de la totalité, dans les enfants de 0 à 1 an par chaque tuberculose pulmonaire il y en a deux qui ne le sont pas.

La majeure partie de la mortalité tuberculeuse, extra-pulmo-
naire appartient à la méningite. Quant à la fréquence de la tuberculose intestinale primitive ou secondaire de la première enfance
je ne possède pas de renseignements suffisants. On sait qu'une
fraction du lait consommé à Lisbonne provient des vaches de sta-
bulation inconnue ou clandestine et qui ne sont pas sujettes à
l'inspection sanitaire. Du reste la race *torina* à laquelle appartient la population pécuaire de Lisbonne est moins résistante à la
tuberculose que les autres races *minhota*, *arouqueza*, *barrozã*, du
nord du pays. Le docteur Dyonisio Alvares a trouvé, dans 2 %
des échantillons du lait consommé à Lisbonne, le bacille de Koch.

La haute tuberculosité infantile de Lisbonne et celle d'Oporto
s'étend centrifugement et se fait sentir dans les populations suburbaines.

Ainsi dans les districts de Lisbonne et d'Oporto le taux de
la tuberculose dans les décès de 0 à 1 an est encore de 7,3 pour
mille.

Ensuite il baisse rapidement et à l'exception des deux provinces peu favorisées — Minho et Algarve, où la mortalité infantile
par tuberculose est très élevée —, il tombe dans les autres provinces aux proportions infimes de 3,2 et même 1 pour mille.

XI

On compte annuellement dans les naissances portugaises 2.724
mort-nés. Par mort-né on entend administrativement en Portugal,
dans le sens médico-légal du mot, le fœtus qui meurt avant ou
pendant l'accouchement et qui n'y a pas respiré.

Son inscription obituaire— on ne l'inscrit pas dans les naissances—est très défectueuse et en face des rubriques très vagues qui figurent habituellement dans les bulletins on ne peut toujours préciser si la mort a eu lieu avant ou immédiatement après l'accouchement, ni distinguer les mort-nés vrais des naissances éphémères.

Les 2.724 mort-nés constituent 13 pour mille du total des naissances (mort-nés inclus) et ce coefficient représente, en dehors des accouchements provoqués et criminels qui ne sont pas mis en statistique, la composante perdue de l'effort annuel de la population procréatrice pour sa croissance démogénique.

Cet effort perdu est surtout considérable dans les grandes villes, à Lisbonne et à Oporto, où 76 et 77 pour mille des naissances sont des mort-nés. Elles produisent seules 1.300 mort-nés, soit 50 % de la morti-natalité totale du pays.

XII

La natalité portugaise, — 32 naissances pour 1.000 habitants, — est bien supérieure à la natalité française réduite, plus grande encore que la belge et celle de la Suisse, légèrement inférieure à celles des autres pays latins du midi — Espagne et Italie.

La natalité est petite à Lisbonne, élevée à Oporto, et souffre dans le pays de notables variations régionales.

En 1890, on signalait en Portugal deux centres de haute natalité — un dans le massif montagneux de l'Estrella, Beira Baixa, l'autre dans l'Algarve, qui se trouve peut-être sous l'influence du centre nord-africain indiqué par Cauderlier.

En dehors de ces maximum, la natalité décroissait dans le nord des provinces intérieures pour le littoral et était beaucoup amoindrie dans le midi — Extremadura et Alemtejo (professeur Ricardo Jorge).

À présent, cette situation s'est légèrement modifiée ; la natalité baisse dans le nord très peuplé, et tend à s'élever dans les provinces de population raréfiée comme l'Alemtejo et l'Extremadura — mais nonobstant leurs taux ne coïncident pas toujours avec ceux de la mortalité infantile.

XIII

Une grande partie de nos naissances appartient à l'illégitimité. Il y a en Portugal 120 illégitimes pour 1.000 naissances. C'est un taux bien supérieur à celui de la France, de l'Espagne et de l'Italie et qui est seulement dépassé dans l'Europe par l'Autriche et certains pays allemands, comme la Saxe et la Bavière, où se ressent encore l'influence de l'ancienne législation communale restrictive des mariages.

La haute illégitimité portugaise, en contraste avec celle de la population espagnole, qui a une composition ethnique très voisine et des mœurs et une législation très semblables, ne peut être expliquée par des conditions de race.

On peut dire qu'en Portugal la recherche de la paternité n'est pas autorisée et que nous n'avons pas de législation protectrice de la femme contre l'abandon et la séduction, mais la même chose arrive dans le pays voisin.

D'ailleurs l'illégitimité est très variable dans le pays. Très forte à Lisbonne, $\frac{1}{3}$ des naissances, et à Oporto, $\frac{1}{7}$, elle est aussi, en dehors des grandes villes, très élevée à Traz-os-Montes, Minho, Beira-Alta et à l'Alemtejo, dans le midi. On peut remarquer pour le Minho et Beira-Alta qu'elles sont les provinces du pays où l'émigration est plus forte.

La mortalité infantile illégitime est plus élevée que celle des légitimes, 159 par 133 par mille.

On enregistre cependant deux exceptions curieuses à cette loi — Lisbonne (ville) et la province du Douro.

À Lisbonne, la diminution de la mortalité illégitime est artificielle et s'explique par l'expatriement des enfants de l'Assistance publique en province.

Ils sont surtout envoyés dans le district de Leiria où pour ce motif est fortement développée l'industrie nourricière.

Dans le Douro et la Beira Alta, les illégitimes jouissent d'une situation vraiment favorisée. Il est curieux de remarquer que ces provinces sont justement celles où les cas d'abandon sont moins fréquents. Dès que les enfants illégitimes sont reconnus par leurs parents et réintégrés dans la famille, leurs conditions d'infériorité disparaissent.

XIV

L'abandon était autrefois très fréquent en Portugal. Dans l'année 1861-62, époque où était en vigueur le régime des tours (*rodas*), il y fut reçu 16.429 enfants et leur élevage absorbait la moitié des ressources municipales. De ces enfants, 60 % moururent jusqu'à 7 ans, et la mortalité des hospices était beaucoup supérieure à celle des enfants qui vivaient dans leurs familles même les plus misérables.

L'extinction progressive des tours a causé une diminution considérable dans le nombre des abandons et aujourd'hui la situation se trouve beaucoup améliorée.

Les abandons sont surtout réduits dans la province du Douro, la première qui a supprimé les tours et où actuellement l'assistance infantile dans les districts est mieux organisée — hospices de Coïmbre, Oporto et Penafiel.

Dans le Minho, le Traz-os-Montes, la Beira Baixa et l'Extremadura, ils sont plus fréquents, mais encore la plus grande partie des illégitimes sont reconnus par leurs parents.

Où le problème de l'abandon reste encore grave, c'est dans l'Alemtejo et l'Algarve où, quoique l'illégitimité soit moindre, les abandons sont très fréquents. Dans l'Algarve particulièrement 43 %, presque la moitié des enfants illégitimes, sont abandonnés et, si dans tout le pays on trouvait la même proportion, le nombre annuel des abandonnés atteindrait 10.000 environ.

La situation sociale si attristante de ces deux provinces doit influencer la haute mortalité infantile, que nous avons signalée précédemment.

*

Voici, messieurs, les chiffres qui dessinent les différentes faces du problème de la mortalité infantile en Portugal.

La mortalité des enfants, si évitable, est à présent une des questions médico-sociales qui passionnent le plus les hygiénistes, les philanthropes et les hommes d'état, et je crois que, pour ce motif seulement, cette communication ne sera pas tout à fait sans intérêt pour vous, qui êtes hommes de science et gens de cœur.

Je vous remercie, messieurs, et je réitère aussi à M. le prof. Ricardo Jorge et à ses illustres collaborateurs MM. Henrique Schindler et Mattos Chaves les renseignements qu'ils m'ont fournis et de la bonne volonté qu'ils ont voulu me dispenser.

DISCUSSION

M. ADOLPHE SMITH: (Le texte ne nous a pas été remis).

M. RICARDO JORGE: Je salue au nom de mes compatriotes, au nom de mon pays, les paroles si flatteuses et si bienveillantes pour nous que M. A. Smith a si éloquemment prononcées. Et au nom de tout le monde, au nom de l'humanité, je le salue à cause de son généreux élan.

Fighting Plague in Japan

Par M. Shibasaburo Kitasato, Tokio

Mr. President and Fellow Members :

I thank you for the honour you have conferred on me in giving me an opportunity to speak in your learned presence on preventive medicine. Such an honour has been a long cherished wish of mine, and therefore in response to your request, I intend to compose a brief sketch of the various plague epidemics in Japan, and chiefly of the preventive and sanitary measures taken against them in my country.

Plague Epidemic and its Detrimental Effects

An epidemic of plague such as had formerly raged in India and Hong-Kong was introduced into Formosa in 1896, and since that time that island has become a permanent seat of dangerous plague. Since Japan came into possession of this island, it has become almost impossible for her to get rid of this fatal disease. However, a strict enforcement of the preventive measures and quarantine systems has produced a good effect in preventing its intrusion into the mother country. But the danger soon began to present itself from quite other sources, when in 1896 the first case of plague was found on board a vessel that had just entered Yokohama. She brought the dangerous germ from India and Southern China, with which regions Japan now has frequent commercial intercourse. Since this event, steamers arriving at Yokohama, Kobe and Nagasaki have brought several cases of bubonic plague, but the discovery having been made in due time and preventive measures and quarantine properly applied, the infection was avoided, for a time at least.

It seemed to be not the patients but inanimate objects that introduced the plague. Vessels coming from infected regions, such as Bombay and Hong-Kong, began to introduce into our country the plague germs, which happened to be mingled with their freight, principally consisting of cotton. Unaware of the fatal germs, we allowed the freight to be landed, with the consequence that the infection spread rapidly in the principal trading ports. The epidemic prevailed first among the rat tribe and then spread among men, with the result that many human lives were sacri

fied and tens of thousand of yen were expended in fruitless
attempt to stay the disease. The foreign trade of the country also
suffered considerably.

The Principal Epidemics in Japan have been as follows

The first outbreak of plague was during the year 1899-1900.
It began in Kobe, and then spread to Osaka, where the ravages
reached to a high mark, and went as far as Hamamatsu and Wakayama. The total cases during this epidemic numbered 230.

The second one was during the year 1902-1903. The source
of this outbreak was probably the cotton imported from Hong-Kong. The first case was discovered in Yokohama and the infection spread to a restricted portion of the city of Tokio. The epidemic was successfully combated with the combined efforts of the
two cities, after it had claimed 71 victims.

The third one is that of 1905 which is still prevailing. It has
already claimed a number of poor victims in several localities,
namely Tokio, Chiba, Kobe, Osaka, Kagawa, and Moji. The epidemic of Tokio broke out in the early spring of the year at Fukagawa, and then spread to Chiba, where we experienced a slight
case of summer epidemic. From May to the middle of June the
plague raged in a village of Kagawa Prefecture and spread among
the fishermen by direct contagion. In its severity this epidemic is
unparalleled in recent years. It appears to have been caused from
an origin similar to that of the epidemic in Osaka and Kobe as stated below. In August two patients were found in the city of Kobe,
and within a few months the number increased rapidly so that
during the last year (1905) the total number of the victims
amounted to 90. Next to Kobe, Osaka suffered the most, having had
a large number of patients — 134 in three months — since October last. In both cities the epidemic spread over the whole area
and is still raging. The germ was carried to Moji where it claimed nine victims. The plague was unprecedented both in severity and in the number of victims, the total cases during the last
year having reached to 297.

The number of the patients during the last year in different
localities has been as follows:

Tokio, 15; Chiba, 11; Osaka, 134; Nara, 2; Kagawa, 36; Kobe, 90; Moji, 9; total 297.

The following table shows the regions and numbers in the series of outbreaks in Japan:

Year	Patients	Deaths	Principal Region of Epidemics
1899	62	45	Kobe, Osaka
1900	168	153	Kobe, Osaka, Hamamatsu, Wakayama, Nagasaki
1901	2	2	Wakayama
1902	14	9	Yokohama and Tokio
1903	57	49	Yokohama and Tokio
1904	1	1	Kobe
1905	297	257	Tokio, Kobe, Osaka, Chiba, Kagawa, Moji, Nara
Total sum	601	513	

The money spent for preventive purposes and quarantine reached an enormous amount. During the first outbreak Osaka city spent more than 352,500 yen; during the second outbreak Tokio city, although her patients numbered only 15, spent 220,000 yen, — i. e. 14,600 yen for each victim. The figures only show how expensive an outbreak of plague is, to say nothing of the dreadful effects upon human life. From the above mentioned facts, it may easily supposed how great a burden the present epidemic which is raging in Kobe and Osaka with unparalleled vigour will bring upon the financial resources of the country. The city of Kobe spent 310,000 yen and Osaka spent 470,000 yen for preventive measures; and it is clear from the present condition that we shall have to spend a far greater amount to keep the plague at bay.

These are the direct burdens imposed upon the finances of the country, but this is not all; for the indirect detrimental effects should be also considered. The loss is inestimable, because it is such a wide and far-reaching one, affecting both domestic and foreign traffic, that it can not be compared with any other kind of epidemics, even without considering its direct damages upon a limited community. Plague is indeed the most fearful enemy of mankind.

From our studies of epidemics in Japan we can see that there are two ways in which it might be introduce. The one is by contagion from plague patients imported and the other by contact with the disease germ mingled in the freight brought in from some infected regions. Preventive measures depend upon these ways. If the way be by plague patients, discovery is made easier and the preventives or quarantine, as the case may be, can be applied promptly so that the ravage can be confined within at least a small radius. On the other hand, if the disease germ is going to be propagated through the medium of the rat tribe, prevention becomes more difficult; for at the same time that the discovery of the infected rats is made, human beings are already the victims. Moreover, at the moment that man receives contagion from rats, the ravage of epidemic as a rule reaches a high mark, so that the outbreak soon assumes a character difficult to control, and the ravage spread far and wide, affecting both men and animals. Such a case may be illustrated by the first outbreak and by the present epidemic, in which Osaka and Kobe are the chief sufferers. The ravage at Chiba and Kagawa may be taken as an example of a case in which the source of the epidemic was a human patient. In this outbreak we were able to have the ravage confined within a small locality by promptly applying the preventives, that is to say, before the rat tribe was attacked by the germ. We can see thus the same preventive measures giving different results in different cases.

In every case of epidemic it is difficult to ascertain the exact circumstances under which plague is introduced. This is especially so when the medium of propagation is something other than a human patient, notably rats. So far the plague epidemics in Japan has in every case been first discovered in localities communicating directly with foreign countries and has then spread to internal regions. Moreover, the first case in a locality that has subsequently become the source of the epidemic has been invariably associated with freight imported from infected regions. The first epidemic broke out from a steamer that entered the port of Kobe, bringing in raw cotton and Chinese rice from Bombay and Hong-Kong. The second epidemic may be traced to a vessel that entered the port of Yokohama with a freight consisting of raw cotton. The present epidemic prevalent in Osaka and Kobe may be traced to a vessel in Kobe harbour, on which the raw cotton was imported from Bombay to the Cotton Spinning Co. in Kobe. These show almost identical origins for the fatal pestilence.

As a rule, the plague germ on entering these trade ports does not directly attack men, it first infects the rat tribe, and by the time human victims have been discovered the disease has assumed a well advanced form. This fact has been seen in several occasions. The present epidemic in Osaka is a case in point. It was preceeded by the discovery of infected rats in February, and during May of the same year human victims began to appear, thus showing how deep rooted is the source of infection.

With respect to the season it has become evident that a winter epidemic is generally of a chronic character and rages for a long period, spreading over a large area. The severity of the disease is also shown by an epidemic of this nature. To this class belong the first and the present epidemics in Osaka and Kobe and the epidemic which occured in Tokio and Yokohama. A summer epidemic is usually acute in character and spreads as a rule by contagion. It is severe but is of short duration; and is limited to a small area. To this class belong the epidemics in Chiba and Kagawa, last year, and that in Hamamatsu in 1900. It is noticeable that during a winter epidemic a large number of rats are found infected; whilst in a summer epidemic infected rats are rarely if ever found.

Preventive Measures

It has been shown that plague epidemic in Japan have their origin in the regions of the Indian Peninsula, South China and Formosa, the first and most urgent step in the way of preventives is therefore to put quarantine on the vessels coming in from these regions. Hence, quarantine stations have been erected at Yokohama, Kobe, Nagasaki, Moji and other principal trade ports, and quarantine measures enforced as strictly as possible. Plague-infected vessels are forbidden all communication with the land and are to apply the rat-killing measures and other sanitary methods. For killing rats aboard a vessel, specially constructed rats destroying boats, similar to those used in the port of Hamburg, Germany, are to be despatched. These boats are provided at Yokohama, Kobe and Moji, and are now in use.

To the Bureau of Public Health under the Department of the Interior belongs a special Office for adopting and executing measures against infectious diseases. Its officials are composed of physicians and surgeons, their assistants and quarantine commissioners. Each municipality or prefecture has also instituted a board of health consisting of one physician and several assistants with a number of inspectors. This organization is placed under the direct control of the police department. They take charge of all the matters relating to infectious diseases. The principal prefectures and districts are provided with isolating hospitals and laboratories to receive patients and to take necessary preventive measures. In cases of plague-outbreak the prefectural governments increase the number of officials so as to meet the occasion. When an outbreak is of unusual vigour an Imperial ordinance is issued

by which is ordered the organization of a special board for preventives against plague, consisting of commissioners, inspectors,
clerks and watches. Several councillors are also to be appointed
whose function it is to submit advice on the matters in question.
On account of the present outbreak Osaka municipality has in
commission 311 officials and several councillors.

In Japan all affairs relating health and sanitary measures,
particulary to the preventive measures against infectious diseases,
belong to local administration; but the execution has to be carried out with the aid of the police. The expenses required for the
purpose are borne by the people of the locality with the aid of
financial resources of the prefectural or municipal government.
The central government, moreover, has promised to aid the local
governments in case of an outbreak of contagious diseases to an
amount not exceeding ⅙ of the total expense. In case of plague,
however, the central gouvernment has spent and is spending an
enormous amount far above the fixed rate.

The Institute for Infectious Diseases acts as councillor to
the government for matters relating to health, and especially to
the preventive and sanitary measures against infectious diseases.
In time of plague epidemic the Institute furnishes, through govern-
mental appointment, those commissioners and officials who
take charge of preventive and sanitary measures. It has a plague
laboratory conducted by the most advanced scientific methods.
Here are prepared pest-serum and vaccine for the use of the
whole country. As a part of its work it gathers a number of physicians and surgeons from all parts of the country and gives a
course on bacteriology and epidemiology. Those who have already finished the course in the Institute number at present 1293
and may be found scattered throughout the country. At least a
part of them is now actually engaged in important work in hygiene and preventive affairs.

As these specially educated physicians and surgeons are lo-
cated throughout the country, it is matter of ease to gather several hundreds of commissioners at once in a time of emergen-
cy. To fight the plague there is usually needed a large number
of experienced physicians; and for this preparedness the country owes much to the Institute.

Such is a brief account of the organ for the preventive
work done in Japan. I must here express my sincere admiration at the way in which the United States is providing against

infectious diseases by appointing medical officers to be stationed
at the principal ports of the world. I believe that preventive
measures against plague are the most urgent need of the age,
but in order to be of permanent good, the measures should not
only include the temporary suspension of the intrusion enforced
at one's own ports, but medical officers should be stationed at
the infectious source, where departing vessels should be strictly
examined. I have suggested that officials should be stationed at
least in ports of India and South China, to which the plague outbreaks in Japan had been traced.

In fighting plague quarantine on ports, however strict and
complete, can not be solely relied on, hence the general measures of providing against the infectious diseases throughout the
country must be perfected. As plague can not be considered
among ordinary infectious diseases, the regulations bearing on the
infectious diseases in Japan were found unavailable, and the government had to remodel them so as to meet with the needs of
the time. The principal features in the new regulations may be
stated here:

1. Disinfection; discommunication; isolation; the preventive
measures against infectious diseases to be enforced not only upon
patients whether dead or alive, their houses and furniture, but
upon all suspicious cases.

2. For disinfection of plague all rats to be killed.

3. If infectious patients be found to be a case of plague,
the days of isolation be not less than ten.

These regulations were based on the experience of several
years. As to the disinfection it is necessary to make its area as extensive as possible as the plague germ is very easily propagated.
Again, bubonic plague often developes pulmonary or dermic plague, and the disease not unfrequently infects by direct contagion
especially in time of epidemic; discommunication and isolation
must be strictly enforced. A fixed isolating period of ten days
was desired as the incubation period of the plague lasts from six
to seven days. Killing all rats if possible was deemed necessary
from the fact that the animal has the closest connection with
plague. These principles were applied where the intrusion of the
pestilence was suspected previous to the formulation of the new
regulations.

In killing rats it is important to remember that traps and
appliances should be set in all buildings, particularly those which

contain cotton and grains in which the plague germ is most liable
to be stored. I gave out a warning in this respect and made a
suggestion a few years ago, as the result of which the municipal
government of Tokio issued an ordinance respecting building of
ware houses. According to this ordinance all buildings must be
constructed so as not to allow a place of abode for the rat tribe.
Similar regulations have been adopted in other cities and prefectures, especially in places directly connected with foreign countries. Legal acts appear rather despotic; nevertheless it must
be regarded a necessity in view of the dreadful character of the
disease that is propagated by rats. I believe that the application
of such a rule should be permanent, not only on ware-houses, but
on all dwellings, making them all «rat-proof», then the danger of
infection would be greatly lessened. Such a step is yet to be
taken.

Sanitary Works

The principal works realized from the preventive measures
are: 1, bacteriological examination; 2, searching for patients; 3,
killing rats; disinfection, and application of sanitary methods; 4,
disposal of patients and of infected articles. The work may be
briefly described as follows.

The bacteriological laboratories in different districts and
prefectures, which in ordinary times are used for examination of
infectious diseases in general, have been specially provided with
facilities for the study and examination of plague, and in the
time of plague epidemic they may be used for this special purpose.
In such places as Kobe, Osaka, Yokohama and Tokio, which are
most frequently threatened with plague intrusion, the government
has been encouraging the destruction of rats, for several years
past, by buying from the people all rats killed or caught. This
practice has a twofold purpose, one the preventive of an epidemic
and the other to ascertain if there be found any infected rats, as
these usually precede an epidemic among men. Each of the rats
bought by the government, immensely numerous in number, is
examined bacteriologically. (Here is shown a photograph of rat
examination in the laboratory of Tokio Metropolitan Police Board).
In the laboratory of the Board, rats from 3,000 to 4,000 in number
are daily examined, even in ordinary times, and in time of an
epidemic the number reaches an enormous figure. As the plague
outbreaks in Japan are usually preceded by the infection of the

rat tribe, the examination of rats may be regarded as a sort of reconnoitering work. The use of the reconnoissance may be illustrated by the fact of the infected rats having been discovered in Yokohama in 1902 before any human victim could be found, and the warning was given in time. Examining rats was even more necessary in time of an epidemic, for it was only by such processes that the conditions and manner of propagation of the plague could be actually known.

From the experiences of the past, it may be suggested that in examining rats particular attention be paid to the submaxillary, cervical gland and spleen of the animal. Those organs in most cases show the evidences of infection, if there be any. The inference drawn is that the rat tribe receives the plague germ through the mucous membranes of the mouth and throat. An important work during an epidemic prevalence is the bacteriological examination of the matters obtained from the patient or the dead, for the diagnosis of plague depends on both clinical and bacteriological examination. In suspicious cases materials for examination are taken from the affected parts, such as glands or skin lesions, and the expectoration of the patients is frequently subjected to examination. In the dead, the heart blood, spleen juice and the contents of the glands or lungs are to be examined. In connection with these materials, microscopical examination, germ culture and animal experiments are carried on. Agglutination for the pest serum is also unavoidable. It is, of course, difficult by any of these methods to ensure the discovery of infection, but many cases are on record in which suspicious things such as cotton filth and decayed grains were really found infected with plague germ. Such a case was illustrated in Osaka in 1899 when cotton filth revealed plague germ under bacteriological examination.

Searching for the patients is, also, an important work of prevention, especially when intrusion of plague is suspected. Physicians are generally expected by law to report when an infectious disease is discovered, but such reports are in most cases unavailable, for they can not be relied on regularly. During an epidemic period the number of plague cases brought to light by physicians' reports amounts to only 1/10 of the whole patients actually existing. So far, the physicians in the localities where plague never visited before, have been ignorant of the disease and have permitted the epidemic to spread rapidly. This unfortunate fact was illustrated by the outbreak in Kagawa last year. As a means of promptly seeking out the patients in places which are frequently menaced with the intrusion, the physicians attached to the police are intrusted with the power of examining the dead from acute feveric diseases. That such examination should not be neglected has been shown by our experiences during epidemic periods, for it has given the same result as the reconnoitering work by the examination of rats. The following shows the finding of plague patients during the present epidemic in Osaka and Kobe, last year:

	Osaka	Kobe
Physician's reports	49	30
Inspection of dead	27	26
Inspection from house to house	34	33
Isolation	17	0
Miscellaneous	4	1
Total	131	90

From the foregoing table it will readily be seen that, if the dead had not been examined, 27 cases in Osaka and 26 cases in Kobe which were found to be really infected with plague would have been regarded as cases of ordinary diseases, thus increasing the sources of the epidemic. It must be admitted that it is not an easy task, though a very necessary step, to inspect apparently healthy persons living in an infected locality or its vicinity. The districts where the epidemic is most liable to prevail are the places where ignorant people reside, and the fact hinders the progress of the health inspecting officials. Only by their devotion to duty and work could these physicians succeed in their efforts. Their admirable work was illustrated during the outbreak at Tokio in 1903, where in every case, except the 3 early cases out of the total of 13 plague patients, diagnosis of apparently healthy persons gave a warning hint, and the patients were promptly removed and isolated. In the present epidemic in Osaka and Kobe not a few dangerous cases were discovered by the inspection of persons, as the foregoing table shows. The task of finding plague cases by such methods, however, becomes difficult in proportion as the epidemic spreads further and the patients are found scattered over a wide area.

Plague in a patient or a dead person has to be ascertained, as aforesaid, by both clinical and bacteriological examinations, but application of such a test needs to be done as speedily as circumstances permit. The determination of a plague case was usually effected within 48 hours after the finding out of the suspicious patient or death. During the examinations the patient or the dead person is to be restricted as though a real plague case.

In localities where imported freight is stored or laborers live, or of imperfect sanitary surroundings, rat killing measures are enforced even on ordinary days. In time of impending intrusion of plague rats killing measures are generally enforced. Two days at least previous to the application of sanitary system, rat killing devices, traps and poisons, are provided for every dwelling and ware houses. In buildings that can be tightly enclosed, vapour of formalin or sulphurous gas is set free. All such places as permit abode to rats are to be rebuilt, sewerages to be improved and filth burnt. These constitute the rat killing sanitary measures. Occupants of the dwelling where plague patients are found or where infected rats are frequently found are to be removed and the whole building desinfected by the application of the rat killing sanitary measures. Around such buildings are constructed zinc walls, and in the neighbouring sewers are set metal nets. If the infected place includes an extensive area it is divided into small sections, and a similar method is applied to each section. The first step in sanitary method is to disinfect the furniture, search for rats, and then disinfect the whole building. As disinfectants carbolic acid, sublimate and lime water are used. Articles of a suspicious nature are sometimes steamed, boiled or burnt. The disinfected objects are then exposed to the sun.

In applying disinfection in some instances it is desirable to destroy the whole building by fire. I believe we should be justified in taking such extreme measures as a mean of absolute disinfection in case the infection has not yet spread to a wide area and for a building situated in such a position as to inconvenience the application of sanitary measures. Such a measure was not infrequently taken in Japan. Before setting fire to a building precautions are necessary to prevent rats from escaping to neighbouring houses to which they might carry the germ. This is done by surrounding the house with zinc walls.

Difficulties of disinfection by absolute destruction of the whole house are in many case unsurmountable. This is particularly so when plague patients and infected rats are found scattered over a large area. The present epidemic in Osaka and Kobe illustrates such a situation, as in these cities the ravage is not confined in a small area but scattered throughout the whole of the cities. Had extreme measures been applied in these cities, the whole districts would have been burnt.

The zinc walls used in connection with the disinfection display a peculiar appearance. They serve to keep off the rats from infected place. The effectiveness of walling in a small area before epidemic becomes vigorous, has been illustrated during the outbreak in Yokohama and Tokio. The height of the walls varies according to different circumstances, but usually it is of about three feet from the ground with a foot or two buried in the earth so that rats can neither climb over such a wall nor go under it. The use of zinc for such a purpose is apparent, for it is not liable to rust like some other metals, and may be used repeatedly. These zinc walls were built in every epidemic period, but the largest of them where those built in 1903 in Tokio. These walls inclosed an area of abouth 3 4 mile square, with partitions dividing it into several sections. Besides, every place where infected rats were found was inclosed with a wall. The total length of the zinc walls measured 204,148 feet or about four miles. (Here is shown a photograph of a part of the wall).

The discovery of a plague suspected patient is to be promptly followed by the proper measures to prevent further spread. Inspecting physicians hurry to the patient's residence, and if the suspected person proves to be a real case, he is at once conveyed to a hospital for infectious diseases, or to an isolating hospital where proper treatment is given. Should the discovery made in a dead body, the remains are first disinfected and then disposed of by cremation. Each member of the infected family, and suspected persons in the neighbourhood, are sent to an isolating house. Even apparently healthy persons are subjected to daily examination during the days set for isolation. They are treated with all the possible means of disinfection and prevention, including the inoculation of the pest serum, which gives passive immunity. Those who are in less danger are inoculated with the pest vaccine.

The pest serum and vaccine have been used in every epidemic, those who were treated with the remedies numbering tens of thousand. We have been unable to obtain the exact statistics, during the epidemic periods in the main Japanese islands, as to the value of these remedies, and the question remains yet to be settled definitely as to the susceptibility to the infectious influence of those who have received the administration.

In the outbreak in Tainan, Formosa, which occured in 1901,

the conditions enabled us to obtain a valuable set of statistics, and the enormous number of persons who were vaccinated gave hints as to the value of the vaccine. Of 10,876 inoculated persons in Tainan only seven were attacked by plague; while out of about 40,000 persons who failed to receive the treatment more than five hundred were infected with the disease. From such facts it is not difficult to believe in the favourable resultat of the vaccination, although we are not yet in a position to assert its value conclusively.

Those plague commissioners and officials, who, at the call of their duty, have to come in contact with the dangerous patients, have received the inoculation of the serum. During every epidemic officials have been inoculated with the small quantity of the serum (16-20 c.c.) and none of them has yet been infected. During the present epidemic in Osaka and Kobe prophylactic serum inoculation was applied to the persons who were members of an infected house. The results of the prophylaxis are as follows:

Table showing the number of patients:

	Osaka	Kobe	Total
Total	829	4,477	5,306
Not inoculated			
Infected	16	15	31
Total	137	157	294
Inoculated			
Infected	—	1	1

The one case which was infected after the inoculation, was found to be a member of a family one member of which had been suffering with pest pneumonia and the patient had been infected previously to the inoculation, eruption being only delayed by the inoculation of the serum, and we are glad to add here that she is now on a way to recovery, though the case was one of the pest pneumonia.

In such instances the value of the serum inoculation as prophylaxis has apparently been proved.

For treatment of plague patients two methods may be recommended, the one requiring operation, or extirpation of bubos, and the other the inoculation of the serum. Efficiency of the treatment depends on the stage of plague developed, when performed at an early stage a favourable turn may be expected, but in the later stage, especially when the patient develops septicæmia, the treatment becomes futile. Hence it is important for physicians to diagnose patients at the earliest stage possible. The good result to be obtained from the serum treatment admits of no dispute. During the first outbreak in Osaka Yersin's serum was used for inoculation, but owing to the scarcity of the supply results fell short of expectations. Since 1900 our Institute commenced the preparation of the serum to meet the constant demand. For the patients actually suffering from the plague a comparatively large quantity (200-240 cc.) of the serum ought to be used. Although we are not in a position to ascribe to the pest serum such absolute effectiveness as the diphtheria serum has, we have no doubts as to the value of the former remedy. The following fact illustrates most closely the value:

A series of experiments was conducted in an isolating hospital in Tainan, Formosa, with a view of comparing the results of serum inoculation with those of extirpation of bubos and systematic treatment. Of the fifty six patients operated on 35 (62,5 %) died, while out of the same number of patients treated with the serum death rate was 34 %. From these experiments it is seen that the power of the serum reduced the death rate considerably.

That the most effective way to save the patients is to resort to both serum inoculation and extirpation of bubos at as early stage as possible has been demonstrated by the experiences so far obtained during the epidemies in Japan.

Rats as Propagators of Plague.

The fact that the rat is closely connected with the plague outbreak at all times and places has been evidenced and admits of no dispute. The epidemics in Japan have been invariably traced to this animal. Obviously rats have a high susceptibility to plague; their habits, too, bring them constantly in contact with filth which conveys the plague germ; and they feed upon one another. These facts must favour to spread the plague. The discovery of human victims of pestilence is almost invariably preceded by the discovery of the plague infected rats. Hence the killing of rats must be resorted to as the first and most important step in the prevention of the epidemic. In the first epidemic in Osaka and Kobe the ravage was gradually stopped by urgent efforts directed at the destruction of rats; and that in Tokio and Yokohama was confined to a small area by the strict enforcement of rat killing measures. The number of rats killed in Tokio since

1900 up to date amounts to the enormous figure of 4,820,000, that is to say average 800,000 a year. In other words, if these dead rats were laid side by side they would fill the length of 75 miles. The price paid by the local government for these rats, which are bought from the people, as aforesaid, amounts to 160,000 yen, that is in Tokio city alone.

The rat tribe, however, increases at an enormous rate. In a month after pregnancy more than five young ones are, as a rule, born from a single pair. Each young rat reaches puberty and pregnates at the age of three months. They thus multiply by geometrical progression; and if rats be destroyed by artificial means the destruction only lessens the struggle for existence, and the rate for multiplication redoubles. In Tokio more than 4,800,000 rats have been killed; yet we can hardly notice any considerable decrease in the numbers of the animal.

For killing rats in Japan, such poison as arsenic and phosphorus, together with traps, are chiefly used. As the Danlz's bacillus, which may be effectively used for killing field mice, has been found futile for house rats, we do not use it now.

As to the disposal of rats for plague prevention some one has offered the following suggestions:—The rats most prevalent in human habitations belong to the species of Mus rattus, which unfortunately is most liable to be attacked by plague. There are others, however, belonging to the species M. decumanus, which has a comparatively great power of resistance against plague. The latter species is a great enemy of the former, hence by letting M. decumanus increase its number the plague-conveying rats could be greatly extinct. Such a suggestion appears to me impracticable, for from my actual observations it is evident that so far as the epidemic in Japan is concerned the kind of rats has had very little to do with propagating plague. The result of zoological researches, moreover, tends to confirm the fact that, although there are found these two species of rats distinctly marked, the rat most prevalent in Japan is a mixed race between the two, which is also susceptible to plague. Such facts rather contradict the assumption that the two species are natural enemies to each other. The suggestion, therefore, can hardly be made the basis of plague preventive measures.

The best way to treat rats in connection with plague preventives is not permit them to remain or to expel them from human habitations. For this purpose I suggested that all buildings be rebuilt according to a proper plan. This particularly applies to the Japanese house, which is in most cases built of wood, as such building are liable to give quarter to rats.

In several tropical countries, the cause of the recent fortunate decline of plague epidemic may, I believe, be attributed chiefly to the rebuilding of the cities since they came into possession of a civilized nation. In Japan such insular territory as Formosa, which has been invaded by plague, is now being attended to the sanitary officials, and the building in the central part of Taihoku city have been reconstructed so as to keep the rat tribe out. As a consequence the ravages of the pestilence are now practically confined to the villages or groups of unsanitary habitations belonging to the natives, who live with rat tribe and permit the animal flourish.

The following table demonstrates the fact that during a plague epidemic the number of infected rats found runs parallel with that of the patients discovered:

	Osaka		Kobe	
	Patients	Infected Rats	Patients	Infected Rats
May	-1	0	0	2
June	0	0	0	0
July	0	0	0	0
August	0	0	2	3
September	0	5	8	1
October	6	39	4	17
November	15	119	36	151
December	82	634	40	405

The number of rats examined last year in Osaka amounted to 1,195,116. Of these 19 infected rats were found previous to May, making the total of 816 infected rats. In Kobe 553,616 rats were examined, of which the number of infected rats found were 579 as in the table. From these it may be inferred that the frequency of infection bears a direct proportion to the number of infected rats found, and that the extent of the epidemic may be approximately known by the extent of the localities where infected rats are found.

Our attention is particularly directed to the fact that the fiercest ravages in every epidemic are found in winter rather than in summer. This may be due to the resistance offered by the plague germ to cold and dryness, — nevertheless it appears to be a point needing consideration. A particularly interesting fact is that both in

Osaka and Kobe the number of infected rats found during last two months of 1905 was a considerable one as compared with the number on plague patients. Also the statistics up to the end of January, this year, have this remarkable feature that there were 481 infected rats against 6 patients in Kobe and 430 infected rats against 16 patients in Osaka.

On the occasion of the present epidemic, I had an opportunity to make a close observation on the prevalent conditions and discovered an interesting fact concerning the habit of the rodent. Rats generally live on the ceiling below the roof, but in winter they change their abode. Their winter abodes are in the ground just below the floor. The ground is dug one foot or two deep; and the openings on the surface give us a hint as to where the rat killing sanitary measures should be applied. When such openings are dug out and examined, rats in considerable numbers are invariably found. It appears that the rodent like some lower animals adopts a subterrestrial life in winter. And as their habit is gregarious and far away from human beings, if a number of dwellers in common are exposed to an infectious disease, a great number must fall victims of the contagion, while the occasions of infection for human beings are relatively much fewer. Again as it is a habit of rodent that the weaker are constantly menaced and frightened by the stronger, those that have been weakened by the plague have to be constantly on the watch against pursuers, and as the weakened rats have no strength to climb fences or mount to any considerable height they are obliged to wander about the surface of the ground. This gives the cause of the large number of infected rats as compared with human patients during a winter epidemic.

It is apparent that the rat killing measures must of necessity involve application of biological knowledge bearing on the rodent. Our knowledge in this respect is yet to be perfected. The rat killing methods of to-day consists of poison and traps. Such methods have only a temporary effect, and cannot be taken as a means of permanently rooting out the evil. As you are aware, the destruction of rabbits in Australia had a permanent effect, and we have much to learn from the method involved. It was based on the fact that the rabbits are polygamous animals and that, if therefore as many females as possible be destroyed by artificial means, the result will be a struggle among males for the possession of females. The result of such a practice cannot of course be expe-

eted in a brief period, nevertheless, it is of a permanent character.
I suggest that something of this nature be planned for the destruction of the rat tribe.

CONCLUSION

In conclusion I should like to suggest here what I consider as an ideal plan for fighting plague. I believe that the fatal pestilence, however obstinate in its ravages and terrible in its effects, can be fought and vanquished by the persistent efforts of man. I also believe that where human endeavours backed by money are determinedly directed against any object, nothing can remain unyielding. But the efforts, however labourious, and the money, however vast, can be of no value unless they be accompanied by wisdom;—I mean the application of the scientific knowledge. The danger of intrusion of plague through open ports must increase in proportion as international commerce progresses and maritime enterprise advances. Again where man fixes his abode the rat tribe accompanies him to share it; and the unwelcome creature becomes the cause of the dreadful evil. In ports where vessels from infected regions frequent, an epidemic of pestilence may not be difficult to fight out. But if it should be that ravage after ravage is going to be spread through fresh cause of importation, the task becomes rather cumbrous, involving the expenditure of vast amounts of money and tedious efforts. In regions like India and South China, plague appears to be deeply rooted, prevailing almost incessantly for several years and producing each year more than 200,000 patients. It is apparent that we cannot avoid the danger of intrusion of the pestilence at any moment so long as we do not cease intercourse with these regions. To be content with merely placing quarantine on the incoming vessels from these places, or enforcing rat killing sanitary measures in the open ports, seems to me a very poor means. Why not extend them to the source of the danger and destroy the cause of the evil permanently? Plague is not only objectionable to the people of one locality, but it is an enemy of mankind. All the civilized nations have to fight this common enemy. I believe that there ought to be an international conference to discuss a plan, collect money and organize an international army to fight and vanquish this disease from the surface of the earth. The expedition should be sent to the regions of India and South China. The expence needed for such an enterprize would be only a small part of what the civilized nations

are spending for keeping of armies and navies; or it would suffice to collect what every country is spending for the preventives
of the pestilence.

Gentlemen, I thank you for your courteous attention.

La malaria en Portugal

Par MM. Ricardo Jorge et Moraes Sarmento, Lisbonne.

Pour l'accomplissement de la tâche que l'Inspection générale
des services sanitaires s'était imposée en publiant, en 1903, une
esquisse de l'étude et du combat de la malaria en Portugal, un
questionnaire détaillé a été adressé aux médecins et aux autorités
sanitaires du Portugal; les réponses devaient servir de base à
l'étude de cet important fléau de notre population et aussi à l'organisation de la *carte malarique*, de la *carte palustre* et de la
carte anophélique, complément indispensable de cette étude.

Voici ce questionnaire:

1 — Quels sont les endroits du pays où vous exercez votre profession, dans
lesquels vous avez observé des cas de paludisme?

2 — Avez-vous trouvé des cas importés ? Veuillez indiquer leur origine exotique ou interne; dans les cas d'une importation interne, veuillez indiquer s'ils
tirent leur origine des migrations qu'on a l'habitude de faire pour des travaux
agricoles.

3 — Y a-t-il des cas autochtones? Veuillez indiquer aussi nettement que
possible les zones malariales en distinguant celles où la malaria sévit habituellement de celles où elle ne se présente qu'éventuellement.

4 — La zone malariale a-t-elle augmenté ou diminué d'étendue? Indiquez
ses variations et les causes qui peuvent les avoir produites.

5 — Quel est le degré de fréquence et d'intensité? La malaria est-elle rare,
fréquente ou très fréquente? Est-elle modérée, grave ou très grave? Vous êtes
prié de vouloir bien rapporter vos indications aux divers endroits où vous avez
observé la malaria. Vous êtes prié également d'indiquer des faits ou des chiffres
permettant d'apprécier la morbidité malariale.

6 — L'intensité malariale a-t-elle varié? Dans quels lieux? Quelles ont été
les causes probables de la variation observée?

7 — Y a-t-il de grands changements annuels d'intensité? Fournir des renseignements sur ces oscillations et leurs causes, et indiquer aussi, s'il est possible, les années de maximum et de minimum.

8 — Y a-t-il des mares, des eaux dormantes qui soient retenues naturellement ou artificiellement, d'une façon transitoire ou permanente? Décrivez aussi
exactement que possible l'état hydrotellurique des lieux par rapport à la malaria, et désignez spécialement les marais, les inondations fluviales, les débor-
dements, les obstructions des fleuves, les mares, les flaques, etc.

9 — Y a-t-il des rizières? Quelle est leur localisation et quelle est la surface
ensemencée? Occupent-elles des mares naturelles ou artificielles? Sont-elles culti-

vées sous le régime des eaux dormantes ou des eaux courantes? Renseignez sur les rapports entre l'oryziculture et la malaria locale.

10 — Les culicides (moustiques) sont-ils fréquents? Les a-t-on classés? Y a-t-on rencontré des anophèles?

11 — Quelles sont les conditions agricoles et économiques locales qui influent sur la production de la malaria? Quelles sont les classes et les âges des personnes atteintes de préférence?

12 — Y a-t-il des fièvres quartes, des fièvres tierces communes ou des fièvres tierces estivo-automnales? Lesquelles avez-vous déjà et où les avez-vous trouvées? Donnez des renseignements sur les modalités nosopyrétiques observées.

13 — Quelle est l'époque de l'apparition épidémique de la malaria? Décrivez la succession des différentes espèces et formes malariques par rapport aux saisons, en faisant la distinction des cas primitifs et des récidives. Montrez les influences qui agissent sur cette évolution annuelle.

14 — Y a-t-il des fièvres sous-continues ou rémittentes et quelles en sont les formes? Voit-on des formes anomales et larvées? Est-ce qu'il se présente de la cachexie malarique et de la tumeur de la rate?

La façon dont la classe médicale a répondu à cette enquête surpassa, il faut le dire, les meilleures espérances.

Les bulletins ont été pour la plupart soigneusement remplis et avec une abondance de détails qui mettaient bien en évidence, non seulement l'observation intelligente de nos médecins, mais encore le désir de bien seconder les efforts de l'Inspection générale pour atteindre son but.

Mais, justement, cette richesse de faits, d'études et de critiques, qui sont un élément essentiel pour l'accomplissement le plus parfait possible de notre programme, retarde toutefois sa pleine exécution à cause du besoin d'accorder et de contrôler les contributions provenant des points les plus éloignés du pays, et l'emploi de locutions qui, selon celui qui s'en sert, peuvent avoir un sens différent; c'est ainsi que la classification de *fréquent*, employée pour le degré endémique par un médecin de la province de Minho presque indemne de paludisme, ne doit pas correspondre au même *fréquent* d'un médecin de la province d'Alemtejo, une de celles qui payent à l'endémie un plus lourd tribut. Le qualificatif *grave* appliqué à l'intensité par le praticien des vallées de *Traz-os-Montes* correspond-il au *grave* de celui des *Baixas do Sorraia*? Et de cette manière, de nouvelles recherches sont rendues nécessaires à tout moment, et des éclaircissements deviennent indispensables pour uniformiser le vocabulaire employé et la critique dont il est l'expression.

Les données qui sont exposées aujourd'hui sont le résultat d'une légère et rapide coordination, et nous réservons pour une contribution ultérieure un travail plus long et plus approfondi, que la brièveté du temps ne permet pas encore.

*

*   *

Un élément que nous pouvons déjà présenter et avec une précision appréciable, c'est la carte du pays avec l'indication de la distribution de la malaria, organisée par communes (concelhos) et désignant le degré de fréquence de l'endémie.

Pour dresser cette carte nous avons eu besoin d'établir des conventions auxquelles il faut se rapporter, pour une bonne compréhension des résultats obtenus:

a) La carte publiée dès maintenant se rapporte seulement aux cas de paludisme autochtone, mettant de côté la distribution de la malaria importée, qu'elle soit du dedans, qu'elle le soit du dehors, par les gens qui dans certaines contrées émigrent périodiquement pour les travaux agricoles. Ce cas particulier donnera lieu à une autre carte.

b) Quand, à propos d'une même commune (concelho), nous avons obtenu des renseignements différents de divers médecins, nous avons adopté l'information produite par celui qui avait la plus grande clientèle.

d) Quand il y avait des réponses négatives et affirmatives sur la même contrée, nous avons adopté l'affirmative.

e) Lorsque l'endémie ne sévit pas dans la commune entière et qu'il y a des localités indemnes, on a teinté tout de même sur le cartogramme la surface entière de la commune. Dans la carte plus détaillée que nous sommes en train de faire, les paroisses et les lieux indemnes de chaque commune seront notés autant que possible.

La distribution des taches sur la carte confirme l'esquisse de la topographie malarique, déjà essayée dans la publication de 1903:

Un segment du grand massif de roches et de terrains anciens dont est constituée la *meseta*, forme l'ossature du sol portugais, qu'une bordure de strates secondaires et tertiaires recouvre dans le retrait du littoral qui s'étend depuis la ria d'Ovar jusqu'au bassin du Sado. Ce triangle méso et cenozoïque ayant sa base sur l'Atlantique et son sommet enfoncé dans la *meseta*, déployant une grande surface de terrains plans et de dépressions inondables, divisible en zones diverses, est la grande contrée malarique du pays.

Au nord, les plaines de sable, les landes, et les campagnes plates de la Beira littorale, depuis Ovar jusqu'à Alcobaça, arrosées par le Vouga, le Mondego et le Liz. Les lits terminaux de ces fleuves grossis par les grandes crues, par les eaux écoulées des versants d'en haut, débordent et inondent; les alluvions se déposent, les marécages se forment. Les colmatages superposés font hausser grandement le lit des rivières; tel est le cas du Mondego qui surmonte l'embouchure des affluents, qui se répandent en marais sur les champs de Coimbre. Entre le Mondego et le Vouga cette région porte le nom de *gandara* ; c'est la Hollande portugaise (Reclus), découpée de champs et de canaux. Le Vouga, avant de se jeter dans les bras des lagunes du littoral d'Aveiro, se répand dans les champs voisins de son embouchure ; le Liz inonde les champs de Leiria.

Au centre, c'est la vallée du Tage, gros fleuve qui, sur les immenses rivages environnant son estuaire, forme les alluvions et les marécages des *Lesirias*. Ses affluents de la rive gauche sillonnent de même la grande plaine d'Outre-Tage, les *Baixas do Sorraia*.

Au sud, enfin, le bassin du Sado, dans le bas Alemtejo littoral, imite, dans ses *lesirias* réduites, l'exemple du Tage.

Les foyers malarigènes, nombreux et étendus dans cette vaste région, se groupent en faisceaux sous les mêmes éléments physiographiques, à savoir : l'hypsométrique et l'orographique — des plaines et des dépressions ; le géologique — des dépôts et des alluvions anciennes et modernes ; l'hydrologique — des inondations fluviales et des stagnations.

La meseta paléozoïque de la moitié sud est aussi infectée de malaria ; c'est le reste de l'Alemtejo voisin des Baixas do Sorraia et du Sado, représenté par les *Baixas* du Guadiana et par le haut Alemtejo. Le terrain a changé, et même en partie l'altitude est montée, mais il y a toujours la lande et le marais.

La malaria souille l'Algarve où la côte est bordée par une bande méso-cénozoïque en dépression.

La meseta de Beira, hérissée de montagnes, est par ci par-là touchée de fièvres ; mais, au delà du Douro, le Minho montueux et intensivement cultivé peut être considéré comme indemne. A cette innocuité régionale une exception, et celle-là redoutable, est opposée par le bassin de l'Alto-Douro. Reléguée des montagnes, la malaria fut se nicher dans les vallées du Douro où elle raffina son intensité dans un endroit si peu approprié en apparence à son *habitat* ; au premier coup d'œil on n'aperçoit aucun trait du faciès paludique dans un paysage aussi alpestre.

Le haut Douro et ses affluents coulent dans un système de vallées où, grâce aux conditions oro-géologiques, les températures estivales passent la mesure ; c'est la *terra quente* (terre chaude) de Traz-os-Montes, soumise à un climat vraiment tropical qui la rend fertile, en contraste avec les terres froides des cimes. Échelonné en rapides et en chutes, le long de son lit accidenté, le fleuve se retient dans les coudes où il repose : l'étiage survient-il et l'eau fait des mares entre les blocs de rochers du bassin. Voilà comment apparaissent les foyers malarigènes dans le lit du Douro et de ses affluents des deux rives, depuis l'Agueda jusqu'au Tua. Les crues violentes, en érodant les roches décomposées des versants, viennent déposer les détritus aux confluents des rivières, où les alluvions forment des marécages. La vallée très connue de Villariça, d'une fécondité édénique, assise sur une couche puissante de terreau, n'est que le lit fortement colmaté du Sabor et du Douro, aussi productif que maladif — un coin vraiment tropical par son climat, sa fertilité et sa fièvre.

Ces traits descriptifs se retrouvent sur le cartogramme, qui fournit toutefois des données plus précises et plus complètes. Au nord sur le littoral de l'Alem-Douro on trouve la large bande du Minho indemne presque en entier ; il y a quelques taches à rare ou moyenne fréquence, surtout dans la zone plus montueuse de l'intérieur, se continuant avec la région de Traz-os-Montes où l'endémie sévit sévèrement. Ce paradoxe de la malaria aux montagnes trouve son explication dans le régime du réseau fluvial, dans l'alluvionnement de leurs confluents, dans les mares de l'étiage, et dans la rigueur estivale des vallées.

A travers la Beira-Alta, la bande de relative indemnité s'étend jusqu'à la Beira méridionale entre deux bandes fortement infectées, l'une interne, au long de la frontière par la Beira-Baixa, en s'unissant à la région du Tage, l'autre externe au long de la côte maritime par la Beira littorale, atteignant aussi le bassin du Tage jusqu'à sa baie. L'extrémité de la presqu'île est presque indemne. Au delà du Tage la tache malarique s'assombrit fortement.

Et voilà la carte générale de la malaria en Portugal, en attendant que des cartes plus minutieuses détaillent sa distribution sur les subdivisions de chaque commune.

*

* *

Notre questionnaire demandait des renseignements sur le degré de fréquence du mal et sur le degré d'intensité. Voilà un point qu'il est nécessaire de débrouiller, ce que nous ferons dans la suite de nos travaux. Un fait peut être mis en relief: c'est que le degré de la gravité ne marche pas de pair avec celui de la fréquence. La figure ci-jointe où sont représentés les résultats de l'enquête pour les communes signale ces discordances.

La mortalité est une source de renseignements dont nous disposons depuis la réorganisation des services sanitaires auxquels la statistique du mouvement physiologique de la population a été confiée.

La statistique des décès que nous avons recueillie pour les districts dans le tableau ci-joint pendant les trois années 1902, 1903 et 1904, serait un moyen de mesurer la gravité régionale. Mais il s'y glisse une cause d'erreur dont on doit se garder: ce sont les cas importés du dehors, assez fréquents dans un pays qui reçoit des réémigrants de l'Afrique et du Brésil. Néanmoins, le supplément de ces malades infectés dans les régions exotiques n'agit d'une manière sensible que dans le nord du pays, dans les districts particulièrement soumis au régime de l'émigration. L'émigration interne des travailleurs du Minho et de la Beira embauchés pour les travaux agricoles des zones malariques de l'Alto-Douro et de l'Alemtejo donne aussi son contingent de fièvres pour des endroits relativement indemnes.

Les districts où le fléau fait le plus de victimes sont ceux du sud. Beja (6,17), Portalegre (3,29) et Evora (3,21) dans l'Alemtejo viennent les premiers, ce qui confirme la mauvaise renommée de cette province au point de vue malarique. Beja détient même le record mortuaire.

L'Algarve vient ensuite avec 2,32. L'Extrémadure atteint encore 2,00 à Santarem mais pas à Lisbonne (1,42). Leiria (0,57) encore plus bas.

Dans les Beiras, Castello Branco (1,36) et Coïmbre (1,04) dépassent encore 1,00. Aveiro (0,58), Guarda (0,56), Vizeu (0,42) présentent déjà des taux modérés, et aussi au delà du Douro, Bragance (0,48) et Villa Real (0,24). Il y a là des foyers graves de malaria, mais il sont restreints.

Dans le Minho, Oporto détient le chiffre le plus bas. Vianna (0,24) vient ensuite, et Braga (0,93) est chargée avec un chiffre relativement élevé, explicable par les infections importées. La moyenne générale du pays serait de 1,12.

Le groupement des chiffres au cartogramme est expressif; au bas, une forte bande depuis l'Algarve jusqu'au bout supérieur de l'Alemtejo; une raie moins grave la surmonte, composée de Lisbonne, Santarem, Castello Branco; Leiria, Coïmbre, Aveiro et Guarda forment une troisième bande plus bénigne; au nord enfin la zone la plus effacée. C'est dire que les ravages de la malaria décroissent du sud au nord.

* * *

L'organisation d'une carte de l'anophélisme a été et est encore l'un des problèmes que l'Inspection générale se propose de résoudre, et auquel le présent travail est une contribution sommaire.

De nombreuses récoltes de culicides, pour la détermination des diverses espèces, ont été faites dans plusieurs contrées du pays, soit par l'un de nous, soit par des confrères et des autorités sanitaires; tout cela a fourni un matériel abondant. Cependant la récolte est bien pauvre par rapport au nombre des espèces rencontrées; nous n'avons trouvé jusqu'à présent que neuf espèces.

Les endroits où nous avons réalisé nos recherches et ceux dont nous avons pu obtenir des matériaux capables de servir au diagnostic, sont les suivants:

Alcacer do Sal
Aljezur
Amial (*Torres Vedras*)
Arronches
Beato
Benavente
Borba
Canha
Carnaxide
Castro Marim
Collares
Elvas
Espinho
Fão (*Esposende*)
Lisbonne
Loures
Niza
Olivellas
Oeiras
Oura (*Chaves*)

Otta
Paul (*Lagos*)
Ponte de Lima
Portalegre
Portella (*Lagos*)
Porto de Santarem (*Ponte de Sôr*)
Queluz
Rio Torto (*Abrantes*)
Santo Estevam (*Benavente*)
Santo Estevam (*V. R. de Santo Antonio*)
Silveiros (*Ponte de Sôr*)
Unhos
Valle das Furnas (*Ponta Delgada*)
Vidago
Villa Verde (*Chaves*)
Vizeu

Les espèces classifiées jusqu'à présent sont:

Anopheles maculipennis (Meigen)
Anopheles bifurcatus (Linneus)
Stegomya fasciata (Fabricius)
Culex spathipalpis (Rondani)
Culex annulatus (Schranck)
Culex pipiens (Linneus)
Culex impudicus (Ficalbi)
Culex pulchritarsis (Rondani)
Culex nemorosus (Meigen)

L'*Anopheles maculipennis* (Meigen) est très largement répandu; nous le trouvons dans les récoltes de Vidago et d'Oura à l'extrémité nord de la province de Traz-os-Montes, ainsi qu'à Paul (Lagos) dans le bord sud de la province de l'Algarve; il existe aussi bien dans celles des rivages du Cayolla, tributaire du Caya à la frontière orientale, qu'à Loures et à Beato dans la presqu'île de Lisbonne. Dans le cœur du pays, nous le trouvons dans les récoltes de Vizeu, Otta, Benavente, Arronches, Ponte de Sôr, Abrantes, etc.

L'*Anopheles bifurcatus* (Linneus) est certainement d'une distribution moins vaste. Nous ne l'avons trouvé qu'à Vizeu et à Collares, et il n'est représenté que par un petit nombre d'exemplaires.

Dans la commune (concelho) de Loures, notre distingué confrère M. Carvalho de Figueiredo a trouvé de nombreux exemplaires d'une variété de ce culicide, qu'il a décrit d'une façon irréprochable et nommé var. *Portucalensis*.

La petite quantité d'exemplaires que nous avons pu obtenir de Vizeu et de Collares et le mauvais état de conservation dans lequel ils nous sont parvenus ne nous ont pas permis d'affirmer s'ils doivent être compris dans la même variété ou non; nous espérons qu'une nouvelle récolte d'exemplaires et une meilleure conservation nous fourniront l'occasion de résoudre cette question.

Macdonald ayant rencontré à Rio Tinto (Huelva) près de notre frontière orientale l'*Anopheles superpictus* (Grassi), nous pouvons soupçonner que ce culicide existe aussi dans notre pays, mais nous n'en avons rencontré jusqu'à cette date aucun exemplaire.

Le *Stegomyia fasciata* (Fabricius) est très abondant à Lisbonne.

Décès par malaria

Districts	1902			1903			1904			Moyenne annuelle	Taux par °/₀₀
	V.	F.	Total	V.	F.	Total	V.	F.	Total		
Aveiro	10	11	21	12	5	17	6	9	15	18	0,58
Beja	56	56	112	58	48	106	48	36	84	100	6,17
Braga	30	9	39	27	2	29	29	6	35	34	0,93
Bragance	11	4	15	5	3	8	4	1	5	9	0,48
Castello Branco	21	22	43	18	12	30	10	8	18	30	1,36
Coïmbre	12	17	29	20	21	41	21	15	36	35	1,04
Evora	26	15	41	38	14	52	18	15	33	41	3,21
Faro	32	40	72	25	31	56	30	26	56	60	2,31
Guarda	7	4	11	7	7	14	10	9	19	15	0,56
Leiria	6	11	17	5	9	14	4	6	10	11	0,57
Lisbonne Ville	17	5	22	19	3	22	11	6	17	20	0,53
Lisbonne Communes	32	28	60	21	24	45	28	24	52	51	1,42
Oporto Ville	2	1	3	—	2	2	3	1	4	3	0,17
Oporto Communes	4	1	5	—	4	4	1	1	2	4	0,09
Portalegre	26	22	48	29	23	52	13	12	25	41	3,29
Santarem	37	36	73	36	29	65	26	17	43	59	2,00
Vianna do Castello	11	5	16	3	1	4	—	—	—	7	0,32
Villa Real	1	2	3	7	4	11	7	3	4	8	0,22
Vizeu	19	5	24	11	8	19	1	—	7	16	0,41
Royaume (Partie continentale)	360	294	684	321	250	571	270	195	465	563	1,21

Des espèces de Culex que nous venons d'énumérer, celles qu'on trouve le plus fréquemment sont, sans aucun doute, le *Culex pipiens* (Linneus) et le *Culex spathipalpis* (Rondani). Dans tous les endroits où la récolte a été un peu plus abondante, nous avons trouvé un grand nombre d'exemplaires de ces deux espèces. Du *Culex annulatus* (Schranck), nous rencontrons des individus à Villa Verde, à Lisbonne et à Castro Marim. Le *Culex pulchritarsis* (Rondani) est représenté dans notre collection, par un seul exemplaire ♀ recueilli à Vidago. Le *Culex impudicus* (Ficalbi) et le *Culex nemorosus* (Meigen) ont été trouvés, le premier à Carpaxide, et le dernier à Alcacer do Sal. (¹)

VŒUX

La section a émis les vœux suivants:

1. Que l'institution des dispensaires anti-tuberculeux se généralise et se multiplie, comme école d'éducation hygiénique, dans les centres urbains, apprenant aux malades l'application rigoureuse des mesures que la science réclame, et contribuant ainsi, par son action bienfaisante, à éviter la diffusion de la tuberculose. Le succès dans la lutte contre la tuberculose dépend de l'union féconde des préceptes de l'hygiène et de l'amélioration des conditions économiques.

2. Que les pouvoirs publics rendent partout, et par une loi générale, obligatoire la pratique actuelle de la désinfection dans certaines maladies; et que les intentions prévoyantes et les prescriptions tutélaires de cette loi n'abandonnent pas la population des petits centres habités, de la campagne même, y créant des établissements publics de désinfection, réglés et fixés conformément au mouvement de la population et des maladies, pour que les petites localités ne continuent pas, comme à présent, à être privées de ce bienfait.

3. Que la section insiste sur la nécessité, dans la mesure du possible, d'une entente internationale pour obtenir dans tous les pays les mêmes lois protectrices du travail.

4. Que le prochain Congrès s'occupe: 1) de la fixation des limites de température et d'humidité entre lesquelles on doit permettre le travail des ouvriers dans l'industrie de la filature et des

---

(¹) Nous répétons ici la note de page 174.

tissus; 2) de la fixation du temps maximum pendant lequel on doit permettre le travail journalier dans les scaphandres et les caissons à air comprimé.

CLÔTURE

MM. OLDRIGHT et LOEFFLER tiennent à remercier le président, le secrétaire et les autres membres de la section d'hygiène et d'épidémiologie de leur grande amabilité et de la peine qu'ils se sont donnée pour montrer aux congressistes étrangers les institutions de Lisbonne, de même que de toutes les autres attentions dont ceux-ci ont été l'objet.

Communications

Communications

QUI N'ONT PU ÊTRE LUES EN SÉANCE

Le régime sanitaire maritime du Portugal

Par M. RICARDO JORGE, Lisbonne

En opérant en 1901 la réforme radicale de la Santé publique du royaume, on dut instituer un système de santé maritime, qui, se détachant autant que possible des traditions quarantenaires enracinées, s'orientât vers les idées avancées de l'hygiène internationale du temps et profitât des leçons domestiques, tirées de l'observation lazarétaire de nombreuses années et de la dure expérience acquise dans l'invasion inopinée de la peste en 1899 à Oporto.

On s'était engagé sincèrement d'abord à effacer ce péché, si souvent imputé, de pays en divorce avec les pratiques sanitaires libérales des nations civilisées et aussi à briser les barrières qui jusque là gênaient l'accès du Portugal par mer; cela sans mettre en péril la sécurité sanitaire légitime du pays et sans blesser les grands intérêts sociaux de la navigation et du commerce.

En ce temps-là, le dernier code européen, en matière de prophylaxie exotique, était celui de la Convention de Venise, établi en 1897 sous la menace de la pandémie pesteuse qui d'Asie paraissait s'essayer à reconquérir le domaine qui, au moyen âge, lui avait donné le privilège de fléau du monde. Ce code international, à vrai dire, n'est pas né viable; il était d'avance condamné à courte vie, incapable qu'il était de soutenir l'espérance, dont on l'avait caressé, qu'il serait le sauveur de l'Europe, en sa qualité de charte commune du concert des nations dans la défense antipestilentielle.

La formule épidémiogénique de la peste — fondement scientifique de toute la pratique sanitaire — qui a inspiré la conférence, à en déduire de ses corollaires, ne pouvait pas être plus étroite et plus démodée. La peste, en somme, a été considérée comme une contagion exclusivement humaine; l'homme était le véhicule de la peste. Or, on savait déjà — la vaste épidémie de peste indienne l'avait montré et le laboratoire l'avait enseigné — que le rat était accessible à la peste, autant, sinon plus que l'homme; on savait que la peste était une épizootie aussi bien qu'une épidémie; que le rat éparpillait la contagion au point de n'y avoir pas d'épidémie importante sans son intermédiaire. Malgré cela les stipulations prophylactiques de Venise gardèrent le silence sur les mesures qui devaient émaner de ce principe nouveau et fécond en matière d'étiologie.

La convention de 97 eut d'autres défauts, mais celui qui lui a mis plus d'entraves a été le large délai de 10 jours, hors de proportion avec la durée d'incubation de la peste, — défaut qui n'est qu'une réminiscence tenace du quaranténisme classique. Et cela a été peut être le motif capital de dénonciation du traité au bout de la période de cinq ans marquée dans la ratification, dénonciation dans laquelle l'Italie a fait le premier pas. De là, la reconvocation des puissances qui vinrent signer l'arrêt tout nouveau de la Conférence de Paris en 1903.

Il y avait précisément deux ans que le Portugal s'était octroyé sa réforme sanitaire. Étant dégagé de tout compromis sur la Convention de Venise — car la signature était restée dépendante d'une ratification qui n'a jamais été faite — notre pays était libre de se doter d'un régime pouvant en même temps satisfaire aussi bien aux dernières données de la science qu'à ses vues et à ses convenances d'ordre intranational et international. Ce fut une œuvre isolée de défense sanitaire précédant l'œuvre collective des nations. On y a traité des points semblables dont les solutions ont été presque toujours semblables et même parfois identiques. Devançant les décisions savantes et autorisées du grand congrès diplomatique et sanitaire de 1903, le règlement portugais de 1901 a le droit de faire valoir son rôle de précurseur de la convention de Paris.

C'est ce que l'exégèse comparée de leurs textes va montrer dans un rapide exposé.

*

*   *

La Conférence de Paris ne s'est pas limitée à une espèce exotique déterminée comme l'avaient fait les précédentes, à Dresde au choléra, et à la peste à Venise. On comprit que les deux pestilences, celles dont les incursions sont les plus dangereuses, devaient autant que possible être comprises dans des pratiques communes de combat.

C'était une habitude invétérée, aussi bien dans les conventions internationales que dans les règlements privés de chaque pays, d'écarter les deux traitements en désignant des délais différents pour les restrictions. La convention mit fin à cette dichotomie; c'était une innovation.

Or cette innovation avait déjà été implantée par notre règlement. On fit passer la peste et le choléra par la même filière, en abolissant dans le comptage des jours les différences classiques, inspirées par des différences incubatoires supposées, et qui comportaient des disparités de traitement embarrassantes au point de vue pratique.

Quant à la fièvre jaune, la conférence s'est bornée à émettre un vote de recommandation aux pays intéressés afin qu'ils cherchent à harmoniser leurs pratiques avec la doctrine moderne sur le rôle étiologique du moustique (¹). Notre règlement, dans son rapport, fait aussi allusion à la théorie, alors récente, du moustique, mais comme l'exclusivisme de ce moyen de transmission ne pouvait pas encore être jugé comme établi, on entendit qu'il n'y avait pas lieu de «déroger tout de suite à la tactique habituelle», d'autant plus que cette pratique satisfait dans son exécution technique aux desiderata prophylactiques de la transmission par moustiques.

Au fait, la plus grande partie de l'Europe, dans le camp de défense sanitaire, se désintéresse de l'épidémisation amaryllique; car, à l'exception des régions méridionales, il lui manque le *stegomia fasciata* qui n'y trouve pas le milieu météorique adapté à sa pullulation et, par suite, elle est libre du fléau. Cette immunité est encore garantie par l'histoire de ses épidémies où la fièvre jaune n'a pas laissé de trace sensible.

Il n'en est pas de même de notre péninsule, où ce dangereux culicide s'est installé. Les travaux auxquels cette Inspection-ci a fait procéder ont montré combien le stegomia était vulgaire et prédominant à Lisbonne. Dans des envois, faits jadis, de mousti-

---

(¹) La proposition faite dans la Conférence était de retirer tout rôle dans l'éclosion de la fièvre jaune aux tissus et aux objets souillés par les amarylliques. Le délégué portugais dr. Silva Amado et l'espagnol dr. Corteso, ensuite, rejetèrent cet exclusivisme.

ques de Portugal et d'Espagne, conservés au Musée Britannique, Théobald a démontré leur existence chez nous depuis le début du siècle passé. C'est la raison pour laquelle nous avons été si souvent atteints par la contagion américaine qui a montré une prédilection spéciale pour cette extrémité de l'Europe. Nous ne pouvons pas par suite accompagner les autres pays dans l'indulgence plénière qu'ils ont accordée à la fièvre jaune, incapable qu'elle est de les atteindre; nous ne la dispensons que pendant les trois mois de l'hiver météorologique, époque pendant laquelle précisément le stegomia est rendu incapable de faire des transports virulents. Il est certain cependant que l'importation de la fièvre jaune, facilitée autrefois par la maremme de la cale qui servirait de nid aux larves des stégomies, ne trouve pas aujourd'hui des conditions aussi favorables dans les navires à carcasse métallique.

*

*   *

L'alpha de la convention de Paris, comme déjà celui de Venise, est la *notification obligatoire*. Chaque gouvernement signataire est assujetti au devoir juridique, sous la foi et le lien du contrat, de communiquer aux autres, immédiatement à la première apparition, les cas avérés de peste ou de choléra qui se produisent sur son territoire. L'ennemi est commun; le premier atteint pousse le cri fraternel d'alarme à ceux qui se sont solidarisés à lui pour le péril et pour la défense.

Mais cet avis humanitaire et hygiénique promis n'aura-t-il pas été parfois suffoqué? le contrat ne serait-il pas lacéré de coups de canif? Il n'y a pas d'inconvénient à l'affirmer du moment que M. Santoliquido, en séance plénière, donne pour fondées certaines plaintes publiées contre les fautes commises, au su de tout le monde, à l'exécution des devoirs de notification, et loin de récriminer ces fautes il leur accorde plutôt l'indulgence, quoique sans prétendre ni amoindrir ce principe fondamental de prophylaxie ni y renoncer. Même dans le texte approuvé transparaît la crainte que les contractants ne se taisent quand l'hôte pestilentiel entre chez eux; ce fut positivement là l'inspiration de l'article 5, espèce de formule d'adjuration aux récalcitrants, qui les exhorte catégoriquement, disant que «le prompt et sincère accomplissement des prescriptions qui précèdent est d'une importance primordiale.»

Ce péché de silence, jugé condamnable par les législateurs, a des causes humaines parfois bien puissantes. Publier que l'on a chez soi, comme hôtes, la peste ou le choléra, entraîne des difficultés et des dommages, devant lesquels un gouvernement peut hésiter même malgré son désir d'obéir à la devise salutaire de la sécurité générale. Il y a des populations, d'une discipline mentale inférieure, qui à l'avertissement du mal sont saisies d'un mélange d'incrédulité et de terreur qui les déconcerte et les agite. Et puis, la divulgation n'a pas seulement pour but de satisfaire une vaine curiosité; l'intérêt des autres nations consiste précisément à se précautionner contre la nation contaminée, et de là, des pertes économiques sont fatalement causées par les empêchements apportés au commerce et à la navigation.

Cette idée oppressait tellement la conférence qu'elle stipula dans l'article 7 que la simple notification n'entraîne pas immédiatement à des mesures contre le lieu où surgit la pestilence; les cas importés ne comptent pas, comme de juste, et les cas non importés ne sont valables pour la déclaration de contamination, que s'il y en a plusieurs ou s'ils forment foyer. Malheureusement cette distinction prudente est assujettie aux variations naturelles de critérium de pays à pays; l'un, plus confiant, maintiendra l'indemnité exactement quand l'autre, plus craintif, élèvera les barrières sanitaires.

L'exemple de l'Angleterre montre à propos jusqu'où va cette variabilité. En effet dans la métropole règne l'esprit de franchise le plus ouvert, tandis que dans les possessions, comme Gibraltar et Malte, les scrupules d'un quaranténisme opiniâtre régissent encore.

La position géographique impose aussi une diversité d'action, comme le fait encore la plus ou moins grande intensité de relations commerciales. Le degré de confiance que l'on dépose dans ses forces défensives ou dans celles du voisin influe aussi dans la détermination à prendre.

Le système de la porte ouverte, que l'Angleterre, jadis, était presque la seule à proclamer, s'appuyait sur la puissance reconnue de son organisation modèle de la santé publique et sur sa discipline sociale; les quarantaines vénitiennes auxquelles s'assujettirent d'autres pays, il n'y a pas longtemps encore, étaient jusqu'à un certain point provoquées par la conscience et de son incapacité hygiénique, et de la petitesse ou de la nullité de sa défense interne, et de son niveau de civilisation. L'une des erreurs essentielles, dont ont souffert ces congrès, a été l'obstination à réduire des pays inégaux dans l'avancement de l'hygiène officielle et populaire, à un étalon égal de pratiques et de mesures à opposer à l'invasion des maladies exotiques.

On obtient mieux l'aveu quand on n'a pas de pénitence à craindre. C'est pourquoi la conférence entendit que la réduction à leur minimum des entraves prophylactiques obvierait au péché de cacher des cas de peste ou de choléra. Mais les stipulations faites laissent encore une marge aux variantes du traitement. Ce qui à un endroit ne sera qu'une formule d'indulgence à large manche, à un autre sera une sérieuse expurgation; le même précepte, suivant le mode, le temps, le lieu et les frais de l'exécution, peut être aussi bien dans un cas une mesure douce et tolérable que dans l'autre une mesure dure et vexatoire.

Il faudrait opposer un remède sinon radical, du moins efficace à la fragilité vis-à-vis du commandement de la notification. Ce remède était dans la création de la *Commission permanente sanitaire internationale*, hautement préconisée dans la conférence et l'un de ses buts marqués—cette commission devant être l'organe, et de la centralisation des informations, et du contrôle de l'action sanitaire individuelle et commune des nations appartenant à la convention. C'est à ce noyau autonome et intergouvernemental que chaque gouvernement devrait notifier les cas, et c'est de lui que rayonnerait la participation à tous les autres; le stigmate de la contamination ne marquerait le port ou la circonscription atteints de peste ou de choléra qu'alors que ce jugement aurait été émis par l'arbitre suprême du tribunal.

La conférence n'a pas osé professer, jusqu'au bout, de telles vues; elle a craint de blesser l'autonomie des gouvernements et d'autant plus que l'idée du bureau s'est butée contre des susceptibilités adverses, de telle façon que sa réalisation n'est qu'une vague espérance.

Mais, sans aucun doute, c'est là le corollaire de toute l'œuvre de la conférence; si chacun entend que chez lui il se réserve le droit de procéder à sa guise, les compromis internationaux qui doivent fatalement exprimer une limitation d'action et d'intervention, ou ne servent à rien, ou ne sont que de purs platonismes. Si les nations deviennent solidaires dans un but de défense commune, il importe qu'à défaut d'autre sanction, il y ait un corps central et indépendant, mutualisant l'action et les services des divers États. Autrement cette association se réduit aux mots d'un traité précaire de trop sujet à ce que le texte s'oblitère et l'esprit s'efface.

A défaut du bureau, la peste et le choléra, qui aujourd'hui ont pris spécialement la tendance épidémique d'effleurer à peine et de s'enfuir au plus vite devant le combat sanitaire, seront parfois dans les cas ordinaires une sorte de maladie secrète sur laquelle on se taira, espérant qu'elle s'éteigne rapidement, en évitant au pays atteint la vexation morale et matérielle de l'aveu. Et c'est de cette façon que souffrira ce suprême principe que l'on a haussé au point d'en faire l'expression de la moralité physique internationale.

Chez nous, la déclaration de l'existence de la peste, dans les ports et les territoires du royaume, appartient exclusivement au gouvernement; c'est seulement à la suite de cette déclaration officielle que l'autorité sanitaire des ports peut passer des patentes brutes (art. 296). Sur ce point, les prescriptions d'un règlement purement national ne pouvaient être différentes.

Pour déclarer officiellement, il faut la prompte notice du soupçon et de la vérification; «les notifications, dit la convention, n'ont de valeur réelle que si chaque gouvernement est prévenu lui-même à temps des cas de peste, de choléra et des cas douteux survenus sur son territoire. On ne saurait donc trop recommander aux divers gouvernements de rendre obligatoire la déclaration de ces cas de peste et de choléra» (art. 5).

Du moment que l'on jugeait ce précepte si pressant, il serait bon que les puissances contractantes s'assujettissent à rendre obligatoire dans leurs États la déclaration des cas de peste avérés ou suspects; quelle confiance l'obligation internationale peut-elle mériter si l'obligation intranationale n'existe pas?

Pourtant depuis 1901 le Portugal a empreint dans la loi et dans la pratique le principe de la déclaration obligatoire, principe imposé aux médecins sous peine de désobéissance (art. 60). Dans la liste des maladies, on fait mention des cas suspects de peste, de choléra et de fièvre jaune. De l'exécution de cette obligation, déjà considérée comme un devoir de morale professionnelle et de salut public avant la sanction de la loi, il y a des exemples honorables pour les cliniciens et les médecins sanitaires portugais qui surent l'exécuter religieusement, affrontant parfois des conséquences épineuses.

L'enquête des cas de peste et de choléra dépend aujourd'hui de la preuve bactériologique; donc, l'on doit imposer aux pays associés l'exigence de moyens suffisants d'analyse bactériale. Notre pays s'est doté d'une façon rapide et avantageuse de cet ou-

tillage d'investigation scientifique; il possède déjà des laboratoires bactériologiques à Lisbonne, à Porto, à Coïmbre, à Funchal,
à Ponta Delgada et à Angra d'Heroïsmo, dont se servent les autorités, tant terrestres que maritimes, par recommandation réglementaire expresse, pour éclaircir les diagnoses suspectes et leur donner
la sanction du laboratoire.

En même temps que la déclaration des cas, ou après elle, on
doit remettre, d'après la convention, la notice du plan et des
moyens de combat que l'on va opposer à l'invasion pestilentielle.

Notre règlement demande aussi que les autorités sanitaires
présentent au gouvernement l'exposé circonstancié du plan et de
l'exécution des précautions prises contre une apparition quelconque d'épidémie dangereuse.

Il aurait été raisonnable aussi que la conférence se fût occupée de s'enquérir de l'équipement défensif auquel chaque nation doit satisfaire pour la garantie de sa sécurité personnelle et
de celle d'autrui. Encore une fois, l'union intergouvernementale
invoquée l'exige, attendu qu'il est de peu de valeur, pour ne pas
dire défavorable, que ceux qui ne sont pas armés pour la garantir y adhèrent.

Dans cette revue de la défense exigible, le Portugal n'aurait
pas à s'humilier. La vigilance sanitaire interne et externe est exercée par une organisation complète, inaugurée précisément dans le
règlement de 1901, dans lequel la principale action et la respon-
sabilité appartiennent à l'élément médical répandu et hiérarchisé.
Les postes et les services de désinfection ont été disséminés de
manière à renfermer peu à peu le pays entier dans leur orbite
défensive.

Comme preuve de la valeur qu'on doit leur attribuer aujourd'hui au point de vue épidémique, on pourrait apporter le témoignage inébranlable de faits récents; mais on pouvait déjà la
déduire de ce que fit notre pays, en face de l'Europe attentive, à
l'égard de l'invasion alarmante et inopinée de la peste d'Oporto
en 1899.

Cet exploit sanitaire a été célébré dans la conférence même,
par le témoignage le plus irréfragable et le plus autorisé: celui de
notre voisine l'Espagne. Son délégué M. le docteur Cortezo ex-
prima «un éloge chaleureux à la conduite des autorités portugaises qui firent des efforts surhumains pour éteindre le fléau, en
mettant en pratique pendant longtemps, pendant plus de six mois

les procédés de désinfection et d'isolement connus, avec une intelligence et une persévérance que l'on n'a pas assez louées et
que plusieurs auteurs ont jugé trop superficiellement. Le gouvernement espagnol, qui a suivi jour par jour la marche de l'épidémie au moyen de l'observation personnelle de ses agents techniques, au foyer même du mal, peut rendre cet hommage qui est si
justement dû aux autorités du Portugal».

Cette campagne, dans laquelle l'hygiène portugaise moderne
a fait ses armes, marque le commencement de l'ère de la renais-
sance de notre système prophylactique.

*

*   *

La notification de l'apparition pestilentielle avec toute sa
suite d'informations accessoires étant faite, comment procède-t-
on envers le territoire où la pestilence s'est annoncée? Jadis le
procédé était simple et uniforme: le territoire, et Dieu sait dans
quel rayon, était déclaré infecté ou contaminé; souillure qui donnait immédiatement lieu à toute l'expiation quarantenaire.

La convention de Venise a réservé seulement, d'une manière intuitive, l'exception des cas importés non suivis de transmission locale; mais, aussitôt que des cas autochtones étaient officiellement reconnus, la déclaration d'infection était fatale.

La convention de Paris s'est insurgée avec raison contre
cette méthode aveugle et implacable de classification, et a résolu
que la note «d'un premier cas de peste ou de choléra» ne devait
pas entraîner avec elle l'application de mesures défensives; la
circonscription n'était déclarée contaminée que «lorsque plusieurs
cas de peste, non importés, se sont manifestés, ou que les cas de
choléra y forment foyer». Cette façon de dire n'est pas un modèle de clarté ni de précision. On pourrait en déduire que, à partir du chiffre 1, tout cas autochtone expose à la déclaration
d'infection; la sauvegarde n'existe que pour le premier cas; c'est
une espèce d'indemnité de primogéniture. Aussitôt après, on in-
voque un nombre indéterminé (plusieurs) quand il s'agit de cas
de peste, tandis que, pour le choléra, on exige qu'ils forment un
foyer. Pour la peste, c'est le nombre, bien qu'incertain; pour le
choléra, c'est la localisation, de sorte que les cas cholériques
épars n'imposent pas l'infection, tandis que pour la peste c'est
le contraire. Tout cela souffre des hésitations de formule et des
subtilités épidémiologiques.

Ce qui résulte de l'art. 7 ainsi que de ses prémisses au congrès c'est que l'on ne doit pas s'empresser à déclarer la contamination immédiatement après la connaissance du plus petit indice des maladies pestilentielles, qu'il est si souvent facile d'enrayer sans danger et sans conséquences. Cette doctrine, conséquence immanente des notions acquises par l'épidémiologie moderne et de la puissance progressive avec laquelle on peut arrêter aujourd'hui la marche des épidémies, était clairement inscrite deux années auparavant dans notre règlement, et traduite peut-être en termes plus larges.

Du moment que l'on avait posé le cachet de contamination, dit-on dans le rapport, qu'elle vienne de la provenance ou de l'escale, c'était suffisant pour imposer sur le champ un traitement univoque, que l'épidémie fût grande ou petite, que les cas se disséminassent ou non, qu'ils fussent seulement des cas importés et isolés. On n'y comptait pour rien, ni le système sanitaire du pays infecté, ni la franchise et la promptitude de ses déclarations, ni la rigueur de ses mesures de prévention et d'attaque anti épidémique, ni l'état de son organisation hygiénique... Le système adopté classe à part les cas légers de manifestation épidémique, tels que ceux de simple importation, suivis d'isolement immédiat, ceux doués d'un faible pouvoir diffusif, ceux qui sont combattus sérieusement par les moyens prophylactiques. La patente brute, en de tels cas, ne demande qu'une surveillance plus active. Dès que le danger de transmission a été admis et reconnu par les instances supérieures, on déclare le port contaminé.

Le texte du décret exprime en formule légale le point où il est possible de porter cette différenciation dans le traitement. La déclaration des ports ou des territoires infectés est un acte de la compétence du ministère de l'intérieur, après l'avis consultatif des autorités respectives, et il ne suffit pas, pour cette déclaration, que des cas se soient manifestés, mais aussi que les provenances soient sanitairement dangereuses (art. 230). Plus explicitement encore (art. 230 § 1), il est énoncé que, lorsqu'on aura des renseignements dignes de foi, on ne devra pas prendre en considération pour la déclaration de contamination, ni les cas importés qui auront été soigneusement isolés, ni les cas dont on n'ait pas à craindre l'expansion épidémique. Les cas qui ne se réunissent pas en foyer ou qui n'accusent pas de dissémination, les cas sans caractère de diffusion, les cas qui cèdent ou que l'on espère faire céder à la répression énergique de l'hygiène armée, ne provoquent pas la condamnation immédiate d'infection. Ce qui veut dire que la marque de contamination dépend du pronostic épidémiologique, soit qu'il soit tiré des notions connues de l'épidémiogénie, soit qu'il résulte de l'action extinctive du traitement sanitaire appliqué à temps et en termes, par des mains prévoyantes et habiles. Ce qui veut dire aussi qu'il ne suffit pas de savoir que la peste, le choléra ou la fièvre jaune ont apparu, mais bien de connaître les conditions dans lesquelles ils ont éclaté, et le milieu dans lequel ils ont poussé, en faisant entrer dans ces conditions mésologiques essentielles la réaction sanitaire, capable ou incapable de suffoquer l'infection naissante. La valeur de la salubrité locale entre ainsi, comme elle ne peut manquer de le faire, dans l'appréciation finale, vu que l'issue de la lutte dépend du plus ou moins d'activité, d'intelligence et d'habileté, avec lesquelles on attaque l'ennemi morbide.

Tel est l'esprit et la lettre du régime en vigueur pour apposer la note d'infection sur les localités où se produisent les cas pestilentiels; esprit plus dégagé et formule plus compréhensible que celle des stipulations postérieures de la convention de Paris.

Le cachet de contamination étant posé, depuis quand produit-il ses effets, et jusqu'à quand ceux-ci durent-ils? Il commence à entrer en vigueur pour les provenances respectives le cinquième jour avant l'apparition épidémique. C'est ainsi que disait la convention de Venise, c'est ainsi que la convention de Paris le stipule de nouveau; c'est également la lettre de notre code.

Quant à la cessation de contamination, la conférence de 1897 a marqué le terme de dix jours après la guérison ou la mort du dernier pestiféré. Cette stipulation paraît bien simple et bien claire, mais elle vient se heurter contre des faits épidémiques reconnus; et, en ce point, la fin de la peste d'Oporto en 1900 a été pour nous une leçon dont on a profité. L'épidémie déclinait de jour en jour, décrivant la courbe descendante de sa parabole d'évolution; les cas deviennent plus rares, et à la fin s'éteignent. Les jours se passent les uns après les autres, sans aucune apparition nouvelle; doit-on déclarer la ville d'Oporto libre de contamination? Non, d'après la formule de Venise, tant que dans l'hôpital d'isolement il restait encore quelques malades. Mais quels malades étaient ceux-là? Des pestiférés chroniques affectés des suites suppuratives de l'infection primitive datant déjà de plusieurs semaines. L'existence des malades de ce genre, isolés depuis l'origine dans un hôpital spécial, pourrait-elle, en bonne justice sanitaire, empêcher de déclarer la ville d'Oporto libre d'infection? Ce n'était que des restes, et même des restes inoffensifs, puisque quelques-uns d'entre eux n'avaient plus de bacilles. On ordonna donc de proclamer que la contamination était finie, et ce fait a inspiré le règlement de 1901, où il est stipulé que le comptage du délai pour délivrer un territoire de sa note d'infection se fera à partir de la guérison ou de la mort du dernier cas, ou bien de sa *séquestration dans un hôpital d'isolement*. Notre texte conférait pour la première fois à l'isolé le privilège, que l'on pourrait appeler *l'exterritorialité sanitaire*.

Le code de Paris a adopté notre manière de voir, et presque dans les mêmes termes: on compte le délai pour lever la déclaration de contamination, à partir soit de l'isolement, soit de la mort ou de la guérison du dernier pestiféré ou cholérique. Dans une note, l'isolement est défini en termes tels que l'on ne peut considérer ainsi que celui qui se réalise dans un hôpital installé et approprié à ce but.

Ce qui diffère dans les deux textes, c'est l'étendue du délai, quinze jours, dans le nôtre, cinq jours dans celui de Paris.

Voyons les motifs de cette discordance.

Les délais d'ordre quarantenaire se règlent d'habitude d'après la période maximum présumée de l'incubation. A Venise, on a été, pour la peste, jusqu'à dix jours — exagération manifeste; une durée de cinq jours est déjà large. C'est à cette limite scientifiquement courante que l'on s'est arrêté à Paris; et de là les termes adoptés pour le délai de cessation. Nos quinze jours réglementaires ont une autre origine; c'est un délai de précaution. Si la sériation épidémique se faisait uniquement par contagion humaine directe, la durée d'incubation serait seulement l'intervalle maximum de temps entre les éclosions des cas successifs. Mais il n'en est pas ainsi; ce n'est même pas la manière la plus générale pour la peste ou le choléra. D'un autre côté, les épidémies démontrent combien il est fréquent d'observer l'apparition de cas successifs, avec des intervalles supérieurs à la période d'incubation. Dans les récentes épidémies de peste, les cas isolés, surgissant de loin en loin, sont un fait reconnu. A Alexandrie, quand la convention de Venise était encore en vigueur, la peste tantôt se cachait, tantôt se montrait par intervalles tels que le port, pendant une longue période de temps, était continuellement à changer la note de contaminé pour celle de non souillé, et vice versa.

C'est pour éviter autant que possible ces fluctuations, pour donner un caractère de consistance à la déclaration de non infection, pour se conformer aux enseignements que nous fournit la manière dont tant d'épidémies se développent, que notre règlement a fixé la quinzaine.

Pour fixer le terme d'une épidémie, il est nécessaire qu'elle en ait un. Cela peut paraître une vérité de La Palisse; c'est cependant la question la plus embarrassante de l'épidémiologie appliquée, question tellement embarrassante qu'elle fut passée sous silence. Il y a des épidémies qui se transforment en endémies; la peste a pris ce caractère. Que d'exemples récents on pourrait malheureusement présenter de pestes qui après une attaque initiale plus ou moins intense se réduisent à une émission raréfiée de cas épars. De l'épidémie primitive, il reste le stigmate d'une endémie aussi bénigne que ténue; une espèce de chronicité démique de la peste; ses manifestations arrivent à devenir périodiques, se cachant pendant un semestre entier, pour reparaître pendant le semestre suivant dans une série peu nourrie, à bâtons rompus. Ce phénomène épidémique accuse une prise de domicile des germes pestilentiels, un infectionnement local, dont la latence et l'étiologie ne sont pas complétement dévoilées, vu que la peste des rats ne l'explique pas d'une manière satisfaisante. On se demande donc: de deux territoires, l'un à peine effleuré par l'épidémie, l'autre où l'infection s'installe, Dieu sait jusqu'à quand, lequel des deux doit-on considérer sanitairement comme plus dangereux dans ses relations périphériques? *That is the question*. Si la question ne se pose pas, ou n'a pas été posée, cela prouve qu'il a été tacitement entendu qu'une peste minuscule, jouant pour ainsi dire au jeu de cache-cache, si elle n'a pas de force d'expansion à l'intérieur, n'en aura pas davantage à l'extérieur.

Une autre question embarrassante se soulève à ce sujet; elle a été traitée dans la conférence, mais abandonnée comme insoluble. Si l'infection pestilentielle se révèle aussi bien par des cas chez l'homme que chez le rat, et si les premiers sont considérés comme devant entraîner la note de contamination, pourquoi n'en est-il pas de même des seconds? *Les cas chez l'homme* venant à cesser, on lève le stigmate de la contamination; mais, si les cas continuent chez le rat, cette déclaration est-elle justifiée? Or il arrive que la peste murine dénonce une infection beaucoup plus dangereuse et moins facile à combattre que la peste humaine. Le congrès s'est heurté à cette logique; les conséquences en étaient pratiquement abstruses et inexécutables. C'est en somme, dans la défense sanitaire, une lacune à joindre à d'autres.

*
* *

Commençant la liste des mesures à instituer en matière de santé maritime, la convention a donné la première place aux marchandises. Elle débute par un article contenant une assertion vraiment étrange: il n'existe pas de marchandises qui soient par elles-mêmes capables de transmettre la peste ou le choléra; elles ne deviennent dangereuses que lorsqu'elles ont été souillées par des produits pesteux ou cholériques.

Cette affirmation pompeuse, dont il n'est pas question dans les textes antérieurs, serait-elle la conséquence d'une conquête récente de la science, un principe nouveau à appliquer? pas le moins du monde, elle n'est qu'un simple truisme et un truisme qui se donne l'air d'une leçon hors de propos.

Personne, que l'on sache, n'imaginait que des germes de peste ou de choléra s'engendrassent au sein de marchandises quelconques par autogénèse, et, même avant Pasteur, personne n'aurait pensé que la pestilence allât naître du sein de bagages et de marchandises par la grâce et l'opération du Saint-Esprit.

Décidément, ce qu'il y aurait à dire à ce sujet et certainement ce que l'on voulait dire était ceci: la nature des marchandises par elle-même n'impose ni la désinfection ni aucune autre mesure restrictive; on ne doit appliquer un traitement que si l'on sait, l'on suspecte ou l'on présume que les marchandises aient été souillées — ce qui alors est compréhensible aux points de vue scientifique et pratique. C'était l'unique formule à éditer, puisque c'était là que voulait en venir le congrès, comme on le voit dans l'art. 12, où il statue qu'il n'y a à désinfecter que les objets considérés contaminés par l'autorité locale.

Sur quelles bases alors faut-il asseoir cette considération? Si l'on rejette les questions de provenance et de nature, ce concept devrait dériver de recherches et d'ordre scientifique et de laboratoire; or il est inutile de penser à faire dépendre l'entrée des marchandises de l'application d'une ordonnance semblable.

Les règles classiques, sanctionnées dans les conventions antérieures, avaient résolu le problème, divisant les marchandises en susceptibles et non susceptibles. À Paris, on a mis fin à cette dichotomie; mais en somme on ne l'a rejetée que *pro forma*.

Les marchandises susceptibles, avec lesquelles on voulait en finir, gardent leurs prérogatives, puisque, *in continenti*, dans le corps du même article (art. 12), on énumère des objets «qui peuvent être soumis à la désinfection ou même prohibés à l'entrée indépendamment de toute constatation qu'ils soient ou non contaminés»; en somme, c'est une contradiction avec les prémisses et une répétition, mal déguisée, du code ancien.

On reconnaît donc qu'il y a une catégorie de denrées ou d'objets si aptes à la transmission pestilentielle que sans autre examen on peut leur appliquer la désinfection ou même leur refuser l'entrée. Notre règlement établit aussi une catégorie identique de choses très susceptibles, comprenant sous cette dénomination les choses «qui peuvent plus facilement, par suite de leur nature ou de leur usage, transporter les germes infectieux» (art. 286). La liste est différente, puisque la nôtre s'appuie plus ou moins sur la liste donnée à Venise, de laquelle on n'a maintenu à Paris que les linges sales et les autres objets d'usage corporel, ainsi que les chiffons et les drilles. On en a retiré, et judicieusement, les dépouilles d'origine animale comme les peaux, les poils, les laines, etc., qui doivent être aussi effacés de notre pratique réglementaire.

La désinfection est ordonnée chez nous pour toutes ces marchandises, qu'elles proviennent de ports ou de circonscriptions contaminés, ou qu'elles soient transportées dans des navires sujets à désinfection.

Le règlement distingue encore une classe d'objets simplement susceptibles tels que les linges propres, les meubles ayant servi, et les substances textiles, soumis au traitement, seulement dans des cas de navires suspects ou infectés, et quand l'autorité sanitaire le juge nécessaire. Les objets considérés comme insusceptibles, tels que les bois, la vaisselle, les métaux, le tabac, les minerais, etc., sont absolument exempts de toute restriction; le règlement entendit que cette exemption devait être nettement spécifiée. Les imprimés, livres, journaux et la correspondance sont compris, ici comme dans la convention de Paris, dans la catégorie d'indemnité garantie. La convention a exclus les colis postaux que notre règlement avec raison a inclus, sauf s'ils contiennent des objets appartenant aux classes antérieures.

Pour la peste, le grand danger est dans les marchandises où le rat niche et se nourrit. Celles-là doivent être considérées susceptibles au plus haut degré, et notre règlement caractérise comme telles «les denrées alimentaires et en général les marchandises pouvant donner au rat abri et pâture» (§ unique art. 286). Ce genre de marchandises, quand elles proviendront de ports infectés, seront sujettes aux opérations mécaniques qui conviendront pour permettre d'attraper et de détruire les rats (art. 290).

Du transport pesteux par l'épizootie des rats dérivent comme conséquence forcée toutes ces stipulations. Pourquoi, alors, ne fit-on pas de dispositions parallèles dans la convention de Paris?

Ce silence est surprenant de la part d'une conférence qui se proposait d'introduire dans la pratique sanitaire les corollaires de transport infectieux par le rat pestiféré. C'est seulement dans l'article 5 que l'on parle vaguement de la destruction des rats. Du moment que l'on fait mention de marchandises provenant de lieux contaminés, si susceptibles d'être infectées que leur nom évoque par lui-même leur désinfection, pourquoi n'y fait-on égaler ou même pourquoi ne met-on pas en tête de la liste celles qui, et spécialement les denrées alimentaires, servent d'habitat et de dispense au rat voyageur? Une convention de 1903 ne devrait pas le taire comme le fit déjà celle de 97.

C'est pour réparer cet oubli que l'article 17 du code international dit que l'on doit imposer un dépôt de deux semaines, suffisant pour la destruction des germes, aux marchandises contaminées par des rats reconnus pestiférés et impossibles à désinfecter.

Mais si les marchandises sont positivement souillées et ne peuvent être dûment stérilisées, l'observance qui s'impose naturellement est de leur interdire l'entrée et de ne pas les abandonner dans un entrepôt où elles pourront servir d'amorce pestilentielle de rats, d'autant plus que l'article 12 autorise cette prohibition d'entrée.

Quant aux franchises et aux concessions, par rapport aux marchandises, comme le permis de transit et d'autres, notre règlement les a déjà mentionnées dans des stipulations identiques.

La *classification des navires*, statuée par la convention (art. 20), est absolument identique à celle de notre règlement (art. 279): c'est la même distinction de navires infectés, suspects et indemnes, la même mesure étalon de sept jours écoulés après le dernier cas pour séparer le navire infecté de celui qui est suspect.

Le cas le plus grave en fait de santé maritime, celui sur lequel doit retomber le maximum de mesures, est le cas du navire infecté.

Quel est le traitement des passagers, parmi lesquels il peut s'en trouver dans l'incubation de la contagion?

La convention répond par deux formules en alternative: — ou bien, observation pendant cinq jours au maximum suivie ou non de surveillance pendant cinq jours au plus — ou bien, surveillance n'excédant pas cinq jours, cela pour la peste, car pour le choléra on a supprimé de la formule la vigilance facultative supplémentaire. On ne voit pas bien à quoi sert cette différence ni d'où elle vient.

Notre règlement en adoptant systématiquement l'observation est en règle avec cette option. Il dépasse les cinq jours, mais en compensation il dispense complètement de la surveillance supplémentaire et de la restriction jusqu'au bout des dix jours. Il est étrange qu'admettant d'un côté le délai de sept jours, on écarte de l'autre l'étalon approuvé. La convention a commis dans ce cas une incohérence manifeste; du moment qu'elle ajoutait deux jours par précaution, elle aurait dû maintenir sa résolution jusqu'au bout; c'est ce qu'ordonnait la logique.

La convention ne s'exprime pas dans le même langage technique que le règlement. Comme le mot «observation» était vague, on a eu soin de le définir au bas de la page. Cette observation avec isolement à bord ou dans une station sanitaire, qu'est-elle sinon une quarantaine? On a changé de mot par pudeur, comme si la pilule de la quarantaine portant un autre nom était plus facile à avaler (¹).

Enfin, vient la désinfection des bagages et des objets contaminables, la désinfection des navires et spécialement des endroits habités par les malades et de ceux que l'on a le plus lieu de présumer souillés.

Pour le choléra, on parle de ce qui se rapporte aux eaux — recommandation évidente et tacite; pour la peste, de la destruction des rats.

Cette dératisation est expressément imposée par notre règlement (art. 280); on procédera à bord, par les moyens les plus adéquats, à l'extermination et à la destruction des rats dont on enverra des cadavres au laboratoire bactériologique pour l'analyse respective.

(¹) Nul ne prendra le mot quarantaine dans le sens d'une claustration de quarante jours, à la façon de Venise. Il ne veut dire à présent que l'observation en isolement, pendant une période plus ou moins grande. Dans notre règlement l'expression de mesures quarantenaires est employée dans son sens le plus large; quarantenaire est la qualification de toute espèce de mesure en pratique restrictive, en matière de santé maritime, quelle qu'elle soit. Le vocable est dépouillé de son sens péjoratif.

Le congrès s'est préoccupé de la durée et des frais de l'opération. Le délai a été limité à un maximum de quarante-huit heures; or, du moment qu'une mesure est jugée nécessaire et devient obligatoire, sur quelle base et de quel droit la délimite-t-on? Les limites ne peuvent pas être autres que celles de son exécution complète et satisfaisante. On s'y est disputé aussi sur les prix; des tarifs plus ou moins élevés ont été présentés, mais finalement on a convenu de demander seulement qu'il y ait une liste de prix, arrangée de telle façon qu'elle ne permette pas de faire des bénéfices.

C'est bien; la seule chose à remarquer est que l'on mentionne le cas où cette destruction est confiée à une société ou à des particuliers. Le congrès devait avoir le courage de condamner un régime semblable, l'opération pour toutes sortes de raisons doit appartenir exclusivement à l'autorité sanitaire; c'est seulement de cette façon que l'on écarte et le soupçon de lucre et d'autres idées. Heureusement, nous n'avons rien à faire avec ce sujet, puisque chez nous la désinfection d'un navire et la destruction de ses rats sont, qu'on se le dise, des opérations gratuites.

Pour le navire suspect, le traitement est le même, sinon que l'observation est applicable à l'équipage, et la vigilance aux passagers. Dans le règlement portugais, on distingue deux cas (7° et 8°); s'il n'y a à bord ni médecin, ni étuve de désinfection, le traitement est le même que pour un navire infecté; si, au contraire, il y a l'un et l'autre, on fera soumettre les passagers, après une observation qui ne devra pas excéder quarante-huit heures, à l'inspection médicale au lieu de destination. Ce traitement différent est fondé sur un principe juste que la convention a mentionné aussi (art. 29) et qui tient à promouvoir l'amélioration des services sanitaires à bord comme moyen de réduire les restrictions.

Pour les navires indemnes provenant d'un port infecté, la révision n'est applicable au passager qu'à partir du départ du navire, c'est-à-dire que le passager a libre pratique, du moment que la durée du voyage excède le terme de vigilance. Donc, si la traversée dure moins de sept jours, révision médicale jusqu'à compléter cette période; si elle dure plus de sept jours, libre pratique (cas 5 et 6). La convention ne fait pas de distinction entre les passagers et l'équipage; pourtant la différence de leur susceptibilité pestilentielle est un fait d'observation si trivial, si reconnu, qu'il est juste qu'on l'accuse dans des nuances de traitement. C'est pour cela que notre règlement, dans le cas de voyage inférieur à sept jours, impose l'observation à l'équipage jusqu'à compléter le compte, et cette observation est encore suivie de révision pour la même durée; quand la traversée est plus longue, il impose la révision médicale pendant sept jours.

C'est à peine si la convention fait mention de la désinfection de bagages et d'autres objets, tandis que notre règlement la commande.

Ce qui est le plus à critiquer, c'est que l'on n'impose pas comme règle générale la destruction des rats, dans les navires provenant d'un port contaminé par la peste. C'est à peine qu'on la conseille comme facultative et ne devant pas excéder vingt-quatre heures.

Comme il y a peu de temps il s'agissait de quarante-huit heures, nous avons maintenant la destruction à demi-dose.

Cependant, ne serait-ce pas par les rats de ces navires indemnes que la peste, le plus souvent, voyage en cachette, des ports infectés vers des ports sains? On a fermé les yeux à cette clarté étiologique, comme si la tuerie des rats était toujours une vexation à laquelle on tâcherait d'échapper.

Les mesures imposées chez nous, dans le cas de provenances de port contaminé, ne constituent pas un traitement fixe et immuable. Au contraire, le commentaire du règlement dit qu'il peut être aggravé ou atténué, suivant la nature ou l'intensité de l'épidémie, et les précautions prises dans le pays d'origine contre sa diffusion et son exportation.

C'est ainsi que notre pratique sanitaire se gradue et se moule aux variantes étiologiques et prophylactiques que chaque épidémie décèle, suivant son mode d'évolution et suivant la résistance opposée par le milieu dans lequel elle éclate. Les épidémies ne sont pas équivalentes en elles-mêmes, moins encore dans la vigueur de la lutte engagée contre elles.

La simple patente brute (cas 3 et 4) n'empêche pas la libre pratique des passagers et de l'équipage, c'est seulement dans le cas de traversée inférieure à sept jours que ce dernier est assujetti à la révision. Les désinfections ne se font que lorsque l'autorité sanitaire le juge utile.

Toute cette gradation et cette casuistique sanitaire est inspirée par la contamination de l'homme. Comme le rat est notre frère au point de vue du bacille de la peste, pourquoi n'établit-on pas des règles similaires pour les cas d'une épizootie indépendante? Ce serait de raison et de sécurité.

L'invasion du navire par la peste des rats, ou bien est prouvée par l'examen bactériologique, ou bien est présumée par suite de la mortalité insolite des rats; pour ces deux hypothèses, la convention s'arme de mesures adéquates: visite médicale, désinfections, extermination des rats et vigilance des personnes. Cette chose nouvelle dans le code sanitaire ne l'était pas pour nous. Nous l'avions anticipée dans le règlement portugais où (art. 282 §§ 1 et 3) il y a une place spéciale pour les cas où l'analyse démontre l'existence de la peste des rats, aussi bien que pour les cas où on aura eu à bord mortalité spontanée de rats, attribuable d'une façon présumée à l'épizootie pestilentielle. Dans ces cas, le traitement est semblable à celui du navire suspect (cas 7); cependant nous appliquons au passager une révision médicale de sept jours après une observation qui ne peut pas excéder quarante-huit heures, tandis que la convention marque une vigilance pendant cinq jours, mais qui peut exceptionnellement aller jusqu'à dix jours.

La convention n'a pas oublié la défense internationale sur les frontières terrestres. Sa première proposition est l'anathème des quarantaines terrestres.

Le Portugal encore, il y a vingt ans, s'est armé de cette façon-là contre le choléra d'Espagne. Ces cordons sanitaires ont été finalement abandonnés, et aujourd'hui notre pays fait cause commune dans l'abolition des quarantaines de frontière et suit intégralement le système de révision et de désinfection. Dans le cas d'une éclosion épidémique dans le royaume voisin, le nôtre se réserve le droit de barrer en partie les frontières — droit reconnu par la convention de Paris —; mais pour que, dans aucun cas, le transit de voyageurs et de marchandises par la frontière ne soit suspendu par des délais préjudiciables, il entretient à Villar Formoso, passage frontière de la voie ferrée internationale, un poste sanitaire complet, pourvu d'étuves de désinfection, de pavillons d'observation, etc., de sorte qu'au premier appel il peut entrer en activité pour l'inspection de passagers et la désinfection de bagages et de marchandises (art. 227).

Quel degré de confiance toute cette stratégie, exécutée entièrement et consciencieusement, offre-t-elle contre l'intrusion des pestilences exotiques?

A-t-on gagné ou a-t-on perdu dans la défense, en substituant
l'ancien quaranténisme par le moderne, tout raffiné par les inspi-
rations de la science expérimentale et en même temps par les ten-
dances les plus avouées de protectionisme économique?

Si l'on compare certains lazarets d'antan, où tout se réduisait
à empiler et à retenir les voyageurs, maintenus sans aucun scru-
pule d'hygiène, aux stations sanitaires d'aujourd'hui, animées par
une vigilance intelligente et pourvues de l'arsenal varié et efficace
de la désinfection moderne, il n'y a pas à hésiter sur la préférence. Mais on se demande encore en principe si le cordon sanitaire ne donnerait pas d'autres garanties que ce régime de porte
à demi ou entièrement ouverte? La tentation immédiate pour qui-
conque se croit exempt de préjugés est de répondre «oui» à *ratione*;
mais en de telles matières c'est à l'expérience de répondre. Or
cette dernière nous montre que tous les systèmes sont faillibles
et que les pestilences savent braver et percer toutes les lignes de
défense.

Prenons un port fermé, où l'on n'accorde l'entrée qu'aux
navires indemnes provenant de lieux non infectés et avec une
cargaison innocente; eh bien, malgré toutes ces précautions contre chaque tache portant le moindre soupçon de contamination,
ce port se trouve un beau jour infecté de peste venue on ne sait
ni d'où ni comment. Tel fut le cas d'Oporto en 1899, où l'on
n'admettait à la pratique aucun navire avec patente brute et où
n'entrait pas de marchandise provenant de régions empestées à
moins qu'elle ne fût réexportée d'un port européen du nord.

Situé au bout de l'Europe, sans relations directes avec l'Orient,
gardé méticuleusement, qui aurait dit que la peste irait y ouvrir
sa première brèche? Pourtant ce paradoxe épidémiologique et
prophylactique fut un fait, et cela pendant que des ports où four-
millent les étrangers, venant des zones empestées, et où l'on décharge
sans cesse des tas de marchandises, gardaient leur immunité.

D'autres exemples, également convaincants, se sont présentés,
tels sont ceux des ports du Brésil, Santos et Rio de Janeiro, qui,
quoique assujettis à ce moment-là au quaranténisme le plus sévère,
n'en donnèrent pas moins accès à la peste.

Si même le dénommé système absolu n'exempte pas de l'in-
sulte pestilentielle, la manutention de ce régime de fer, d'un prix
élevé, ruineux et inutile, ne vaut pas la peine d'être entreprise.
L'expérience ne le garantit pas dans les ports même où le sort
lui a été propice.

Ici, à Lisbonne, par exemple, des milliers et des milliers de passagers ont fait le pèlerinage du Lazaret pendant bien des années, et si le cas a été très rare que des malades de la peste y aient débarqué, on n'a jamais vu aucun de ceux qui étaient soumis à la quarantaine y venir en incubation de peste, de choléra ou de fièvre jaune. Le sacrifice du séquestre fut en conséquence inutile [1].

Quelque protecteur même que soit le système, il venait se heurter, dans l'avalanche progressive de personnes et de choses, au transit énorme de personnes et de choses matériellement impossibles à assujettir aux coercitions du lazaret. Les entrepôts commerciaux avaient à secouer le joug impossible à maintenir, même quand l'intérêt mercantile et la suggestion scientifique n'auraient pas favorisé le régime d'une hygiène libérale.

Les formules actuelles de santé maritime représentent un compromis entre les impositions de la circulation active de l'homme comme de ses produits et les préventions possibles d'une hygiène armée de l'appareil expérimental, hygiène aussi vigilante à la frontière qu'à l'intérieur. Il serait ingénu d'imaginer que les conventions signifient la formule suprême de salut contre les pestilences. Quelqu'un n'eut-il pas l'idée bizarre de voir dans la peste d'Oporto une punition infligée au Portugal pour n'avoir pas contresigné le pacte de Venise? La convention serait ainsi une sorte de fétiche contre les épidémies; le pays qui ne porterait pas ce talisman se risquerait à être atteint de virulence en punition de son incrédulité. Or la convention, même traduite par des actes, ne fait que ce qu'elle peut, et son pouvoir de sauver et de garder, loin d'être miraculeux, est au contraire faillible et précaire.

Si nous connaissions à fond et si nous suivions les modes d'action et les voies de l'infection, et si nous avions en main tous les moyens de la prévoir et d'y couper court, la besogne prophylactique ne serait qu'un jeu. Mais on est obligé d'avouer que l'éclosion et le transport des épidémies sont encore enveloppés de mystère. Tant en théorie qu'en pratique, nous nous heurtons contre la latence du transport et de l'incubation des épidémies.

Rien n'est plus clair en matière d'éclosion pestilentielle que le cas où nous la voyons se produire dans l'homme provenant

---

[1] Pendant 22 années, depuis 1880 jusqu'à 1902, 196.457 passagers ont été admis au Lazaret. On a enregistré cinq cas de fièvre jaune, dont le dernier en 1893, tous les cinq chez des hommes de l'équipage, qui sont arrivés déjà malades et quelques-uns même convalescents. Pour le choléra, on a observé dans les mêmes conditions un seul cas en 1893.

d'un lieu atteint de peste où il a été contaminé, ou bien dans les gens qui ont travaillé à bord ou à terre avec les marchandises apportées dans un navire souillé et qui dénonce de cette façon son infection. Mais, bien au contraire, ce n'est pas là le cas le plus vulgaire en épidémiogénie de peste, comme il serait bon qu'il fût pour sa compréhension et sa prévention.

Prenons le cas d'un pestiféré provenant d'un port infecté; en calculant le temps écoulé entre son départ et l'invasion, on voit qu'il surpasse de beaucoup le délai d'incubation morbide. Donc la contagion n'a pas eu lieu dans le port d'origine; elle s'est faite pendant la traversée, dans le navire qui transportait en soi les germes infectieux. Dans ces derniers temps, chaque année sème les ports d'Europe de ces exemples—des navires qui, en route ou à l'arrivée, présentent des cas de peste, spécialement sur des marins, de nombreux jours et parfois des semaines après avoir quitté l'origine ou l'escale contaminée. Il y a peu de temps encore, un navire arriva à Lisbonne avec trois personnes atteintes de peste acquise pendant la traversée (¹), cas à ajouter à tant d'autres enregistrés en Europe, ce qui prouve que le navire transporte et garde, et parfois pendant longtemps, la virulence pestilentielle à l'état latent.

Ce sont les éclosions épidémiques à terre qui font ressortir davantage cette dissimulation de la traînée pestilentielle. Que l'on parcoure l'histoire primitive des épidémies, qui pendant ces dernières années ont surgi dans des villes civilisées, et l'on verra que l'origine de la peste y est toujours voilée de mystère. Il en a été ainsi à Alexandrie, à Oporto, à Sydney, à Rio de Janeiro, à

(¹) Le 15 décembre 1905 le paquebot *Uropesa*, provenant de l'Amérique du Sud, arrivait à Lisbonne; à la visite de santé trois cas suspects ont été présentés par le médecin de bord. Il s'agissait de trois hommes de l'équipage, dont le premier était tombé malade le 5 décembre, le deuxième le 9, et le troisième le 10. Valparaiso était le dernier port, libre d'ailleurs de contamination, où ils avaient débarqué. Le navire avait mouillé au Rio de Janeiro, port infecté, où il y avait 21 pestiférés à l'hôpital; on avait signalé le dernier cas le 26 novembre.

Dans ce port ils n'ont pas débarqué; ils ont travaillé comme le reste de l'équipage à la décharge avec des ouvriers du port.

Chaque malade présentait un bubon inguinal droit; le siège et le côté étaient les mêmes — fait curieux à remarquer. Les trois cas étaient pareillement bénins, invasion légère, fièvre avec accès du soir qui n'a atteint 38°,9 qu'une seule fois et avec rémission matinale de 37° ; état général le meilleur possible.

On ne pouvait attribuer les bubons ni à une cause vénérienne ni à un accident traumatique. Au contraire, les faits cliniques et épidémiologiques faisaient songer à la peste. On a décelé dans le pus extrait du premier malade un bacille qui fut identifié avec celui de la peste, malgré la faiblesse de sa vitalité et de sa virulence.

Les faits susmentionnés prouvent que cette épidémie si singulière par l'identité parfaite des cas, s'est engendrée à bord. On n'a pas remarqué de mortalité chez les rats.

Buenos-Ayres, à Glasgow, à Naples, etc.; partout la brèche d'entrée se dérobe à toutes les recherches, demeurant invisible. Il n'y a pas de moyen qui permette de dénoncer par des indices le navire, les marchandises ou les objets qui servent de premier lien à la contagion; la peste surgit parfois là où personne ne s'y attend, comme d'une trappe de théâtre élevée par des forces inconnues.

L'infection du rat par la peste est venue rendre compréhensible cette piste obscure. Le navire porte la peste dans ses flancs quand des rats infectés s'y sont logés; et c'est avec eux qu'il lâche son cadeau meurtrier aux quais où il aborde.

La peste voyage secrètement par l'intermédiaire de cet animal rusé et navigateur, nuisible et malsain. D'où la devise de la «guerre au rat» dans laquelle malheureusement il a l'avantage. Et même, on ne peut pas toujours affirmer que tout le mal réside dans le rat, dans ces cas embarrassants de peste inattendue.

De telles invasions devraient toujours commencer par l'épizootie à la suite de laquelle l'homme serait atteint à son tour. Pourtant, il y a des exemples d'après lesquels tout porte à croire que la première scène n'a pas été l'épizootie; ainsi à Oporto et à Glasgow.

Dans ces cas, la peste commence par l'homme, atteint directement par l'étincelle épidémique, jaillie pour sûr de marchandises et d'objets capables de garder les germes contagieux.

Quoiqu'il en soit, sachant que la peste franchit les frontières les mieux gardées, sans permission de la Santé maritime, il importe qu'immédiatement, à son début, on réprime son impétuosité. C'est là que l'expérience faite dénote que la prophylaxie interne est capable d'un haut pouvoir dompteur.

L'hygiène sait suffoquer à sa naissance, ou après court intervalle de temps, le raptus épidémique.

Ce fut l'Angleterre qui eut, la première, cette confiance dans la défense interne, étayée sur sa santé modèle. Ce pays, peu à peu, a ouvert ses ports au commerce du monde, affrontant les pestes avec l'immunité artificielle d'une hygiène perfectionnée et active.

Aussi, à peine la contagion commence-t-elle que l'hygiène rigoureuse ordonne; tout s'y soumet passivement et impassiblement; on pourra y considérer la santé externe comme accommodante; la santé interne, celle-là, devant le conflit épidémique est draconienne. Le corps commercial de Glasgow excitait et appayait tous les efforts pour extirper l'épine pestilentielle. Ce que l'on désire dans des cas semblables, c'est que la chirurgie hygiénique, dans l'ablation de la tumeur épidémique, opère *cito et tuto*, peu importe le *jucunde*.

La convention a articulé la recommandation des qualités que doit avoir le service sanitaire d'un grand port de commerce.

En Portugal, cette recommandation est bien suivie. Nos principaux ports possèdent aujourd'hui des stations sanitaires dotées de services médicaux permanents et instrumentées de l'arsenal de désinfection. Avant la réorganisation de 1900, Lisbonne était l'unique port dans lequel les patentes brutes avaient admission. Aujourd'hui, Oporto a monté dans la baie de Leixões un splendide poste de désinfection, d'un tracé ample et pourvu d'étuves et de gaz Clayton. Dans les îles adjacentes, les ports de Funchal, Ponta Delgada, Angra et Horta sont aussi maintenant des stations de première classe, c'est-à-dire munies chacune d'un service médical et d'un poste maritime de désinfection. Lisbonne possède depuis longtemps un vaste lazaret situé sur la rive frontière, si admirablement disposé et installé que Proust qui le visita l'a honoré des paroles les plus louangeuses. Aujourd'hui, ce lazaret sert à peine dans les cas exceptionnels d'observation quarantenaire et au traitement des marchandises.

Le code de 1901 ordonnait de créer sur la rive urbaine du Tage un poste maritime de désinfection. Cette œuvre est réalisée. Pourvu de toutes les commodités et de tous les moyens de désinfection et de destruction des rats, le nouveau poste a été justement salué comme une rédemption sanitaire. Les mauvais traitements infligés au voyageur par la traversée du Lazaret ont disparu et ne seront plus qu'un souvenir de tourments, qui fera apprécier le bien actuel. La santé est venue se poster sur les quais de débarquement, poussant sa sollicitude jusqu'à aller chercher le voyageur quand le vapeur n'amarre pas au quai. La visite de la douane est faite en même temps que la visite sanitaire; la désinfection est prompte, ni délais, ni barrières, ni vexations.

Ponctuelle et bienfaisante, l'hygiène est venue rehausser les qualités de ce splendide port de Lisbonne, qui a dorénavant la juste prétention d'être le *quai occidental de l'Europe*.

Essai de coniométrie de l'air

Par M. H. CRISTIANI, Genève.

L'étude systématique des poussières suspendues dans l'air présente plusieurs difficultés, notamment à cause de leur variabilité sous l'influence de différents facteurs.

Toute poussière déposée peut en certaines circonstances devenir poussière suspendue; or comme tout corps solide et même liquide est susceptible de donner des particules, il en résulte que théoriquement la poussière de l'air peut être composée des substances les plus variées. Mais selon que les poussières seront grosses ou petites, lourdes ou légères, dures ou tendres, minérales ou organiques, mortes ou vivantes, toxiques ou indifférentes, leurs effets sur l'organisme pourront être différents.

On a beaucoup étudié la poussière, surtout au point de vue bactériologique, toxicologique, mécanique, et ces recherches ont certainement accru nos connaissances en cette matière. On peut en tous cas retenir comme démontré que les poussières peuvent contenir des germes pathogènes ou d'autres substances nuisibles et que par leur dureté et leur forme, avec angles ou arêtes coupantes, elles peuvent occasionner des lésions, notamment sur les muqueuses délicates.

De ces notions sont sortis de nombreux résultats pratiques, notamment dans le domaine de la chirurgie (asepsie et antisepsie opératoire), et dans celui de l'hygiène industrielle.

Mais, si nous essayons par les moyens dont nous disposons de porter un jugement au point de vue hygiénique sur les qualités de l'air d'un ambiant par l'examen de ses poussières, nous nous apercevrons bien vite que, sauf pour quelques cas particuliers, le plus souvent des données solides pour guider notre appréciation nous font défaut.

En laissant de côté pour le moment la question envisagée au point de vue bactériologique et toxique, nous allons l'aborder seulement au point de vue physique.

Un examen même très superficiel de la poussière nous montre que celle-ci est composée au point de vue physique d'éléments de grandeur différente, ce qui justifie l'ancienne classification (de Naegeli) en:

1. grosses poussières (visibles à l'œil nu);
2. poussières solaires (visibles dans les rayons du soleil);
3. poussières invisibles (microbes isolés, fumées, etc.).

Or en examinant comparativement des poussières différentes, on s'aperçoit que la proportion des gros et des petits éléments est variable, et en étudiant le rôle pathogène de ces poussières différentes, on ne tarde pas à se convaincre qu'il est aussi différent. Nous avons été ainsi conduit à tâcher de déterminer quantitativement ces différents éléments dans les poussières susceptibles de se déposer et de faire en quelque sorte la *coniométrie de l'air*.

Nous employons dans ce but un appareil *récepteur* des poussières et un *analyseur*.

L'appareil récepteur est un porte-objet sur lequel nous déposons à la partie centrale une substance collante mais solide, capable de fixer les poussières en leur conservant leur topographie primitive; nous employons dans ce but de la gélose ordinaire fondue, rendue bien transparente et débarrassée de tout dépôt, diluée avec une quantité égale de glycérine. Ce mélange est suffisamment solide pour rendre immobiles les poussières fixées et assez souple pour permettre de couvrir la préparation avec un couvre-objet qui sert à la protéger et à empêcher une ultérieure déposition de poussières. Cette masse a la propriété de se conserver sans sécher.

L'analyseur est un oculaire microscopique pourvu d'un micromètre quadrillé et d'un diaphragme spécial à orifice carré, ne permettant l'examen que d'une partie bien déterminée du champ microscopique de manière que, selon l'objectif employé, nous savons toujours quelle est l'étendue réelle de la partie de la préparation soumise à l'examen.

L'oculaire coniométrique que nous avons employé primitivement était un Huyghiens n° 4, pourvu d'un diaphragme spécial et d'un micromètre quadrillé qui, combiné avec les objectifs 2 et 7 (Leitz), nous donnait des grossissements de 60 et 600 d. Or si nous examinons de cette manière une lamelle porte-objet préparée comme nous venons de l'indiquer et exposée préalablement à l'air, nous trouvons en l'examinant au grossissement de 60 d. un nombre x de poussières dans le champ coniométrique. En soumettant la même préparation à un examen à 600 d. nous y constaterons un nombre y de poussières, mais, comme ce champ microscopique correspondra à la n^{me} partie du champ précédent, le nombre de grains visibles à ce grossissement sera, comparativement au champ de l'analyse précédente, égal à $y\,n$. Or le champ coniométrique oc. 4—obj. 2. correspond à $\frac{1.n}{z}$, de manière que nous pouvons exprimer nos résultats ainsi:

$$\text{1. Nombre de grains par cm}^2 \text{ visibles à 60 d.} = xZ$$
$$\text{2.} \quad \text{„} \quad \text{„} \quad \text{„} \quad \text{„} \quad \text{„ visibles à 600 d.} = ynZ$$

et le rapport entre les grosses poussières a (visibles à 60 d.) et les petites poussières b (visibles à 600 d.) serait:

$$a.b \text{ ou mieux } a : (b-a)$$

puisque les poussières a sont encore comprises dans le chiffre b.

Pour simplifier ces recherches, nous avons adopté en dernier lieu une autre échelle de grossissement qui nous permet, en nous servant d'un oculaire coniométrique construit sur notre demande par M. Leitz, de connaître une fois pour toutes les dimensions réelles du champ microscopique au faible et au fort grossissement, ce qui nous permet très-rapidement d'obtenir les résultats cherchés.

En effet:

1° Cet oculaire donne avec l'objectif 2 un grossissement de 35 d. et le diaphragme carré correspond pour une longueur du tube de 170^{mm} à une superficie de 1^{mm} carré de la préparation;

2° Ce même oculaire donne avec l'objectif 7 un grossissement de 350 d. et le diaphragme correspond pour une longueur du tube de 170^{mm} à une superficie de $^1/_{10} \times {}^1/_{10} = {}^1/_{100}$ ^{mm} carré de la préparation.

De cette manière le grossissement fort est dix fois supérieur au grossissement faible et la superficie du champ microscopique de la préparation observée avec ce dernier est 100 fois plus étendue que celle fournie par le fort grossissement.

Nous obtenons ainsi les résultats suivants:

1. Nombre des grains visibles à 35 d. par $\frac{1}{100}$ de mm^2 = x et par cm^2 = x. 100.

2. Nombre de grains visibles à 350 d. par $\frac{1}{100}$ de mm^2 = y et par mm^2 = y.100 et par cm^2 = y 10000

et le rapport entre les grosses poussières (visibles à 35 d.) et les petites poussières (visibles à 350 d.) serait:

$$x : 100\,y \text{ ou plutôt } x : (100y) - x.$$

Ce rapport constitue la *formule coniométrique* qui diffère parfois très considérablement entre deux poussières différentes.

Il est cependant évident que cette formule ne peut pas être très fixe pour chaque examen, car il existe de nombreuses causes accessoires ou accidentelles pouvant occasionner certaines variations dans la composition des poussières ou plutôt dans la proportion de ses éléments respectifs. Mais en multipliant, pour chaque cas particulier, les analyses, on ne tarde pas à se persuader que cette formule a une base assez stable pour nous permettre de classer les poussières en groupes doués de propriétés différentes.

Lorsque sur une route poussiéreuse passe un véhicule lourd, tel qu'une automobile, on voit s'élever dans son sillage d'abord une épaisse couche de poussière qui s'éclaircit de plus en plus, jusqu'au moment où cette poussière plus fine et moins abondante devient invisible. Si nous exposons des *lames conioscopiques* pendant ces différentes périodes, nous en retirerons des préparations ayant des formules coniométriques très différentes, de même que ces formules seront dissemblables si nous disposons nos différents conioscopes en même temps, mais à des hauteurs différentes.

Ces mêmes phénomènes, mais à un moindre degré, s'observent aussi dans les centres habités. Quoique dans les villes il y ait dans les différents points une activité différente et variée, on y obtient cependant des formules coniométriques assez typiques qui sont comparables entr'elles lorsqu'elles sont obtenues dans les mêmes conditions, ces formules par contre diffèrent entr'elles si on expose les conioscopes à des hauteurs différentes, p. ex. aux fenêtres des différents étages d'une maison.

La formule coniométrique d'un ambiant est différente selon qu'on l'examine au repos ou après balayage, sur une table ou à l'intérieur d'une armoire fermée, et celle de l'atmosphère libre varie selon qu'on la recherche par un temps sec ou après la pluie.

Ainsi des conioscopes placés en même temps, l'un sur les bords d'une fenêtre donnant sur une rue très fréquentée et macadamisée (par un temps sec), un autre sur une table près de cette fenêtre, un troisième au fond de la pièce et un quatrième dans une armoire fermée, à 2 m. de hauteur, ont donné indépendamment de la quantité absolue de poussière les formules suivantes (réduites en " o).

Fenêtre	1:12	soit 8.16 %
Table (près fenêtre)	1:21	» 4.76 %
Table (intérieur de la pièce)	1:37	» 2.70 %
Rayon armoire fermée (à 2 m. haut.)	1:138	» 0.72 %

À ce propos il est bon de remarquer que la poussière de certaines salles de spectacle, étudiée au point de vue de son pouvoir pathogène, s'est montrée d'autant plus tuberculigène que sa formule coniométrique marquait une différence en faveur des éléments très fins, c'est-à-dire que son dénominateur était plus grand que son numérateur.

Des observations de même ordre peuvent se faire en établissant la formule coniométrique de l'air des théâtres, où cette formule diffère selon qu'on la recherche dans l'air du parterre ou dans celui des différentes galeries.

On peut ajouter que la détermination de cette formule qui n'est que l'expression d'un rapport entre deux chiffres, ne constitue qu'une analyse qualitative très sommaire: la question de l'analyse quantitative reste debout tout entière. Cependant le même conioscope qui servit à nous donner la formule coniométrique nous permet aussi de faire une détermination relative de la quantité des poussières de l'air.

La quantité de poussière fixée sur le conioscope est fonction du temps de l'exposition. La numérotation de ses éléments sur une surface donnée, en rapport avec le temps d'exposition, nous donne la quantité des poussières déposée dans l'unité de temps. Étant S la surface exposée (1 cm²), T le temps d'exposition et N le nombre des particules des poussières, nous aurons en S T N une appréciation quantitative des poussières beaucoup plus exacte et sensible que les méthodes employées jusqu'ici, telles que le poids des poussières contenues dans un mètre cube d'air ou l'aspect des cartons-cibles obtenus par l'appareil enregistreur de Miquel.

Cette détermination peut, même lorsque la durée de l'exposition n'a pas été la même pour différents conioscopes, être ramenée au cm² de surface et à 1 h. ou 24 h. d'exposition; il est bon cependant de tenir compte du fait que, grâce aux différentes circonstances mettant et maintenant la poussière en mouvement, les différentes heures de la journée peuvent donner pour la même poussière des chiffres différents et qu'il est utile par conséquent, lorsqu'on veut connaître la moyenne de 24 h. au moyen d'observations fractionnées (par ex. d'une heure chacune), de l'obtenir par des coniométries répétées à des moments différents. Nous pourrons en outre ajouter que le chiffre N (nombre de poussières déposées dans l'unité de temps sur l'unité de surface) peut être à son tour divisé en

$$N^1 = \text{poussières visibles à 35 d.}$$
$$N^2 = \quad \text{»} \quad \text{»} \quad \text{à 350 d.}$$

sans compter qu'on peut faire cette détermination à d'autres grossissements.

Mais en procédant comme nous venons de l'indiquer, nous n'arrivons à fixer sur nos conioscopes que les deux premiers groupes de poussières (les grosses poussières et les poussières solaires), tandis que les poussières invisibles échappent en grande partie à notre investigation, grâce au fait qu'elles n'ont que très peu de tendance à se déposer, ou du moins qu'elles mettent beaucoup plus de temps à le faire.

Lorsqu'on veut s'emparer de ces poussières en même temps que des autres, il est nécessaire, au lieu d'attendre leur déposition sur le conioscope, de faire tourner, d'une manière régulière, le porte-objet conioscopique contre les poussières, de manière que celles-ci restent collées contre la surface adhésive de la glycéro-colle destinée à les capter. Nous employons dans ce but un tourniquet où la lame conioscopique fait un mouvement de rotation perpendiculairement à la surface de la terre; ce mouvement est lent et ne produit pas un courant trop fort qui pourrait troubler d'une manière très considérable la composition des poussières de l'air.

Nous reviendrons plus tard en détail sur l'application pratique de cette méthode à l'étude des différentes poussières; des examens nombreux et comparatifs de l'atmosphère et de l'air des ambiants habités (habitations privées, écoles, théâtres, ateliers, etc.) nous ont montré qu'il existe une certaine corrélation entre la formule coniométrique et l'action pathogène de quelques poussières.

Mais les conclusions de cette étude, trop complexes pour être généralisées à la légère, ne pourront obtenir une sanction définitive que lorsque ces recherches auront été faites un grand nombre de fois sur de nombreux cas particuliers.

Nous nous bornons donc aujourd'hui à indiquer qu'on peut établir une *formule coniométrique* qui est propre à chaque poussière et que sa détermination nous permet, jusqu'à un certain point, de prévoir le rôle que cette poussière peut jouer au point de vue hygiénique.

La peste bubonique dans le port de Mazatlan, état de Sinaloa, République Mexicaine

Par M. Eduardo Liceaga, Mexico.

Il m'a a semblé intéressant de faire un rapport sommaire sur une épidémie de peste qui a sévi dans un port de notre pays; car cette maladie a, de nouveau, appelé l'attention depuis qu'elle a fait sa réapparition en Europe, d'où elle avait disparu il y a très longtemps, à tel point qu'on la considérait comme à jamais conjurée. En outre, le cas m'a paru important au point de vue de l'hygiène publique, car je suis en mesure d'exposer en un seul tableau — très réduit, il est vrai — l'historique de l'épidémie depuis ses débuts jusqu'à sa disparition, ainsi que la série de mesures édictées par l'autorité pour empêcher sa propagation, par terre et par mer, et pour l'extirper du lieu où elle avait éclaté.

Origine probable de l'épidémie

Mazatlan est un port situé sur l'Océan Pacifique, par 23° 11' 2" de latitude nord et par 7° 17' 34" de longitude ouest du méridien de Mexico. Il est situé dans la zone torride et son climat est tropical. Il a 18.000 habitants et se compose de 4.263 maisons, dont 169 construites d'une façon très défectueuse.

Ce port est en communication fréquente avec celui de San Francisco, Californie (Etats-Unis), où la peste régnait depuis trois ans, dans le quartier central connu sous le nom de Chinatown.

Dans la crainte, peut-être, des mesures de quarantaine qui auraient pu être prises, dans les ports étrangers, à l'égard des provenances de leur ville, les autorités de San Francisco, Californie, avaient soigneusement caché l'existence de la maladie et délivraient des patentes nettes aux navires qui sortaient de ce port.

Le 13 octobre de l'année dernière, le vapeur *Curaçao* arriva à Mazatlan avec une cargaison de provenance chinoise qu'il débarqua dans le port. Sept jours après, le premier cas de peste se produisait. On ne put en établir le diagnostic, parce qu'il n'y avait jamais eu de peste dans la République Mexicaine, et son tableau clinique était inconnu des médecins de la localité. On supposa qu'il s'agissait d'une forme rare et maligne de malaria. Postérieurement on apprit que ces cas avaient été précédés de la mort d'un grand nombre de rats dans les docks.

Une enquête minutieuse se poursuit actuellement dans le but de savoir si la cargaison provenait directement du quartier de Chinatown, de San Francisco, Californie, ou si le vapeur *Curaçao* l'avait transbordée d'un navire qui venait directement d'Asie. Mais le fait indiscutable est que le navire était parti de San Francisco, Californie, et que la cargaison contenait des marchandises provenant de Chine.

Il avait touché, aussi, dans le port de la Ensenada (Basse Californie), près des Etats-Unis, où quelques cas de peste, isolés, se produisirent également. Ce foyer fut promptement suffoqué, grâce aux mesures édictées en temps opportun par le Conseil de salubrité.

Premières nouvelles sur l'apparition de l'épidémie

Le 13 décembre 1902, le délégué qui représente le Conseil supérieur de salubrité dans le port de Mazatlan annonça, par dépêche, qu'une maladie étrange régnait dans cette ville; 19 cas en avaient été enregistrés, dont huit mortels, entre le 20 octobre et le 13 décembre. Il ajoutait que la maladie était caractérisée, principalement, par une fièvre grave et par l'existence de bubons à l'aine, aux aisselles et au cou.

Le Conseil supérieur de salubrité, qui est chargé par la loi de la police sanitaire internationale dans nos ports, ignorait, dans les premiers jours de décembre, le fait signalé plus haut, que le vapeur *Curaçao* avait apporté des provenances de Chine; mais, comme il savait d'une façon extra-officielle que la peste existait dans un quartier de San Francisco, Californie, et que la seule maladie contagieuse accompagnée de fièvre et de bubons est la peste, il ordonna à son délégué d'indiquer, sur les patentes de santé, qu'une maladie que l'on soupçonnait être la peste bubonique régnait dans le port. En même temps, le Conseil s'adressa aux autorités locales de Mazatlan et au gouverneur de l'Etat de Sinaloa — dans la juridiction duquel se trouve cette ville — pour les exhorter à prendre les mesures prescrites par le Code sanitaire pour enrayer les maladies épidémiques.

Pour procéder avec méthode dans l'énumération de ces mesures, nous allons les classer dans cet ordre: 1° Celles qui ont été prises contre la maladie, pour l'extirper de l'endroit où elle avait éclaté; 2° Celles destinées à empêcher sa propagation par la voie maritime; 3° Celles tendant à éviter la transmission par la voie terrestre.

1. *Mesures prises pour extirper la maladie de l'endroit où elle avait éclaté*

L'autorité politique de Mazatlan reçut l'ordre de rappeler, par voie de proclamation sur la voie publique, aux médecins, chefs de famille, d'ateliers et de fabriques, et aux directeurs d'écoles et de collèges, l'obligation qui leur est imposée, par le Code sanitaire, de faire la déclaration des cas de peste dont ils auraient connaissance.

L'autorité locale ordonna immédiatement des visites domiciliaires pour découvrir les malades qui auraient été cachés par leurs familles. Pour l'application de cette mesure, la ville fut divisée en quartiers et les médecins, aidés par 125 hommes de la police sanitaire, furent chargés d'opérer les recherches. En même temps — et toujours en vertu des dispositions du Code sanitaire fédéral — l'isolement des malades dans un lazaret fut déclaré obligatoire.

Afin de rendre cet isolement plus effectif, le lazaret fut établi dans l'île de Belvédère, où l'on créa un département destiné aux malades atteints de la peste confirmée, un autre département, isolé du premier, pour ceux qui seraient suspects d'être atteints de la peste bubonique; un troisième fut destiné aux convalescents. Sur le même terrain, on établit un service de bains, une pharmacie, une habitation spéciale pour les étudiants, aide-médecins et pour le reste du personnel ayant charge de l'établissement. La situation du lazaret dans une île rendait l'isolement facile et certain; mais, comme les personnes qui avaient soigné les malades, avant leur transport au lazaret, auraient pu avoir la peste en incubation, un *camp d'observation* fut établi sur les collines du vélodrome situées près de la plage et hors de la ville. Ce camp d'observation fut formé d'une série de baraques destinées au logement des familles des pestiférés. Ces familles étaient maintenues en observation durant dix jours, pendant lesquels on pourvoyait à leur subsistance; leur départ n'était autorisé qu'à l'expiration de ce délai et après que l'on s'était assuré qu'elles étaient saines. Des vêtements neufs et une certaine somme d'argent, devant leur permettre de travailler, étaient donnés aux pauvres, avant leur départ.

Comme il existe une grande agglomération dans beaucoup de maisons des quartiers pauvres de Mazatlan, l'excédent des habi-

tants de chaque maison reçut l'ordre de déménager et fut logé
sous des tentes.

Conformément, aussi, aux prescriptions du Code sanitaire, la
désinfection des maisons qui avaient été habitées par les malades et celle des effets qui leur avaient servi furent ordonnées.
Les effets de peu de valeur étaient brûlés.

Pour effectuer le service de désinfection dans les différents
quartiers de la ville, huit médecins furent nommés, avec le personnel nécessaire. On employait une solution de bichlorure de
mercure au deux pour mille, que l'on pulvérisait, au moyen de
pompes foulantes, sur les plafonds, les murs et les planchers des
habitations. Lorsque celles-ci n'avaient que peu de valeur et surtout lorsqu'il n'était pas possible de les désinfecter, on les détrui-
sait par le feu. Plus de 1,060 maisons ont été brûlées.

Comme l'épidémie avait été précédée d'une grande mortalité
de rats et de souris, on fit la guerre à ces rongeurs, par tous les
moyens habituellement en usage, et en employant le virus de De-
nyz destiné à produire une épizootie non transmissible à l'homme.

En même temps, les autorités locales ordonnaient le nettoyage des maisons, et rendaient obligatoires le balayage des rues, l'extrême propreté des abattoirs et des marchés et se livraient à
l'incinération des ordures.

Le fait, pour la République Mexicaine, de n'avoir jamais eu
à déplorer l'apparition de la peste expliquait l'absence des sérums curatif et préservatif de cette maladie; mais on demanda
immédiatement à l'Institut Pasteur 1.000 flacons de sérum Yersin
et 1.500 flacons de sérum Haffkine; et par la suite, un nombre
aussi considérable de flacons fut employé.

II.   *Mesures tendant à éviter la propagation de la peste,
par la voie maritime*

Comme il vient d'être dit, la peste n'avait jamais fait son apparition sur le continent américain. Quand, dans le cours de ces
dernières années, elle envahit, de nouveau, l'Europe et certaines
localités de l'Amérique du Sud, il devint nécessaire d'ajouter au
Règlement sanitaire maritime un chapitre spécial, destiné à protéger nos ports contre son invasion, car, antérieurement, le Code
ne mentionnait pas cette maladie; on ne jugeait pas ce chapitre
nécessaire.

Les additions au chapitre II du Règlement sanitaire maritime, destinées à nous protéger contre la peste, furent promulguées le 30 mai 1900. Elles entrèrent aussitôt en vigueur et nous auraient préservés de la maladie, si les autorités sanitaires de San Francisco n'eussent pas caché son existence, en délivrant des patentes nettes à tous les navires en partance de ce port. C'est ainsi que la peste fit son apparition à Mazatlan.

La première mesure ordonnée au délégué du Conseil de salubrité dans ce port fut d'annoter sur les patentes sanitaires: «qu'une maladie épidémique suspecte d'être la peste bubonique avait fait son apparition dans le port». On fit cette déclaration afin de protéger autant nos ports que ceux de l'étranger contre les provenances de Mazatlan.

Nous diviserons en deux groupes les mesures tendant à empêcher la propagation de la peste par la voie maritime. La lettre *a* signalera celles qui ont été prises dans le port de départ; la lettre *b* celles qui devaient être observées dans les ports d'arrivée.

(*a*) Il fut nommé une commission de médecins chargés de délivrer des passeports sanitaires aux personnes désireuses de s'embarquer. Il s'agissait ainsi d'empêcher l'accès, à bord, de tout individu malade ou suspect d'avoir contracté la peste. Cette commission fut chargée de la désinfection des bagages, des passagers et des marchandises à embarquer; ordre fut donné au délégué sanitaire dans le port de veiller à la destruction des souris et des rats dans les navires en partance. Ces précautions donnaient déjà une grande sécurité. Pourtant, afin de se conformer aux prescriptions de notre Règlement sanitaire maritime et de ses additions, on rappela à tous les délégués dans les ports du Pacifique les règles dont nous allons faire mention.

(*b*) Les ports du littoral du Pacifique sont très nombreux. Certains d'entre eux, d'une faible importance commerciale, et qui n'ont pas de médecin délégué — c'est-à-dire d'autorité sanitaire chargée de la visite médicale des navires et de la direction des travaux de désinfection —, ont été fermés aux provenances directes de Mazatlan. Celles-ci pouvaient être reçues dans les ports de Guaymas, de San Blas, de Manzanillo et d'Acapulco, mais en s'assujettissant aux prescriptions légales mentionnées plus haut et que l'on peut résumer ainsi:

Les navires devaient jeter l'ancre dans la baie, à un mouillage spécial, destiné aux embarcations suspectes. Là, les délégués sanitaires accosteraient pour ordonner un arrêt de dix jours, comptés depuis le départ du navire du port infecté. Cet arrêt avait pour but de s'assurer qu'aucun passager, qu'aucun homme de l'équipage n'avait contracté la maladie. Pendant la durée de cette observation, on se livrait à la fumigation des vêtements en usage et des bagages des passagers et, dans les cales, à la désinfection des marchandises et à la destruction des rats et des souris, à l'aide de l'acide sulfureux, en brûlant du soufre dans la proportion de 40 grammes par mètre cube de capacité de la cale, celle-ci devant être hermétiquement fermée pendant vingt-quatre heures. Dans l'intervalle, on effectuait la désinfection des étages du navire au moyen d'une solution de bichlorure de mercure au 1 pour 1.000, ou d'acide phénique au 5 pour 100. Seuls les objets ne devant être désinfectés qu'à la surface étaient traités par les vapeurs de formaldéhyde. Ces opérations terminées, avant que le déchargement ne commençât, le délégué inspectait les marchandises, colis par colis, afin de s'assurer que ceux-ci ne renfermaient ni rats ni souris et qu'ils n'étaient pas perforés par ces animaux. Si quelque colis se trouvait dans cet état, comme il y avait lieu de craindre que des rongeurs y fussent logés, on s'assurait du fait en ouvrant le colis, puis on disposait celui-ci de telle façon que les animaux devaient, en s'enfuyant, tomber dans un récipient d'eau bouillante d'où ils ne devaient être retirés qu'à l'aide de pincettes. On les enduisait alors de pétrole et on les brûlait.

Les navires arrivés avec des malades, ou ceux à bord desquels la peste se serait déclarée pendant les dix jours d'observation, devaient être envoyés dans le port d'Acapulco, où existe un lazaret propre à recevoir les malades de peste, de choléra ou de fièvre jaune.

Si le lieu de destination finale du navire n'était aucun des quatre ports sus-mentionnés, le délégué, après les dix jours d'observation et après avoir effectué les travaux de désinfection, délivrait un certificat attestant les faits antérieurs. Muni de ce document, le navire en question pouvait s'arrêter dans tous les ports du littoral du Pacifique.

Afin de faciliter l'arrivée à Mazatlan des vivres, de substances pour la désinfection, ou d'autres objets dont on aurait pu avoir besoin, des autorisations spéciales furent accordées par le Conseil supérieur de salubrité à certains navires pour qu'ils transportent ces effets à Mazatlan, sans cependant entrer dans le port. Dans ce cas, le navire s'arrêtait au large; l'embarcation conduisant le délégué sanitaire arrivait jusqu'à lui; le délégué sanitaire recevait les objets du bord et veillait à ce que les gens du port n'eussent aucune communication avec ceux du navire, puis il délivrait un certificat attestant tous ces faits. Le navire pouvait alors retourner à son point de départ ou gagner tout autre port sans y être soumis aux prescriptions des quarantaines.

Ces mesures ont été si efficaces *que pas un seul cas de peste ne s'est produit à bord des embarcations, que pas un seul malade n'a été transporté dans un autre port* pendant toute la durée de l'épidémie.

III. *Mesures destinées à éviter la propagation de la peste par terre*

Un moyen très efficace d'arrêter la marche d'une épidémie consiste à diminuer le nombre des habitants de la localité où elle règne. On restreint ainsi l'élément le plus puissant de la propagation de la maladie. L'administration publique ne peut l'ordonner que dans des localités fort peu peuplées; mais dans le cas qui nous occupe, c'est une grande partie de la population qui a quitté la ville, car on évalue à 8.000 le nombre de personnes qui ont émigré. Or, il est indispensable qu'au moment de l'évacuation d'une ville les émigrants n'emportent pas de germes de contagion sur eux et dans leurs bagages. Pour éviter ce danger, les mesures suivantes ont été prises:

Une commission de médecins fut nommée pour examiner les personnes qui voulaient partir de Mazatlan. Si ces personnes étaient reconnues saines, on leur délivrait un passeport sur lequel étaient indiqués leur nom et prénoms, leur état de santé et leur destination. Cette commission communiquait ces renseignements aux autorités de l'endroit où se rendaient les voyageurs et consignaient ces mêmes renseignements sur un registre.

Sur les routes qui relient Mazatlan (il n'existe pas encore de chemins de fer) à d'autres points de l'état de Sinaloa, aux états et au territoire qui bornent celui-ci, et sur les points les plus fréquentés, des stations sanitaires furent établies. Elles se composaient d'un département pour ceux qui arrivaient atteints de la maladie confirmée; d'un second département destiné aux malades qui n'étaient que suspects d'être atteints de la peste; d'un troisième pour loger les convalescents, d'un département de bains, d'un département pour l'étuve de désinfection, d'une chambre pour la fumigation des marchandises à l'aide de l'acide sulfureux et enfin des habitations du personnel.

Chacune de ces stations était dirigée par un médecin hygiéniste.

En outre, une seconde zone de stations sanitaires fut établie à une certaine distance de la première. Les états limitrophes de celui de Sinaloa établirent également des stations sanitaires réparties comme suit: deux dans le territoire de Tepic; deux dans l'état de Jalisco, trois dans celui de Durango et une dans celui de Sonora.

La défense par terre était organisée de la façon suivante:

D'abord, toutes les personnes qui voulaient sortir de la ville étaient examinées par la commission de médecins de Mazatlan; si un voyageur tombait malade avant le second jour de son départ, il rencontrait la première station sanitaire; si la maladie se déclarait entre le second et le quatrième jour, il était arrêté dans la seconde zone; si la maladie s'était manifestée après que le voyageur était sorti de l'état de Sinaloa, il aurait été arrêté dans les stations des états limitrophes. Enfin, même si, dans un cas d'incubation tardive, la maladie avait éclaté dans les dix jours, le voyageur aurait été surveillé par les autorités de son lieu de destination, qui avaient été prévenues d'avance par la commission de médecins de Mazatlan.

On croit que plus de huit mille personnes sont parties de Mazatlan dans une période de temps relativement courte. Dans ces conditions, il est facile d'admettre que beaucoup d'entre elles ont échappé à l'inspection à Mazatlan et évité les stations sanitaires; c'est ce qui explique les quelques cas qui se sont produits dans trois villages dont je vais parler ci-après. Mais le nombre de ces cas a été si limité que l'on peut dire, sans crainte d'exagération, que la peste a été circoncrite à Mazatlan et que, par conséquent, les mesures adoptées pour empêcher la propagation par la voie terrestre ont donné les résultats qu'on en attendait.

Points où s'est propagée l'épidémie de Mazatlan

Un bourg de 717 habitants, nommé Oso et situé sur la rive gauche de la rivière de El Fuerte, fut le foyer d'une petite épidémie qui se produisit ainsi: une famille de Mazatlan était partie de cette ville le 24 janvier; le 27, en arrivant au village de Elota, une enfant tomba malade; pour éviter la station sanitaire établie à cet endroit, la famille s'enfuit à Oso, elle arriva sept jours après. Là, l'enfant mourut; elle avait transmis la maladie à sa mère et celle-ci à la grand'mère; ces deux femmes succombèrent à leur tour. Dès que l'on eut connaissance du fait, un médecin fut envoyé de Culiacan, capitale de l'état de Sinaloa ; il put constater qu'une des malades, qu'il trouva encore vivante, était atteinte de la peste sous la forme pneumonique. La maladie se propagea à six autres personnes, mais, comme tous les patients et les personnes qui les soignaient furent isolés, comme l'on détruisit par le feu, non seulement les effets et les objets qu'ils auraient pu infecter, mais aussi les maisons qu'ils habitaient, comme toutes les personnes exposées à la contagion furent vaccinées avec du sérum Yersin — le seul dont on pouvait disposer — et comme les rats et les souris de toutes les maisons contiguës furent exterminés, l'épidémie disparut définitivement de cette localité.

Je dois faire remarquer que le bourg de Oso, qui est situé à 170 kilomètres de Mazatlan, est le point le plus éloigné atteint par le fléau.

Le village de Villa Union, situé à 34 kilomètres de Mazatlan, avait été envahi par les familles qui émigraient du port lorsque l'épidémie éclata. Les rapports fréquents que ces familles avaient avec le port provoquèrent à Villa Union l'apparition du fléau ; 34 personnes tombèrent malades ; neuf succombèrent. Le premier cas était à peine signalé que des médecins, une étuve et des appareils de désinfection y étaient envoyés. On procéda à l'isolement des malades, des suspects et des convalescents ; on établit, comme à Mazatlan, un camp d'observation pour isoler les familles des pestiférés ; on détruisit les maisons habitées par les malades, on donna la chasse aux rats et l'épidémie fut suffoquée. Deux facteurs importants ont contribué à ce résultat : le premier a été l'établissement d'une organisation sanitaire semblable à celle de Mazatlan ; le second, l'application de la vaccine de Besredka à 3.575 personnes qui étaient exposées à contracter la maladie à Villa Union et dans les hameaux environnants.

Un autre village, Siqueros, situé à 34 kilomètres de Mazatlan et à 15 de Villa Union, avait reçu les émigrants de cette dernière localité, qui importèrent la maladie. Mais les mêmes éléments de combat qu'à Mazatlan et à Villa Union furent concentrés dans ce nouveau foyer, et bien qu'il s'y soit produit 33 cas, dont 12 suivis de mort, la maladie y a également été suffoquée.

Avant de terminer l'énumération des mesures qui ont été prises pour éviter la propagation de l'épidémie par la voie terrestre, nous devons faire mention d'un élément qui a contribué avec beau-

coup d'efficacité à éviter l'émigration des malades; nous voulons
parler de l'organisation d'une brigade volante de police sanitaire,
accompagnée d'une ambulance et dirigée par un médecin, qui par-
courait les routes et les petits villages, rendant ainsi la surveillance plus active.

Confirmation de la nature de la maladie

Comme nous l'avons dit au début, le Conseil supérieur de
salubrité, les autorités du Sinaloa et les autorités fédérales orga-
nisèrent la lutte contre la peste en se basant sur les données cliniques de la maladie; mais l'état actuel de la science exigeait que
la preuve bactériologique en fût faite, pour en confirmer la nature.
A cet effet, le Conseil de salubrité envoya à Mazatlan un de ses
employés, le dr. Octaviano Gonzalez Fabela, bactériologiste distingué, qui partit avec tout le matériel nécessaire et un certain
nombre de petits animaux pour faire une étude basée sur l'expérimentation. Dès qu'il arriva à Mazatlan, le dr. Fabela se livra à
une étude clinique sur un malade atteint de la peste avec manifestations pneumoniques. Il en recueillit les crachats ainsi que le liquide du tissu péri-ganglionnaire d'un bubon; il reconnut ainsi
l'existence du bacille de Yersin. Avec la culture pure de ce bacille, il inocula des cobayes qui, peu de temps après, offrirent tous
les caractères de la maladie expérimentale. Le Conseil supérieur
de salubrité reçut ce diagnostic, le 31 décembre, par la voie télé-
graphique. Il fit aussitôt une déclaration publique annonçant que
la maladie qui régnait à Mazatlan était la peste bubonique.

Avis en fut donné, également, aux autorités fédérales de la
république, à celles des états, à tous les délégués sanitaires dans
les ports, aux autorités sanitaires des Etats-Unis et au Comité international des républiques américaines, établi à Washington.

Nombre des cas et des décès

Du 13 décembre 1902 au 13 mai de cette année, le nombre
des cas dont l'autorité a eu connaissance dans le port de Mazatlan a été de 487 et celui des décès de 328. Le chiffre des décès
est absolument exact; car, d'après les lois mexicaines, aucune
inhumation ne peut s'effectuer sans un certificat délivré par le Bureau de l'état civil, qui doit enregistrer la cause du décès. Il n'en
est pas de même du nombre des cas de maladie, car il est arrivé

à Mazatlan ce qui arrive partout, dans n'importe quel pays: beaucoup de cas sont tenus cachés pour éviter que les malades soient
transportés au lazaret. Le nombre des cas ainsi cachés a diminué considérablement à partir du jour où furent opérées les visites domiciliaires, et grâce à la surveillance incessante de toutes
les maisons de la localité. La crainte qu'éprouvaient les habitants
pauvres et ignorants à l'idée d'être conduits au lazaret poussa
quelques malheureux à s'enfuir de la ville. Quelques-uns furent
recueillis, malades, sur les routes et transportés au lazaret. C'est
ce qui explique la différence entre le nombre de cas enregistrés et
celui des décès.

Le tableau graphique qui accompagne l'extrait de ce mémoire, dont il sera donné lecture dans une séance de ce Congrès, a
été dressé par semaine, afin de pouvoir représenter dans un espace restreint et d'une façon plus perceptible la marche suivie
par l'épidémie. Dans ce tableau, les lignes rouges représentent le
nombre des cas dont l'autorité a eu connaissance, et les lignes
noires le nombre des décès. On peut ainsi constater que l'épidémie est allée en augmentant jusqu'au 11 janvier et que son maximum d'intensité a eu lieu dans la semaine qui s'est terminée à
cette date. A partir de ce même jour, elle a commencé à décroître
— avec les oscillations qui se produisent dans toutes les épidémies — jusqu'au 13 mai. Le plus grand nombre de cas, en une semaine, a été de 65 et le chiffre de décès le plus élevé a été de
56. La décroissance a été rapide et bien accentuée, jusqu'à la disparition complète du fléau.

Mesures destinées à empêcher la réapparition de la maladie

Comme il ne suffit pas que l'épidémie ait disparu pour que
tout danger ait cessé, il était indispensable d'édicter une série de
mesures pour en empêcher le retour. Le caractère de ce mémoire
ne nous permet pas d'entrer dans des détails. Nous nous bornerons à indiquer les mesures principales qui ont été adoptées dans
ce but.

Tout d'abord, les visites domiciliaires ont été maintenues,
surtout dans les maisons qui avaient été occupées par les premiers malades, même lorsque la nature de l'épidémie n'avait pas
encore été établie. Ces visites devaient également être renouve-
lées dans les maisons où habitèrent des malades dont le diagnostic
avait été confirmé, dans toutes les maisons contiguës et dans cel-

les habitées par des personnes qui avaient été en contact direct ou indirect avec les pestiférés. Dans toutes ces maisons, une seconde désinfection fut opérée et, dans le cas où cette opération ne pouvait s'effectuer d'une manière satisfaisante, si les maisons n'avaient que peu de valeur, elles devaient être détruites par le feu. On ordonna une seconde désinfection des vêtements trouvés dans toutes ces maisons, et l'on commença l'opération en fumigant le linge déposé dans les maisons de prêts sur gages connues sous le nom d'*empeños*. On recommanda de continuer le nettoyage complet des rues, des abattoirs, des marchés et des lieux de réunion, ainsi que la destruction des immondices par le feu.

Avant la réouverture des écoles, qui avaient été fermées au début de la maladie, les locaux ont dû être désinfectés et on a exigé des personnes désireuses d'assister aux offices religieux qu'elles ne se présentent dans les églises que proprement vêtues, leurs vêtements désinfectés au préalable, et munies d'un certificat de bain. On poursuivra la destruction des rats et des souris, auxquels une guerre sans trêve a été faite pendant toute la durée de l'épidémie, jusqu'à ce qu'une commission spéciale, chargée de se livrer à l'étude bactériologique du sang et des tissus des rongeurs pris dans la localité, ait établi qu'ils ne sont plus atteints de la peste. La commission médicale qui délivrait les certificats sanitaires à tous les voyageurs partant de Mazatlan, qui était chargée de la désinfection de leurs vêtements et de leurs bagages et de celle des marchandises envoyées par mer et par terre, a cessé de fonctionner le 16 juin dernier.

Les stations sanitaires établies autour de Mazatlan ont continué aussi à fonctionner jusqu'à cette même date; leurs services avaient été perfectionnés; et elles exerçaient leur surveillance sur les passagers et les marchandises qui sortaient du port aussi bien que sur les habitants qui revenaient et qui avaient émigré au cours de l'épidémie.

Dans les villages où les cas de peste que nous avons signalés se sont produits, on a continué de prendre les mêmes précautions qu'à Mazatlan.

Non seulement l'extermination des rats a été recommandée dans les localités contaminées, mais on s'y est livré également dans un grand nombre de villes de la république. A Culiacan qui se trouve à 240 kilomètres de Mazatlan, on a tué plus de 35.000 de ces animaux.

Grâce à ces mesures, il y a tout lieu d'espérer que la peste ne fera plus son apparition à Mazatlan ni sur aucun point du territoire mexicain.

Éléments dont on a disposé pour faire disparaître l'épidémie

La municipalité et le district de Mazatlan ont fait usage de toutes les ressources dont ils pouvaient disposer pour lutter contre la peste; mais l'état de Sinaloa vint bientôt à leur aide et souscrivit la somme de vingt mille piastres pour subvenir aux premiers besoins. Le gouvernement fédéral envoya, de son côté, $20.000 destinées à améliorer les conditions du lazaret et des locaux d'isolement, aux travaux de nivellement des rues et à la suppression d'un fossé qui devait servir à l'écoulement des eaux pluviales, mais que les habitants avaient transformé en un cloaque.

En outre, le gouvernement fédéral a contribué à la lutte, envoyant des médecins, des étudiants en médecine, internes des hôpitaux, des appareils et de grandes étuves de désinfection du système Geneste et Herscher, une provision de substances désinfectantes, des appareils de pulvérisation. Il a établi et soutenu à ses frais les stations sanitaires dont nous avons plusieurs fois parlé et qui étaient situées à des distances plus ou moins considérables de Mazatlan.

Il a également envoyé le sérum curatif Yersin et les vaccines d'Haffkine et de Besredka; il a établi un lazaret dans le port de Guaymas et perfectionné celui qui existait à Acapulco; il a enfin envoyé un médecin chargé exclusivement du dernier de ces lazarets, et a pourvu à tout ce qui était nécessaire pour la bonne exécution de toutes les mesures qu'il a édictées.

Ces ressources auraient, pourtant, été insuffisantes pour combattre l'épidémie, étant donné que, rien qu'à Mazatlan seul, on dépensait de deux à trois mille piastres par jour pour les services sanitaires.

Pour subvenir à ces besoins, il se forma à Mexico une Junte de charité qui réunit, en quelques jours, une somme de cent mille piastres. Cette somme fut immédiatement envoyée à Mazatlan. Tous les états de la république s'empressèrent aussi d'envoyer leur contingent; mais afin de rendre uniforme la perception des fonds et de faciliter celle des dons de tous les citoyens de la république, on organisa un Comité national qui recueillit plus de trois cent mille piastres.

Résumé des renseignements relatifs à l'épidémie de peste bubonique à Mazatlan, Villa Union, Siqueros et Oso.

Localités	Nombre des habitants avant l'épidémie	Nombre des maladies	Nombre des décès	Nombre des vaccinés	Nombre des flacons de vaccine employés	Nombre des flacons de sérum employés	Valeur de la vaccine	Valeur du sérum	Nombre des maisons et huttes dans chaque localité	Nombre des maisons et huttes brûlées	Nombre des souris et des rats tués	Sommes dépensées par la suite de charité	Observations
Mazatlan	18,557	414	335	12,863	1,800	2,871	Un lot de 100 tubes a été payé jusqu'à $7; les autres ont été payés $3 environ		1,263	1,660	6,982	$ 312,318.95	Les chiffres ne se rapportent qu'à la ville de Mazatlan. Se rapporte à tout ce qui dépend de la municipalité de Siqueros. Dans le nombre de flacons de sérum Yersin employés, figurent ceux qui ont été usés comme préservatifs et ceux qui l'ont été comme curatifs. Dans le chiffre des personnes vaccinées ne figurent pas les personnes qui le furent dans d'autres localités pour pouvoir revenir dans le port, d'où elles avaient émigré à l'époque de l'épidémie. Il n'est pas possible de fixer ce dernier chiffre, de même que celui des personnes vaccinées à Mazatlan, Villa Union, Siqueros, Quelite, Concordia, Iguatelientle, Rosario, Elota et Culiacan, à l'époque où on registre n'était pas tenu à ce sujet. On continue d'appliquer la vaccine avec le plus grand zèle; tous les habitants s'y prêtent volontairement. Sur 34 malades de peste à Villa Union, 32 seulement furent l'objet d'un traitement médical. Sur 26 personnes att. intés de peste à Siqueros, 24 furent reconnues par des médecins.
Villa Union	5,359	34	9	2,044	284	497		$3.52 le flacon.	363	64	Le chiffre n'a pu être évalué. On a employé le sérum et les pâtes.		
Siqueros	4,515	26	9	1,155	248	184			221	57			
District de Culiacan													
Oso, Monte Verde	707 / 19	6 / 1	1 / 1	10		62		13		3 / 3	405. Les chiffres n'ont pas été relevés.	$ 713.27	

Travaux entrepris pour l'assainissement des localités contaminées par la peste.

Mazatlan. Comblement du fossé d'écoulement qui traversait la ville à l'ouest et débouchait dans la baie de l'«Astillero».
Incinération journalière des ordures.
Nettoyage incessant des cours et étables.
Nettoyage et désinfection incessantes des caniveaux et éviers.
Suppression de l'élevage et de l'engraissage des porcs, en ville.
Comblement des citernes et puits qui existaient dans la ville.
Désinfection de l'hôpital militaire, de l'hôpital civil, de la caserne «Rosales», des prisons et des écoles officielles.
Abaissement de niveau et réparation des rues «Barrio Nuevo», «Porfirio Díaz», «Benito Juárez», «República», «Viñas», Faro, Serficin et de l'Arsenal, afin de permettre l'écoulement des eaux pluviales vers le sud.

Villa Union. Nettoyage général des cours, étables, rues et marchés.
Interdiction, dans la localité, de l'élevage et de l'engraissage des porcs.
Désinfection des locaux occupés par les écoles officielles.

Siqueros. Nettoyage général des cours, étables, rues et marchés.
Comblement de plusieurs mares et marais dans la localité et au-dehors.
Enlèvement des décombres dans les rues. — Surélévation du sol de la prison publique.
Désinfection de cette prison et des locaux occupés par les écoles officielles.
Interdiction, dans la localité, d'élever et d'engraisser des porcs.

Oso et Monte Verde, District de Culiacan. Comblement de deux marécages et d'un puits, l'un près de Oso, l'autre à Monte Verde, pour isoler le terrain où furent inhumés les cadavres des personnes mortes de la peste; comblèrent, avec de la chaux, des puits qui approvisionnaient d'eau les maisons où se produisirent des cas de peste.

Mexico, Mai 1903.

Un fait digne d'être mentionné est que tous les habitants du
Mexique, et particulièrement ceux appartenant aux colonies étrangères, ont apporté leur obole, pour alléger le malheur de nos
frères de Mazatlan. Cette somme de $300,000 n'a coûté aucun
sacrifice à la collectivité et, cependant, elle a donné des résultats
considérables non seulement à cause du nombre d'existences qui
ont été sauvées et des secours qui ont pu être distribués aux
nécessiteux, mais surtout parce qu'elle a permis d'éviter que l'épidémie ne se propage dans notre pays où elle aurait causé des
désastres épouvantables, en ruinant son commerce et sa prospérité.

Yellow Fever in Mexico

Par M. Eduardo Liceaga, Mexico

After the serious epidemic which spread from the State of
Vera Cruz along the interior of the litoral to those of Tamaulipas,
Nuevo Léon, San Luis Potosi, as well as to some towns of Coa-
huila, to one in the State of Hidalgo, to Oaxaca and to Yucatán,
we were able to extinguish it completely in all those places which
were situated to the north of the parallel which passes through
Vera Cruz, so that at the commencement of the year 1904 cases
only existed in the State of Vera Cruz, part of Oaxaca and in
Yucatan, as can be seen from the annexed table marked Nº 4.

The vigorous campaign which has been undertaken and the
details of which he found on Table Nº 5, can be summarized in
the following statement, which, on account of its brevity, I will
read:

Before Yellow Fever can be transmitted it is necessary to have
combination of three factors: A Yellow Fever patient, a mosquito
of the genus Stegomyia to bite the patient, and a non-immune
person to be afterwards bitten by the mosquito.

The problem of fighting yellow fever, therefore, consists in
the disassociation of these three factors, and I will now show
the manner in which we arrive at the solution of this problem.

I. *Isolation of the patients*

In order to isolate a patient, the first thing to know is that
the patient exists, and in order to find him we proceeded in the
following manner: in each village where there is yellow fever or
it is feared that it will develop, we organize a SANITARY BRI-

GADE. Some of its members busy themselves in making a list of all the people who are not immune and who live in the locality. In this Register a note is made of the age, sex, and nationality of each person and the place of his residence. The Sanitary Agents, who form part of this Brigade, divide city or town in which the fight is waged against the yellow fever in such a way as to be able to visit the non immunes daily. When one of these is found to have fever, whatever its origin may be, the patient is separated immediately, being put in a room whose windows have been provided with fine wire screens, which will prevent the entrance of the mosquitoes, and a double door also of wire is provided, and so arranged that when the outside door is opened the inside one will automatically close and viceversa. This can be done by means of a chain of a certain lenght which unites the two doors. This is much more satisfactory than covering the beds with mosquito netting, for the latter has to be opened frequently in order to observe the patient, to give him medicine, food, etc., and each time the curtain is opened you run the risk of letting a mosquito in, or should the curtain accidentally come in contact with the patients body the mosquito can bite the patient from the outside of the curtain; whereas if patient is in a room from which the mosquitoes have been previously driven out, and where they cannot come in again, the contact with the patient is impossible. This means of isolation has another advantage, that is that you may put in the same room a patient who has already been proved to have yellow fever and another whom you only suspect of having it, without the latter being liable to catch the disease.

As we have just seen, in our plan of campaign we do not are satisfied of the existence of yellow fever, but we isolate the patient from the first day that any fever appears, and consequently we isolate him during the first three days, which are the dangerous ones, and those in which the mosquitoes become infected. Experience has demonstrated the sufficiency of the methods we have adopted for the isolation of the sick.

II. *Disinfection of the home occupied by the patient*

During the time which elapses between the moment in which a person takes the yellow fever and that in which he is discovered by our agent, he may have been bitten by the mosquitoes and infected them, so that they are ready to spread the disease. In order to prevent this danger we proceed to disinfect the house as soon as it is left empty by the patient. The desinfection in this case has for its only object the destruction of the mosquitoes. In order to accomplish this we close the room as it is ordinarily closed, pasting manila paper over all cracks and after this has been done we proceed to burn sulphur in the proportion of twenty grames per cubic meter of capacity. The sulphur must be spread in a thin layer so that all will be burned. In this practice, which is so common and known to all, we have introduced another innovation which seems to me of great importance and it is this: as it is very difficult to know whether the disinfection has been complete or not, we take some mosquitoes which have not been infected and which have been taken from the exterior of the room and put them in the farthest room from the one in which the sulphur is burned. These mosquitoes are put in open vessels, or which are only closed with a coarse cloth, so that it will allow the sulphureous acid to penetrate into the vessel and prevent the mosquito from getting out. These mosquitoes serve us as witnesses. If, at the close of the desinfection, these mosquitoes which were in unfavorable conditions to suffer from the action of the sulphureous acid are found dead, we have proof, that all the others in the same room and under more favorable conditions for receiving the sulphureous acid are dead also. If, on the contrary, we find them alive, it is a proof that the disinfection was not well done and that it will have to be repeated.

The annexed figures show the manner how disinfection is made of huts (jacales).

In disinfecting the Pullman cars, other R. R. cars or any limited space where there are delicate objects which can be damaged, we used formaldehyde.

In dry goods stores, where the sulphur, the pyrtheum and even the formaldehyde might alter the color of the merchandise, we have used hydrocyanic acid, the result of which is as satifactory as that of the sulphur and has not the objectionable effect of injuring the merchandise, but on the other hand it cannot be used except by a person who is very skillful in its use.

III. *Destruction of the mosquito larve*

Another group of the sanitary agents is employed in making a daily house to house inspection of the cisterns which supply the families with water. If the deposit is found to contain larvæ, it is emptied and the place in which the water flows is covered with petroleum; the deposit is washed and the inside surface is searched in such a way that not a larva is left alive; then it is filled with pure water and is covered with a close fitting lid, with a wire netting, or with a layer of petroleum. All other deposits of water are covered with petroleum whatever their size, even when they are very small.

As you have just heard, those methods in which we have introduced innovations over these adopted in other countries, are the following:

I. Making a REGISTER of the persons not immune.

II. Visiting the houses daily so that the patient can be discovered the same day that the disease begins.

III. The disuse of the mosquito curtains, because their use is insufficient to isolate the patient, and the placing of the patients in rooms whose windows are screened and which have double doors of wire screen.

IV. In order to convince ourselves that the disinfection has been complete, we put mosquitoes in the house under unfavorable conditions so that they can be reached by the action of the disinfectant. If at the close of the disinfection the test mosquitoes are dead, we can be sure that the disinfection was well done.

V. We have the means of making impossible the escape of the mosquito from the disinfected houses, even if these are only huts, whose walls and roofs are made of grass or of branches or of any other penetrable material.

To prevent the disease from attacking a place where there are stegomyia, we have proceeded in the following manner:

In all towns of this class we establish an inspection upon the arrival of the trains, and in other places where passengers reach the town on horseback, on foot or in carriages. Each passenger who is to remain the locality is examined and is kept under watch by our sanitary agents or by the police for five days after his arrival. In the places already invaded by the yellow fever, the same inspection is made of all the passengers who take the trains and they are prevented from leaving if they are ill and if they are not immune and have fever. Could not the passengers take the trains between the points where the inspections are made? The sanitary agents travel continually on the trains which traverse the infected districts, which are at present the small towns in the state of Veracruz and the towns traversed by the Tehuantepec R. R., so that agents travel between Veracruz and Tierra Blanca; from Tierra Blanca to Santa Lucrecia; from Coatzacoalcos to Santa Lucrecia; from Santa Lucrecia to Tehuantepec and Salina Cruz. If a patient is found on any of these routes, he is taken to the nearest hospital and at night the Pullman or R. R. car in which the patient travelled is disinfected.

Having thus organized our system of inspection, we have followed it in Yucatan, notwithstanding the fact that since for a long time past only a few and isolated cases has been found in Merida, capital of the state above mentioned. There has not been a single case of yellow fever in Veracruz since December 29th, 1904 to July 11th, 1905. In spite of the vigilance which we have exercised, it is possible that a patient who did not arrive by the R. R. nor by the most frequented roads had clandestinely entered the town and was able to remain hidden; and as he was not on the REGISTER, he was not visited by the sanitary agent. This is the only explanation which we can give of the appearance of this disease in the harbor of Veracruz, where were registered 8 cases during last July, 18 during August, 12 during September, 12 on October, 5 on November, 1 on December, 4 on January 1906 and only one on February. We have established a sanitary brigade and a lazaret in Tehuantepec, notwithstanding the fact that the last case that originated in the town was observed many months ago. Another service is established in Salina Cruz and, lastly, in Tierra Blanca where a small focus was formed. Tierra Blanca is a village at the junction of the three branches of the Veracruz and Pacific R. R. The village is inhabited by non-immunes who are employees and workmen on the R. R. As the village is cosmopolitan, and for that reason, a brigade has been established there.

In the other places of the small infected zone, when isolated cases appear, a physician and sanitary agents of some experience are sent immediately to proceed with the house to house inspection and to disinfect wherever it is necessary and to destroy the mosquito larvæ.

The consequence of these measures has been diminution of disease until only such a one case isolated is registered in the Republic, and some times none of them.

The success which has been reached in Mexico in the struggle against yellow fever and the certainty that in a not far distant

future the disease will be completely extinguished as has been
done in the Island of Cuba, can be easily seen from the statements already made.

Infestation de l'ankylostomiase par la peau

Par M. A. AUSTREGESILO, Rio de Janeiro.

Dans le *Centralblatt für Bakteriologie*, de 1898 [1], le dr.
Looss, du Caire, traitant de la biologie de l'ankylostome duo-
dénal et répondant aux critiques du professeur Leichtenstern
(*Wiener Klin. Rundschau*, 1898, ns. 23, 24, 25, 26 et 27), démontre les faits nouveaux qu'il a signalés dans un mémoire
intitulé *Notizen zur Helminthologie Egyptens* [2]. Un des faits
fut casuel, mais la déduction qu'en tira le distingué helmintholo-
giste a été confirmée par les expériences.

Looss étudiait la biologie de l'helminthe quand quelques
gouttes d'eau contenant une culture riche de larves lui tombèrent sur les mains, entre les espaces interdigitaux; au moyen
d'une forte loupe, il vit que les larves avaient traversé la peau,
abandonnant leurs capsules.

Au bout d'un certain temps, il commença à pâlir, à sentir de
la lassitude, enfin toute la symptomatologie de l'uncinariose. Le
naturaliste du Caire, dans ces expériences, se lavait les mains
avec de l'alcool: on ne pouvait donc pas, dans ces cas, admettre
l'infestation par la bouche.

Pour démontrer sa théorie, il procéda à une série d'expériences sur des chiens et des cobayes. Dans des expériences exécutées sur des cochons d'Inde, et où des cultures de larves
avaient été introduites dans l'œsophage, pour infester l'animal
per os, l'examen microscopique de l'animal ayant servi aux
recherches révéla à Looss, le 14e jour, l'existence de larves
très vivantes, non plus dans l'œsophage, mais dans la trachée!

L'expérimentateur observa qu'il n'en était pas de même d'autres larves, telles que celles du *Rhabdomena strongyloide*, et des
espèces filariformes, car dans l'examen des fèces de chiens soumis aux expériences au moyen de diverses larves il trouva seulement l'ovule de l'ankylostome.

Le professeur Sandwith (du Caire) a cherché, à son tour, à

---

[1] Pages 411 et 413.
[2] *Centralblatt für Bakteriologie und Parasitenkunde*, vol. XX, 1896, et vol. XXI, 1897.

démontrer la pénétration de la larve de l'uncinaria à travers la peau. Dans un travail qu'a publié le *British Medical Journal* [1] il apporte des arguments en faveur de la théorie de Looss. Sandwith a vérifié dans la jambe d'un enfant, qui allait être amputée, l'existence de larves d'uncinaria traversant le membre soumis à l'opération.

Grassi et ses élèves Pieri et Noé ont contesté la valeur de la découverte de Looss et ont qualifié la nouvelle théorie de non scientifique. Dans une publication faite à titre de note préalable et insérée dans le *Policlinico* [2], Gino Pieri rend compte des recherches exécutées dans le laboratoire du professeur Grassi, par ce dernier, Noé et Pieri. Tous les trois se soumirent aux expériences et se versèrent sur la partie antérieure du bras des cultures d'*Uncinaria duodenalis*.

L'examen postérieur des fèces des trois expérimentateurs révéla que Pieri seul avait acquis la maladie, et que les deux autres étaient restés indemnes. Pieri explique le cas en disant qu'il s'était, par mégarde, infecté par la bouche. Mais, comme le fait observer fort justement mon ami le dr. Moysés de Menezes, cette raison ne saurait être admise, car, en critiquant la théorie de Looss, Pieri prétend que l'infection du médecin du Caire avait été, par mégarde, acquise par cette voie. Cela étant, Pieri devait naturellement prendre toutes ses précautions pour ne pas se laisser infester par la bouche, sous peine de passer pour un expérimentateur peu sérieux.

Dans un travail qu'a publié le *Journal Médical* [3] d'Australie et dont le *Journal of Tropical Medicine* a donné l'analyse [4], Bancroft accepte la manière de voir de Looss et admet les deux modes de pénétration de la larve, par la bouche et par la peau. Bancroft cite le fait suivant, qui est tout à l'appui de la nouvelle théorie de l'infection uncinariotique.

Deux familles avaient des enfants qui fréquentaient une école du district de la baie de Déception, où il n'existait pas de latrines. Les enfants porteurs de l'uncinariose s'infestaient constamment, malgré la médication destinée à expulser les vers. Cette infestation, dit Bancroft, ne pouvait être attribuée à l'eau,

---

[1] September 1901. *Note on the entrance of ankylostoma embryo in the human body by means of the skin.*

[2] 1902, 12 avril, p. 754.

[3] Thèse. Rio de Janeiro. 1904.

[4] 15 avril 1902.

car celle-ci était de pluie, recueillie dans des réservoirs parfaitement construits, et les écoles, ainsi que d'autres maisons où la maladie n'était pas observée, se servaient uniquement de cette eau pure.

Bancroft explique ainsi qu'il suit le fait de l'infestation constante des enfants; Faute de latrines, les défécations étaient faites, comme chez nous en plusieurs points de l'intérieur du pays, dans les bois aux environs des habitations. Après les pluies, les ovules se développaient et se transformaient en larves, selon les conditions connues. Or, les enfants marchaient nu-pieds: telle est l'explication de la récidive constante de l'infection dans la localité.

Après sa découverte accidentelle, le professeur Looss procéda à des expériences réitérées sur des chiens, avec un plein succès. Pour connaître ses études, on doit lire sa communication à l'avant-dernier Congrès général de Médecine réalisé au Caire. On y trouve rapportées les expériences faites au Caire, avec le déterminisme rigoureux de l'éminent zoologiste, et qui ont démontré les deux voies d'infestation: par la bouche et par la peau.

J'ai eu chez nous l'idée de vérifier jusqu'à quel point le fait était exact, et, à l'exemple de Grassi et ses élèves, j'ai fait des expériences *in anima nobili*, grâce à l'obligeance de mes amis le dr. Moysés de Menezes, qui a écrit sa thèse inaugurale sur le sujet, et MM. Miguel Feitosa et Faria Filho, tous deux étudiants distingués de notre Faculté de médecine.

Habitué à traiter constamment des fèces et des cultures d'*Uncinaria duodenalis*, je n'ai pas voulu opérer sur moi-même, et quant au dr. Moysés, qui fut infesté par la peau, je n'ai pas tenu compte de son cas parce que, postérieurement, il commença à traiter les mêmes cultures. Les deux étudiants ne s'occupèrent pas de cultures de ce genre. Avant qu'ils se soumissent spontanément aux expériences, leurs fèces furent examinées en 12 préparations!

Les expériences se trouvent décrites dans la thèse du dr. M. de Menezes [1]. Au bout de 67 jours, M. Miguel Feitosa était infesté d'uncinariose.

Quelques uns objectèrent que l'expérimentation n'avait pas de valeur dans ce cas, en raison de l'adage scientifique: *experientia una, experientia nulla.*

Le seconde étudiant, M. Faria, qui jusqu'alors n'avait pas

---

[1] *Contribução ao estudo da ancinariose. Rio, 1903.*

présenté d'ovules dans les fèces, examinant postérieurement son sang par simple curiosité, y trouva de l'éosinophilie. Je lui demandai ses fèces, et leur examen me révéla la présence d'ovules d'uncinaria. M. Faria me dit qu'il se trouvait alors plus pâle et avait ressenti récemment des troubles gastriques.

Ce cas est donc venu, postérieurement, démontrer une fois de plus la véracité de l'assertion de Looss.

Sur deux individus soumis à l'expérimentation, il y a eu infection chez les deux, de sorte que l'objection anonyme basée sur l'aphorisme : — *experientia una, experientia nulla* — a été complètement détruite.

Quand j'eus l'idée d'expérimenter *in anima nobili*, et que j'entrepris, en collaboration avec le dr. Moysés de Menezes, les vérifications citées plus haut, la théorie de Looss était encore accueillie avec le plus grand scepticisme. Nos expériences ont été précédées par celles de Grassi et de ses élèves, qui ont nié absolument l'infection de l'ankylostomiase à travers la peau. Ce sont les expériences faites à Rio de Janeiro qui ont démontré chez l'homme, de façon positive, l'infection par la peau, car Sandwith avait expérimenté sur une jambe qui allait être amputée, et les expériences réalisées à la Faculté de médecine du Caire l'ont été, autant que je sache, sur des chiens et des cobayes.

La loi de Looss a été peu à peu adoptée par les auteurs : Lortet [1], Manson [2], Wardel-Stile [3], Schaudinn [4], Lambinet [5], etc. Looss lui-même [6], dans une réponse à Grassi, a victorieusement réfuté les critiques du professeur italien.

Le mémoire de Schaudinn, membre du bureau sanitaire allemand (*Ueber die Einwanderung der Ankylostomalarven von der Haut aus*), est venu convaincre plus pleinement les sceptiques. L'expérimentateur allemand a exécuté deux expériences décisives. Après avoir obtenu de bonnes cultures par la technique usuelle, il fit l'application des larves sur des singes. Il choisit, à cet effet, le dos de l'animal, entre les épaules, et y coupa les poils ras, sans employer le rasoir. Il y versa ensuite 5 à 6 gouttes larvifères d'une culture centrifugée, qu'il répandit sur le dos de l'animal au

[1] Cité par Briançon, *L'Ankylostomiase*, Paris, 1904.
[2] Patrick Manson, *Disease of warm climates*, Londres, 1904.
[3] Briançon, ouvrage cité.
[4] *Deutsche Medicinische Wochenschrift*, 1904, vol. XXXVII, p. 1536, du 8 septembre.
[5] *Deutsche Med. Wochen.* N. 5, 1905, p. 848. Décembre.
[6] *Centralblatt fur Bakteriologie und Parasitenkunden*, 6 février, 1905, p. 330.

moyen de la lame d'un scalpel. La partie, une fois séchée, fut lavée avec de l'alcool absolu.

Voici le résultat des deux expériences:

1re expérience. — Un singe *Inuus* encore jeune fut infecté, le 28 mai 1904, au moyen de 6 gouttes environ de cette culture. L'endroit infecté ne présenta rien de particulier, les jours suivants. Le 10 juin, l'animal mourut en crampes, après n'avoir rien mangé pendant quatre jours. A l'autopsie, Schaudinn trouva dans le 1er tiers de l'intestin grêle 36 ankylostomes vivants et en parfait état. Il n'existait dans l'intestin que deux larves libres, encore fixées à la sous-muqueuse. Une larve fut trouvée dans une glande lymphatique du péritoine: elle ne possédait pas la capsule buccale définitive et était encore vivante.

2e expérience. — Le second essai fut fait sur un *Inuus* plus âgé que le précédent, mais qui n'était pas encore adulte. Le 10 juillet, il fut infecté dans des conditions identiques à celles du premier singe, et le 20 et le 30 du même mois il y eut répétition de l'infestation par la peau. Six heures après la dernière infection, l'animal mourut et il fut procédé à l'autopsie.

Pour la première infection, Schaudinn trouva dans l'intestin grêle seulement 2 vers libres, qui n'étaient pas encore débarrassés de la capsule buccale provisoire. Dans le cœcum furent trouvés 12 vers morts, présentant le même état de développement que les deux précédents. L'auteur fait observer qu'en ce point les vers n'avaient pu se développer, après avoir atteint le troisième état larvaire, et qu'ils avaient péri avant de recevoir la capsule buccale définitive. Cette question, dit l'expérimentateur, sera plus tard éclaicie.

Comme résultat de la seconde infestation, Schaudinn trouva des larves développées partie dans l'intestin grêle et partie dans l'épithélium. A des profondeurs diverses de la peau, il fut trouvé des larves, comme l'avait vérifié Looss.

Schaudinn conclut que la larve peut, en un court espace de temps, infester l'intestin en traversant la peau.

Il est inutile d'ajouter que les singes étaient jusqu'alors exempts d'uncinariose.

Dans le dernier Congrès international de zoologie, réalisé à Berne du 14 au 20 août 1904, Looss a montré diverses préparations des organes de chiens, après les expériences qu'il a effectuées sur ces animaux. Il en résulte que les larves pénètrent dans les veines de la peau, se rendent au cœur droit, aux capillaires pulmonaires, aux alvéoles, et passent aux bronches, à la trachée, à la gorge, à l'œsophage, à l'estomac et aux intestins. Quelques-unes passent par les vaisseaux lymphatiques et se rendent aux veines, quand elles ne sont pas retenues dans les glandes lymphatiques.

Schaudinn conserve de ses expériences des préparations où il a été trouvé 5 larves dans le cœur droit (dans le sang), et plusieurs autres dans les poumons. Cet auteur allemand conclut que la pénétration de la larve par la peau ne peut plus être mise en doute *(an der Einwanderung der Ankylostomalarven durch die Haut dürfte nicht mehr zu zweifeln sein)*.

Après les recherches de Schaudinn, le dr. Lambinet (¹), de l'Institut bactériologique de Liège, a entrepris de vérifier les assertions de ceux qui soutiennent les nouvelles théories et a fait connaître le résultat de ses investigations, qui confirme les vues de Looss.

Pour éviter toute autre infection que par la peau, Lambinet a poussé encore plus loin la rigueur du déterminisme expérimental. Il a tiré d'une culture développée par les procédés usuels des larves encore enkystées. Ces larves ont été lavées avec une solution faible de *phénolsalyl*, qui ne pouvait nuire à leur vitalité, mais diminuait la probabilité de la septicémie, en évitant le développement des germes dans les cultures larvifères. Les larves qui servirent à l'expérience étaient très mobiles. Au lieu de procéder comme Looss, Schaudinn, etc., Lambinet injecta au moyen d'une seringue de Pravaz, chez un chien de 2 mois, la culture dans le tissu sous-cutané.

Ce procédé était destiné à éviter une cause d'erreur, en mettant l'animal dans l'impossibilité de lécher la partie infectée et d'introduire, au moyen de la langue, des larves dans l'intestin. L'injection fut faite au ventre et la culture était très riche. La partie injectée fut lavée avec de l'alcool absolu. Lambinet n'observa aucun signe d'inflammation locale. L'animal mourut au bout de 12 jours.

L'intestin grêle (non le duodénum) contenait des ankylostomes de 8 à 9 millimètres de longueur, au nombre de plusieurs centaines ; tous paraissaient du même âge et étaient semblables à ceux qui, dans d'autres expériences, s'étaient développés au bout de 10 à 11 jours, par l'infestation *per os*.

(¹) *Deut. Med. Woch.* N. 50, 1904, p. 1848.

La muqueuse intestinale du chien était sanguinolente et couverte de points congestionnés récents. Les ankylostomes se montraient très vivants et se conservèrent dans cet état pendant 2 heures après l'ouverture de l'intestin.

Le chien avait été jusqu'alors indemne d'uncinariose. L'auteur conclut à la pénétration de la larve et à l'infestation respective par la peau.

Dans la séance du 28 janvier 1905 de l'Académie de médecine de Belgique (¹), le dr. Firket, chargé de présenter un rapport au sujet du travail de Lambinet que je viens de citer, a établi un parallèle entre l'uncinariose et la trichinose.

Dans les deux, les embryons sont conduits par la circulation jusqu'au poumon; mais dans la trichinose, le petit calibre de l'embryon lui permet de pénétrer dans le réseau capillaire, tandis que dans l'ankylostomiase les larves, en raison de leurs dimensions plus grandes, sortent par effraction des capillaires et sont lancées dans les cavités des alvéoles; de là elles remontent les parois de la muqueuse respiratoire et se rendent au pharynx, d'où elles peuvent infecter le tube digestif. Firket conclut que les lésions d'ankylostomiase sont plus complexes qu'on ne le pense; il doit y avoir au début des lésions cutanées et des lésions pulmonaires, dont les relations avec l'infestation vermineuse sont inconnues.

Firket cita encore le cas confirmatif du dr. Hermann (de Mons) qui a reproduit sur lui-même l'infection de l'ankylostomiase par la peau.

Comme conclusion, je dirai:

Les expériences exécutées par moi en collaboration avec le dr. Moysés de Menezes, dans le laboratoire du professeur M. Couto, ont été faites avec déterminisme rigoureux.

Les deux cas expérimentés *in anima nobili* ont été positifs, l'un au bout de 67 jours, l'autre postérieurement, sans que je puisse dire au juste quelle a été la durée de l'incubation de l'infestation.

Les vaccinations anti-rabiques à l'Institut Pasteur de Saint-Paul (Brésil)

Par M. Ulysses Paranhos, Saint-Paul.

I. Pendant l'espace de temps écoulé du 7 novembre 1903, date de la fondation de l'Institut Pasteur, jusqu'à la date actuelle,

---

(¹) *Semaine Médicale*. N. 4, 1 février 1905, p. 7.

10 novembre 1905, 900 personnes furent, à Saint-Paul, vaccinées préventivement contre la rage.

Pas un seul cas de mort par hydrophobie ne fut enregistré, ce qui nous place en position favorable par rapport aux meilleures statistiques, y comprise celle dernièrement publiée par l'Institut Pasteur de Paris, qui donne une proportion de 0.32 %/₀ ([1]). Et on ne peut pas dire que la rage, au Brésil, soit bénigne.

Deux individus seulement, qui ne voulurent pas être vaccinés, les seuls après l'institution du service pasteurien, moururent de la rage, trois et quatre mois après l'inoculation par l'animal malade, et les lapins qui ont souffert l'injection du bulbe d'animaux attaqués de la rage des rues meurent avec la même évolution et la même symptomatologie observées par moi aux services anti-rabiques européens.

Le procécé d'immunisation que nous employons est, d'une manière générale, celui qui a été esquissé par le savant Louis Pasteur.

Le traitement ordinaire—morsures des membres et du tronc, est fait en 21 jours, avec inoculations quotidiennes et progressives de la moelle 14 jusqu'à 3-2; *le traitement intensif*—morsures du crâne et de la face, est pratiqué en 24 jours; deux injections dans les trois premiers jours, jusqu'à la moelle 2.

Nous n'avons jamais observé les accidents de paralysie, si bien étudiés récemment par le docteur Remlinger ([2]), ni pendant ni après les vaccinations.

La grande affluence d'individus malades qui cherchent l'Institut Pasteur de S. Paul, pour être vaccinés, est due à l'insuffisance de services anti-rabiques au Brésil.

Qu'on se figure que, dans un pays d'une superficie énorme, avec une population de vingt millions d'habitants, où la rage est fréquente, il n'y a que trois établissements destinés aux inoculations pasteuriennes: Rio de Janeiro, San Paul et Pernambuc.

De cet état de choses il résulte que les cas de rage se multiplient et la mortalité causée par le mal augmente de jour en jour, quoique cachée dans l'obituaire sous les noms de convulsions, d'épilepsies, de tétanos et des paralysies diverses et mal observées.

Les mesures de la police des chiens, complément de la vaccination pasteurienne dans la prophylaxie de la rage, commencent

---

([1]) Vialle—Annales de l'Institut Pasteur de Paris, Juin 1904.
([2]) P. Remlinger—Annales de l'Institut Pasteur de Paris, 25 octobre 1905.

maintenant à être pratiquées au Brésil. Ce genre de services n'existe d'une manière régulière qu'à Rio de Janeiro, à Santos et à Saint-Paul.

II. Les personnes traitées à l'Institut Pasteur de Saint-Paul sont groupées en deux catégories: 1) celles par rapport auxquelles l'identité de l'animal offenseur a été établie par l'inoculation ou l'examen vétérinaire et 2) celles à propos desquelles l'animal offenseur est à peine soupçonné de rage.

Sans vouloir entrer en des détails de statistique, je dirai que, des animaux offenseurs, un tiers seulement fut soumis aux épreuves exigées pour qu'ils fussent considérés de la première catégorie.

Ce fait est dû à deux causes, indipendantes de notre volonté et d'une amélioration difficile pour le moment: 1) La grande distance qui, dans la plupart des cas, existe entre l'endroit où la personne a été mordue et l'Institut Pasteur; 2) le manque de clinique vétérinaire à l'intérieur du pays, pour faire le diagnostic de la rage de l'animal vivant, qui a produit la morsure.

Les investigations anatomo-pathologiques de la rage ont été faites, surtout par rapport aux recherches des *corpuscules de Negri*, quelquefois sans résultats dignes de mention, au point de vue pratique.

Les morsures des membres supérieurs, inférieurs et du tronc furent au nombre de 866 et celles du crâne et de la face au nombre de 34. Les animaux offenseurs furent par ordre d'énumération: chiens, chats, chevaux, ânes et singes.

III. Au point de vue de la nationalité, les 900 personnes mordues et vaccinées à l'Institut Pasteur de Saint-Paul peuvent être classifiées de la manière suivante:

```
Brésiliens ........................................  434
Italiens ..........................................  322
Portugais .........................................   82
Espagnols .........................................   11
Arabes ............................................    5
Autrichiens .......................................    4
Allemands .........................................    3
Suisses ...........................................    2
Français ..........................................    2
Anglais ...........................................    2
Argentins .........................................    2
Polonais ..........................................    1
```

Par conséquent 434 nationaux et 466 étrangers. Le sexe masculin surpasse le féminin, et l'âge adulte l'enfance; cela s'explique vu que l'homme adulte est beaucoup plus sujet, par son genre de travail, à la contamination.

Le minimum d'âge enregistré fut de 18 mois et le maximum de 67 ans.

L'Institut Pasteur de Saint-Paul a vacciné des individus qui provenaient des autres états de la république du Brésil: Rio Grande do Sul, Minas Geraes, Rio de Janeiro et Bahia.

IV. De ce que je viens d'exposer sommairement on peut obtenir les conclusions suivantes:

1) La rage est fréquente au Brésil et aussi virulente qu'en Europe.

2) Les inoculations anti-rabiques faites à l'Institut Pasteur de Saint-Paul donnèrent des résultats surprenants sans une seule mort en neuf cents individus inoculés.

3) La création de nouveaux services anti-rabiques et la police des chiens sont nécessaires au Brésil.

L'hygiène urbaine en Portugal

Par M. Augusto Pinto de Miranda Montenegro, Lisbonne.

PREMIÈRE PARTIE

L'amélioration des villes et des habitations sous le point de vue de la salubrité est un problème qui occupe à juste titre toutes les nations qui veulent être classées parmi les peuples civilisés.

Effrayés par le développement progressif des dangers dus à l'insalubrité, tous les pays ont fait depuis longtemps les plus grands efforts pour améliorer l'état sanitaire de leurs villes. Dans ce but humanitaire, ils ont fait faire des travaux très coûteux, sans hésitation aucune.

Quelques villes ont désaffecté leurs enceintes fortifiées et ont sacrifié beaucoup d'ouvrages de défense militaire, afin de désencombrer la zone destinée aux constructions, d'autres ont ouvert de larges avenues pour se donner en abondance de l'air et de la lumière, toutes ont fait démolir de vieilles maisons, immondes, incommodes et anti-hygiéniques et elles les ont remplacées par de nouvelles constructions, saines, confortables et faisant aimer la vie à ceux qui y demeurent.

Les services d'assainissement sont restés fort en retard au Portugal, si on les compare avec ce qu'on a fait à l'étranger. On peut cependant expliquer cette indifférence du public, d'abord parce qu'il compte beaucoup sur la douceur du climat et sur les conditions naturelles si exceptionnellement favorables dont jouit notre pays, ensuite par les mauvaises habitudes invétérées, qui affaiblissent les impressions des calamités et qui provoquent l'inconscience des dangers auxquels il s'expose en demeurant dans un endroit malsain et dans des maisons insalubres, où il ne recherche ni les causes de cette insalubrité ni les moyens d'y remédier.

La loi du 31 décembre 1864 fut la première qui a posé chez nous quelques règles sur l'assainissement des villes et des maisons d'habitation. Elle a déterminé la hauteur des maisons par rapport à la largeur des rues et quelques autres prescriptions, qui n'ont jamais été tout à fait mises en vigueur et qui sont tombées en désuétude pendant plusieurs années.

Malgré cela, plusieurs villes du pays ont fait exécuter, à l'abri de cette loi, de grandes améliorations sanitaires, dont je ne puis parler que d'une manière très abrégée, mais dont le public a largement profité.

Je m'occuperai donc, pour le moment, seulement de la ville de Lisbonne, où, après la loi de 1864, on a fait faire les travaux du port, l'adduction des eaux potables, la construction des égouts et l'accroissement de la ville.

Les travaux du port de Lisbonne, quoique dans un but commercial, ont eu une grande influence sur la salubrité publique, parce qu'on a conquis au Tage, au moyen de quais et de remblais, une surface de 95 hectares, qui étaient remplis de boue infecte, découvrant à marée basse, et où se déversaient les égouts de la ville.

L'adduction des eaux pour la consommation publique. Jadis la ville de Lisbonne ne faisait usage que de l'eau des puits, des citernes et de quelques fontaines, mais tout cela ne donnait que très peu d'eau, généralement de mauvaise qualité. Cette disette d'eau s'aggravait d'ailleurs avec l'accroissement de la population et on imputait avec raison à la boisson l'insalubrité de la ville.

Afin de porter remède à cet état de choses, on a décidé de conduire à Lisbonne l'eau de la source connue sous le nom de *Agua livre*. On a commencé au milieu du XVIIIe siècle la construction de l'aqueduc qui devait l'amener et qui a été exécuté avec un luxe et une grandeur peu en rapport avec son application.

Cet aqueduc se compose d'une belle galerie avec 2m,88 de hauteur, 1m,56 de largeur et 18.605 mètres de longueur. Il se termine à Lisbonne par un pont monumental sur la vallée d'Alcantara, d'une longueur de 941 mètres avec 35 arches, dont une qui mesure 33m,70 d'ouverture et 62 mètres de hauteur. Ce pont se rattache à un réservoir nommé Casa d'agua ás Amoreiras. Toute cette construction est en pierre de taille, riche et d'une majesté qui ne peut trouver d'excuse que dans les exigences de luxe et de faste de l'époque où cet ouvrage a été exécuté.

Tout l'aqueduc compte 137 puits d'aération en pierre de taille. Quelques-uns ont de grandes dimensions, sont très élégants et recouverts de voûtes qui atteignent 19 mètres de hauteur.

La distribution de l'eau de Casa d'agua est faite par différentes galeries d'un développement total de 12 kilomètres. Toutes ces galeries ont des dimensions suffisantes pour pouvoir être visitées. Elles amènent l'eau à 60 fontaines, bâties en divers endroits de la ville pour l'approvisionnement de la population. On en compte quelques-unes d'une forme très belle.

Cet aqueduc se ramifie en 39 autres petits aqueducs pour la captation d'autant de sources. Tous sont construits avec la même magnificence, mais le débit des eaux captées est très variable, puisqu'il mesure au maximum 26.000 mètres cubes, pour baisser à 2.600 mètres pendant l'étiage.

Malgré la captation de nouvelles sources, qui sont venues augmenter le volume des eaux amenées par l'aqueduc, l'accroissement simultané de la population et de nouvelles exigences de l'hygiène publique et privée ont fait voir l'insuffisance de l'eau de l'aqueduc pour l'approvisionnement de la ville. On a donc dû recourir à de nouvelles sources.

Ce furent les eaux de la source d'Alviella qu'on a amenées à Lisbonne au moyen d'un canal en maçonnerie hydraulique, de section ovoïde, avec 1m,85 de hauteur, 1m,25 de largueur et une longueur totale de 114,05 kilomètres, à partir de son origine, jusqu'au réservoir da Barbadinhos, d'où l'on fait monter l'eau au moyen de machines, pour l'amener à différents réservoirs distribués sur les points culminants de la ville.

Afin d'éviter la grande pression des conduites, toutes en fer, on a partagé la ville en trois zones. La zone basse jusqu'à 45 mètres de hauteur, la zone moyenne comprise entre 45 et 75 mèters, et la troisième zone qui renferme toutes les parties de la ville qui sont au-dessus de la cote de 75 mètres.

Il y a douze réservoirs pour la distribution des eaux. Le plus important est celui de Campo de Ourique, qui peut contenir 120.000 mètres cubes.

Les eaux de l'aqueduc d'*Aguas livres* sont destinées à la consommation de la partie la plus haute de la ville et pour l'approvisionnement de la zone moyenne et de la basse zone on fait usage de celles d'Alviella, qui, au besoin, peuvent aussi être amenées à la haute zone, car on a pris des mesures dans ce sens.

L'eau est distribuée dans toutes les maisons qu'on a raccordées dans ce but, avec le réseau général.

Ce fut le 3 octobre 1880 que les eaux d'Alviella sont entrées à Lisbonne et l'amélioration hygiénique qui en est résultée a été telle que la mortalité par la fièvre typhoïde est descendue de 230 à 80, suivant le rapport présenté en 1891 au Conseil général de santé et d'hygiène par M. le dr. Augusto da Silva Carvalho.

La population n'a cessé d'augmenter depuis lors et de plus une meilleure connaissance des exigences de l'hygiène ont fait accroître la consommation publique d'une telle façon que, si nous ne voulons pas courir les risques qui résulteront de ne pas faire laver à grande eau et copieusement les rues et les égouts, nous aurons besoin de penser que sous peu les 30.000 mètres cubes d'eau fournis par l'Alviella et les 6.000 mètres qui nous viennent d'autres sources ne suffiront pas pour les nécessités publiques.

La construction des égouts. La ville de Lisbonne se trouve actuellement divisée en deux parties: l'une constituée par la ville ancienne et l'autre par la ville moderne.

La ville ancienne comptait en 1885 une population de 210.000 âmes et une surface de 1.223 hectares avec 60.000 maisons. Actuellement, la ville de Lisbonne occupe une surface totale de 7.980 hectares, avec une population de 370.000 habitants et 80.000 maisons.

Les égouts de l'ancienne ville laissent beaucoup à désirer et leur construction est encore très peu avancée, principalement à la zone supérieure.

Dans la ville moderne, l'ancienne banlieue, il n'y a presque pas de canalisations pour les égouts. Il faut remarquer cependant que 6.757 hectares de terrain ont été ajoutés à la ville, lorsqu'elle s'est élargie en 1885.

Grâce à la disposition de la ville en amphithéâtre, formé par des vallées profondes et par des collines, le projet des égouts de Lisbonne a divisé la ville en deux zones: zone supérieure et zone inférieure.

Le système d'égouts qui a été adopté comprend, dans chaque zone, la construction d'un collecteur, d'un réseau de tuyaux de drainage, souterrains, imperméables et avec une bonne ventilation et d'une conduite de refoulement *(emissor)*, également imperméable et bien ventilée.

Toutes les communications entre les habitations et le réseau des égouts doivent être pourvues d'une occlusion hydraulique.

Le collecteur construit à mi-côte dans la zone supérieure qui commence à Calçada dos Barbadinhos à 30^m,06 d'altitude reçoit les eaux d'égout et les amène par l'action de la gravité à la conduite de refoulement à 22 mètres de cote. Ce collecteur a 8274^m,48 de longeur. Le collecteur construit à la zone inférieure qui commence à Travessa de Lazaro Leitão à 6^m,70 d'altitude conduit les eaux d'égout jusqu'à la rivière d'Alcantara, où elles sont refoulées au moyen de machines élévatoires, vers la conduite de refoulement, dont on vient de parler.

Cette conduite de refoulement qui doit envoyer toutes les eaux résiduaires de la ville jusqu'à la mer aura son commencement sur la rive gauche de la rivière d'Alcantara. Sa semelle sera arasée à la cote de 22 mètres et l'étendue totale de cette canalisation sera de 18.561^m,26 jusqu'à Ponta de Rana, à l'ouest de la Torre de S. Julião da Barra.

Cette conduite à déversoir constant doit aussi servir de collecteur pour les égouts de tous les bourgs à l'aval de Lisbonne, qu'on raccordera avec elle.

Dans la zone supérieure, les eaux de pluie, celles de lavage des voies publiques et celles d'arrosage aussi seront toutes reçues par les égouts.

Il en sera de même pour la zone inférieure, mais les tuyaux de chute destinés à recevoir l'eau de pluie tombée sur les toits des maisons déboucheront dans le ruisseau, à coté des trottoirs.

Sur divers points du ruisseau de drainage convenablement choisis, on construira des déversoirs de surface qui s'ouvriront sur des galeries de décharge, destinées à conduire au Tage les eaux de pluie, qui dépasseront les volumes ordinairement observés.

Tous les projets d'égouts des maisons sont soumis à l'approbation du Conseil municipal (Camara municipal); mais ils sont auparavant envoyés au Conseil des améliorations sanitaires, dont nous nous occuperons plus loin, afin qu'il formule son avis par écrit sur ce qui se rapporte à la salubrité. Le contrôle des travaux appartient aux services techniques municipaux.

Nous venons de décrire les travaux qui doivent être exécutés suivant le projet approuvé et qui correspondent à mon avis entièrement aux besoins de la ville de Lisbonne et aux exigences de l'hygiène. Ces travaux sont encore loin de leur achèvement et il se peut qu'on leur fasse subir des remaniements, afin d'en réduire la dépense.

Pour le moment, ce n'est que le collecteur de la zone inférieure, tout le long de la rue 24 de julho, qui est achevé. Il déverse les eaux d'égout dans le Tage, par l'entremise de la rivière d'Alcantara. On a pris toutes les mesures nécessaires pour que son fonctionnement provisoire soit parfait, afin de garantir un déversement complet et rapide.

Parmi les moyens employés pour l'assainissement de la ville de Lisbonne, M. l'ingénieur Teixeira Judice a construit, en 1883, à Algès, une fosse pour le traitement biologique des eaux d'égout et des eaux vannes, en profitant de l'action des infusoires qui existent dans l'eau du fleuve, de l'oxygène qui y est dissous et du sable de la plage pour la filtration. On a reconnu à cette fosse des avantages très importants, comme on verra dans une note que son auteur a bien voulu rédiger sur ma demande et que je me fais un plaisir d'insérer à la suite de cette notice.

L'agrandissement de la ville de Lisbonne. De même que toutes les grandes villes d'autres pays civilisés, Lisbonne s'est aussi considérablement agrandie pendant les dernières années. Il lui est arrivé, aussi bien qu'à d'autres villes, que son accroissement est dû au développement de son industrie et à l'exode des populations rurales vers les centres où elles trouvent plus facilement à s'occuper avec plus de profit qu'aux champs.

La population de Lisbonne, en y comprenant l'adjonction des communes suburbaines en 1885, comptait 240.000 habitants; elle s'est élevée peu après à 300.000 et aujourd'hui elle dépasse 370.000 personnes. C'est sans doute cet accroissement de population qui a forcé à augmenter sa surface. Cependant, dans l'ancienne ville, on a ouvert de nouvelles rues et de larges avenues, telles que l'*Avenue de la Liberté*, avec 90 mètres de largeur et 1.100 mètres de longueur; elle commence par la Praça dos Restauradores, où s'élève le monument consacré à la mémoire des libérateurs du royaume en 1640, et aboutit à la rotonde appelée *Praça do Marquez de Pombal*, destinée à recevoir la statue du ministre énergique qui a fait reconstruire la ville de Lisbonne, presque entièrement détruite par le tremblement de terre de 1755.

Elles ont procuré à la vieille ville de l'air et de la lumière en abondance et le taux de la mortalité a diminué à mesure que se sont accrus ces deux grands agents de désinfection naturelle.

De nouvelles rues ont été ouvertes hors de l'ancienne enceinte et on y a construit plusieurs maisons confortables, ce qui a permis le désencombrement facile de la population en lui permettant d'avoir où se loger plus commodément et bien plus hygiéniquement que jadis.

Tous ces travaux ont été accomplis avec assez de rapidité, quoique retardés par une crise économique dont le pays a eu beaucoup à souffrir et dont il n'est pas encore tout à fait libre. Cependant les conditions hygiéniques de la ville se sont améliorées, sinon complètement, au moins dans une importante mesure, comme le démontrent les résultats statistiques ci-dessous de la mortalité moyenne par 1.000 habitants.

Années	Mortalité par mille
1881 à 1885	32,6
1886 à 1891	31,9
1891 à 1895	28,91
1896 à 1900	24,52
1900 à 1904	23,90

La mortalité pendant l'année de 1904 a atteint 22,89 par mille habitants.

Ce ne fut cependant qu'en 1899 que l'esprit public a été plus profondément frappé par les chiffres de mortalité fournis par la statistique. Il s'en est fort ému et depuis lors les études du génie sanitaire ont vraiment commencé à être faites avec ensemble.

Le décret du 28 décembre 1899 a créé le Comité central des améliorations sanitaires (*Junta central de melhoramentos sanitarios*), ressortissant du ministère des travaux publics, du commerce et de l'industrie.

Ce Comité devait donner des avis consultatifs sur les travaux publics qui se rapportaient aux questions hygiéniques. Il était aussi dans son ressort de présenter à la sanction du ministre les règlements sur les prescriptions et sur les conditions que devraient remplir les constructions urbaines et les habitations.

On a reconnu peu après la promulgation de ce décret qu'on

devait donner plus d'amplitude aux attributions de ce Comité et le décret du 24 octobre 1901 l'a reconstitué sur de nouvelles bases et sous le nom *Conselho de melhoramentos sanitarios* (Conseil des améliorations sanitaires).

Il siège à Lisbonne auprès du ministère des travaux publics, du commerce et de l'industrie, sous la présidence d'un inspecteur général des travaux publics.

Outre le président, les membres de ce conseil sont:

1) Deux ingénieurs en chef du corps des ponts et chaussées, qui ont le contrôle de deux grandes circonscriptions sanitaires.

2) Les ingénieurs en chef, directeurs des travaux publics du district de Lisbonne.

3) Un ingénieur du service municipal de Lisbonne.

4) L'inspecteur des services sanitaires de la Direction générale de santé et de bienfaisance publique.

5) Le médecin en chef de la délégation du service de santé de Lisbonne.

6) Le chef de bureau du service de santé au ministère de la guerre.

7) Le sous-chef de la délégation du service de santé.

8) Un médecin vétérinaire au service de la Direction générale de l'agriculture.

9) Un secrétaire.

Les attributions de ce Conseil sont plus étendues que celles du Comité créé en 1899, comme on l'a rapporté plus haut, et il doit spécialement donner des avis motivés:

I) sur la salubrité générale des villes, des bourgs et des villages, drainage par égouts, service des eaux, construction des cimetières, expropriations et démolitions des quartiers insalubres et des habitations malsaines;

II) sur les conditions hygiéniques des édifices destinés aux usages publics ou à des usages collectifs, tels que les casernes, les hôpitaux, les écoles, les théâtres, les marchés, les quartiers pour les ouvriers et les maisons pour les classes peu aisées;

III) sur les projets d'installations industrielles, sur les fabriques et les usines, sous le point de vue sanitaire;

IV) sur les ordonnances et sur les conditions techniques sanitaires, qui doivent être prescrites pour toutes les constructions publiques et particulières;

V) sur les projets de constructions urbaines et sur tous les travaux qui se rapportent aux questions hygiéniques.

Le Conseil est représenté au siège de chaque district administratif (département) par une commission quelque peu semblable à celles qui ont été instituées en France par la bienfaisante loi du 13 avril 1850. Ces commissions sont composées de la manière suivante:

a) par l'ingénieur en chef, directeur des travaux publics du département,
b) par l'ingénieur en chef de la circonscription sanitaire,
c) par l'ingénieur du service municipal,
d) par le médecin délégué du service de santé,
e) par le médecin vétérinaire du département,
f) par un secrétaire.

Un des travaux les plus importants qui ont été faits par le Conseil, avec l'aide de ses commissions départementales, c'est sans doute une enquête sur la salubrité de 183 villes et gros bourgs, publiée en 1903.

Cette enquête contient des renseignements très détaillés:

1º — sur le service d'approvisionnement des eaux potables, sur les qualités et sur les quantités d'eau destinée à la consommation publique,

2º — sur la construction et l'état d'entretien des égouts,

3º — sur la construction et l'état d'entretien des fosses,

4º — sur les rivières où l'on déverse les égouts ou sur celles où les eaux stagnantes se conservent pendant l'étiage,

5º — sur les transports des gadoues et des ordures ménagères et sur les conduites des eaux impures,

6º) — sur les dépôts insalubres dans l'enceinte des villes et des bourgades,

7º) — sur les terrains marécageux.

Outre ces renseignements, on y trouve quelques autres très intéressants, qui ont spécialement trait à chaque ville. Ceux d'Oporto sont très remarquables sous le point de vue des données qu'ils fournissent sur les impasses et les maisons où la salubrité laisse à désirer.

Cette publication est donc pour ainsi dire *l'archive sanitaire* où l'on trouve pour les différentes villes et pour les diverses bourgades du pays les renseignements spéciaux qui portent sur son état sanitaire. Elle peut donc rendre des services très utiles, sous le point de vue de la santé publique, lorsqu'on voudra se mettre bien au courant des causes des maladies épidémiques.

On doit dire cependant que cette enquête n'a que posé les premiers jalons d'un service qui doit être perfectionné par la suite, jusqu'à ce que l'on puisse le compléter avec l'indication de toutes les maisons d'habitation de chaque bourg et leur description détaillée sous le point de vue hygiénique, suivant les errements qui sont en usage depuis longtemps dans plusieurs villes d'Europe.

Dans ce but, les Commissions départementales fournissent au Conseil des renseignements très détaillés, en apportant à ce travail le plus grand soin. Petit à petit, grâce au dévouement de

toutes les commissions départementales, l'enquête qui s'est arrêtée
aux villes et aux grandes bourgades s'étendra jusqu'aux plus petits hameaux.

Le Conseil des améliorations sanitaires a fait aussi une enquête très importante sur les impasses (*pateos*) de Lisbonne. Il en
a fait une description très détaillée, portant sur 225, avec 2.800
maisons environ, où logent, en chiffres ronds, 10.500 personnes.

Les données de cette enquête ont permis au Conseil de dresser des tableaux où l'on trouve:

I) le nombre des habitations que l'on a visitées;

II) le nombre d'appartements que l'on compte dans chaque maison, la capacité moyenne de chacun de ces compartiments et le nombre de personnes qui y
logent;

III) le cube de chaque appartement;

IV) ceux qui sont humides;

V) s'ils ont un aérage suffisant;

VI) s'il y a des lieux d'aisance et des égouts;

VII) l'indication générale de l'état de ces maisons.

Cette enquête a fait reconnaître qu'il y a dans l'enceinte de
Lisbonne des foyers d'infection très dangereux et que ce sont eux
qui rendent les conditions hygiéniques de la ville moins bonnes
que celles qu'on devrait s'attendre à y trouver.

Le gouvernement a donc commencé l'étude de la suppression
de ces impasses afin d'améliorer les conditions sanitaires de la
ville.

Il y a aussi à résoudre un problème très important qui se rattache très étroitement à ce qu'on vient de rapporter, c'est celui
de l'insuffisance des logements sous le point de vue de l'espace,
de la lumière, de l'approvisionnement de l'eau et de l'écoulement
des eaux ménagères.

Pendant une des dernières séances du parlement, M. Dom João
d'Alarcão, alors ministre des travaux publics, du commerce et
de l'industrie, a déposé un projet de loi, dont le but était d'encou-
rager l'organisation d'associations pour la construction de maisons
saines et à bon marché. Ce projet de loi proposait le dégrèvement
de quelques charges fiscales, mais il soumettait ces associations
au contrôle de l'administration, afin de faire apporter de plus
grands soins aux constructions destinées au logement des classes pauvres. D'ailleurs, ce projet de loi doit être complété par un
autre sur les expropriations des maisons insalubres.

Afin de régler ce qui a trait à ses attributions, le Conseil des améliorations sanitaires a déjà présenté à la sanction du gouvernement trois règlements, qui ont été approuvés et dont le besoin se faisait sentir depuis longtemps. Ce sont:

1° le règlement général sur la salubrité des constructions, du 14 février 1904;

2° le règlement pour le contrôle des eaux potables pour la consommation publique, du 11 mars 1904;

3° le règlement pour le service des commissions départementales, du 17 septembre 1904.

L'ordonnance générale sur la salubrité des constructions détermine que toutes les municipalités doivent faire exécuter ses prescriptions ou doivent faire approuver un règlement spécial pour chacune d'elles, qui soit d'accord avec cette ordonnance-là, en y apportant seulement les remaniements imposés par les circonstances locales.

Le règlement général sur la salubrité des constructions a été accepté d'emblée par le Conseil municipal de Lisbonne et par beaucoup d'autres municipalités, mais on en compte quelques-unes, quoique en petit nombre, qui ont fait une certaine opposition à ses prescriptions, parce qu'elles ont supposé que ce règlement limitait leur liberté d'action, qui ne s'inspire malheureusement pas souvent des raisons d'hygiène et de bien-être.

Depuis sa création en 1904, le Conseil des améliorations sanitaires a été consulté, suivant les prescriptions réglementaires, sur 1.500 dossiers, soit 500 affaires par année se rapportant à des adductions d'eaux potables, à des constructions d'édifices publics ou d'usage collectif, à des habitations urbaines ou à la transformation de quelques-uns de ces bâtiments et aussi à la construction et à l'assainissement des marchés.

Nous croyons devoir nous arrêter sur quelques-uns des travaux examinés par le Conseil, en rapportant ce qui a trait à deux villes importantes du pays.

Oporto. Le premier avis motivé sur l'assainissement qui a été présenté par le Comité central des améliorations sanitaires, dont on a parlé plus haut et qui a précédé l'organisation du Conseil des améliorations sanitaires, ce fut celui que se rapporte au projet de drainage des eaux usées de la ville d'Oporto.

La ville d'Oporto possède un ensemble de conditions très favorables pour être une des plus salubres du pays et cependant la mortalité y atteint un coefficient très élevé. L'ancien usage

d'avoir dans chaque maison une fosse sans revêtement aucun ai-
dait puissamment cet état d'insalubrité, car tous les égouts de la
maison s'y réunissaient et s'y conservaient pendant plusieurs
mois, en fermentation permanente, dans des dépôts qu'on n'avait
cure de rendre en quelque sorte étanches. On peut même affirmer
qu'ils ne l'étaient nullement, et partant ils imprégnaient le sol,
empuantaient l'atmosphère et rendaient malsaines les eaux des
puits où s'approvisionnait la plus grande partie de la population.
Les rues généralement sombres et étroites étaient chaussées avec
de larges dalles sur lesquelles s'écoulaient librement les eaux de
pluie.

Il existait bien quelques égouts se déversant dans le fleuve
Douro, mais ils étaient tellement mal construits que l'état hygiénique de la ville s'empirait de plus en plus, car pendant l'étiage
ils devenaient de vrais foyers d'infection, puisqu'ils n'étaient lavés que lorsqu'il pleuvait.

Afin de porter remède à un tel état d'insalubrité, on a fait
l'adduction des eaux du fleuve Sousa pour l'approvisionnement
de la ville et on les a canalisées vers toutes les maisons. Ce fut
le premier janvier 1887 que l'eau de Sousa est arrivée à Oporto.
Avant d'entrer dans les réservoirs de la ville, elle est filtrée, ensuite elle est refoulée au moyen de pompes élévatoires dans une
conduite qui l'amène au tunnel réservoir creusé dans le *Monte
Jubin* à 140 mètres au-dessus de l'usine élévatoire.

L'action de la gravité force l'eau à s'écouler par une conduite
en fonte de $0^m,60$ de diamètre et 11 kilomètres de longueur jusqu'au réservoir d'arrivée, à *Santo Isidro*, qui se trouve à 125 mètres d'altitude et entièrement enterré.

Pour la distribution de l'eau, la ville est divisée en trois zones: inférieure, moyenne et supérieure.

La zone inférieure comprend toute la ville située au-dessous
de la cote de 40 mètres. Elle est desservie par le réservoir de S.
João da Foz, qui est à 61 mètres d'altitude et qui reçoit l'eau du
réservoir de Santo Isidro par une conduite munie de robinets
vannes.

La zone moyenne comprend la partie de la ville située entre
les courbes de niveau de 40 à 100 mètres. Elle reçoit l'eau directement du réservoir d'arrivée.

Toute la ville située à plus de 100 mètres d'altitude fait partie de la zone supérieure. Elle est desservie par un réservoir spécial situé à *Monte dos Congregados*, à 161 mètres d'altitude, et qui

est alimenté par l'eau du réservoir d'arrivée au moyen d'une machine élévatoire.

Les conduites des deux zones les plus hautes sont dites à circulation ce qui signifie qu'elles sont disposées de telle façon qu'elles peuvent recevoir l'eau soit dans un sens, soit en sens contraire.

La canalisation de la zone inférieure est branchée sur celle de la zone moyenne et elle part de la conduite de $0^m,25$ de diamètre.

On a établi le service en route dans chaque zone, pour mettre la canalisation en communication directe avec toutes les maisons d'habitation.

On a calculé que le débit de Sousa peut fournir 100 litres d'eau par jour et par habitant jusqu'à concurrence de 150.000 âmes.

Après l'adduction des eaux, le Conseil municipal a entrepris la construction des égouts, suivant un projet qui se base sur le *système de séparation*.

Les eaux de pluie continuent à être reçues dans les canalisations anciennes, qui seront mises en état de les emmener convenablement.

Pour le drainage des eaux d'égout, la ville a été partagée en deux zones : la haute zone et la zone basse.

La haute zone comprend toute la ville qui est à plus de $22^m,69$ au-dessus du niveau moyen de la basse mer et la zone basse renferme le reste de la ville entre cette cote et le fleuve Douro.

On a construit dans chacune de ces zones un réseau en tuyaux de grès imperméable, dont le plus petit diamètre est de $0^m,175$ et qui croît jusqu'à $0^m,46$ suivant le volume d'eaux d'égout à débiter.

Ces deux réseaux conduiront séparément les eaux usées jusqu'à un collecteur-siphon en fer dont le diamètre au commencement est de $0^m,25$ et qui s'accroît progressivement jusqu'au maximum de $0^m,75$, d'après l'afflux des eaux.

Ce collecteur-siphon part de Rego Lameiro, avec une cote de $22^m,67$; il descend jusqu'à Guindaes, à la cote de $1^m,90$ en parcourant 2.845 mètres, il continue encore sur un parcours de 6.140 mètres jusqu'à Sobreiras, où commence la branche ascendante du siphon, qui débouche dans un réservoir de 8.000 mètres cubes. C'est là que les eaux d'égout séjournent avant d'être déversées deux fois par jour dans le fleuve près de 1.500 mètres en amont du chenal de la barre de Douro. Cette opération commence une demi-heure avant le début du jusant de chaque marée.

Outre le réseau général, on a construit à la basse zone huit chambres pour les éjecteurs pneumatiques du système Shone, afin de faciliter le déplacement des eaux d'égout au moyen de l'air comprimé par une machine à vapeur installée à l'usine d'*Ouro*.

On construit aussi, auprès de ces chambres, des réservoirs pour les égouts du secteur correspondant.

D'après cet arrangement, les eaux usées de la haute zone entrent directement dans le collecteur-siphon, où l'action de la gravité les met en mouvement. Celles de la zone basse sont transportées de la même façon jusqu'aux réservoirs de dépôt. Là les éjecteurs Shone les élèvent de telle sorte qu'elles entrent aussi dans le même collecteur. Il y a donc ainsi une seule conduite de refoulement pour les deux zones.

Au commencement de chaque embranchement du réseau on construit des réservoirs à coulisse, cubant 1000 litres, afin de produire des courants de chasse, et sur toute l'extension de la canalisation on trouve des puits, distancés de 100 mètres les uns des autres, pour l'inspection et le nettoyage des égouts.

Les tuyaux de drainage sont rattachés aux tuyaux de chute de chaque maison au moyen de siphons isolateurs.

Les tuyaux de chute se prolongent jusqu'au faîte de la toiture des maisons, de façon à donner lieu à une ventilation énergique, sans que les gaz pénètrent dans les habitations.

Tous les lieux d'aisance, tous les éviers, tous les endroits où l'on déverse les eaux usées, sont rattachés aux tuyaux de chute au moyen de siphons; mais leur ventilation se fait par conduites indépendantes de même tuyau de chute.

Ces travaux sont loin d'être terminés; mais il est hors de doute qu'avec eux, avec l'adduction des eaux potables, l'ouverture de nouvelles rues et l'agrandissement de la ville, une grande amélioration sanitaire se fera sentir. D'ailleurs on remarque depuis peu une décroissance sensible de la mortalité, puisqu'elle était en 1890 de 32,03 par mille habitants et qu'elle est déjà descendue en 1904 à 28,06.

Il faut dire cependant que ces travaux devront être complétés avec d'autres qui provoquent le désencombrement de la population, qui croît continuellement, et il est indispensable avant toute chose de détruire les impasses *(ilhas)* et des groupes de maisons qui ont été classées comme des foyers dangereux d'insalubrité.

Coïmbre. Le Conseil des améliorations sanitaires s'est aussi occupé de l'assainissement de la ville de Coïmbre, qui n'a pas oublié de perfectionner ses conditions sanitaires.

On se rappelle encore avec émotion l'époque des crues du fleuve Mondego, quand elles recouvraient la ville basse et qu'elles atteignaient jusqu'à l'église de Santa Cruz. Les rues étaient étroites, sombres et humides, on déversait les eaux d'égout dans le fleuve et c'était à ce même fleuve qu'on allait puiser l'eau, pas toujours limpide, pour la consommation des habitants de la ville. On emportait cette eau, sans le moindre soin, dans des cruches d'un galbe très élégant mais d'une propreté douteuse. Aussi l'état sanitaire de la ville laissait beaucoup à désirer et la mortalité s'y chiffrait par un coefficient assez élevé.

Afin d'obvier à tous ces inconvénients, on a exécuté des travaux très importants, tels que les quais, l'agrandissement de la ville, l'approvisionnement des eaux et la construction des égouts.

Les quais. On a construit sur la rive droite du fleuve Mondego une haute muraille, qui soutient un remblai très spacieux, sur lequel on fit une belle promenade, tout le long du fleuve, avec plus d'un kilomètre d'étendue. On a mis de la sorte la ville à l'abri des inondations.

L'agrandissement de la ville. On a élargi certaines rues et on en a ouvert d'autres, de telle façon qu'on a pu désencombrer la ville en l'agrandissant considérablement, puisqu'elle était assise sur un espace extrêmement restreint et en disproportion avec le chiffre de sa population, qui s'est fort accrue pendant les dernières années.

L'approvisionnement des eaux. Pour l'approvisionnement des eaux, on a partagé la ville en deux zones.

On a construit dans chaque zone un réseau imperméable avec des tuyaux en fer à diamètres variables, rattachés à deux réservoirs, dont l'un a été placé à *Cumiada*, pour l'approvisionnement d'eau de la haute zone. L'autre a été construit au Jardin des Plantes *(Jardim Botanico)* et c'est de là que part la conduite pour la distribution dans toute la zone inférieure.

Ces deux réseaux sont en communication directe avec toutes les maisons de la zone.

L'eau est captée dans des puits filtrants ouverts au milieu du *Mouchão* (îlot) *de Porto dos Bentos*, sur la rive droite du

Mondego, et elle est refoulée au moyen de machines jusqu'aux réservoirs.

Drainage des eaux d'égout. De même que pour le service des eaux, on a divisé la ville en deux zones: la zone supérieure et la zone inférieure.

On a construit dans chacune d'elles un réseau de conduites avec collecteur et conduite de refoulement.

Les drains de la haute zone sont en maçonnerie hydraulique, à section ovoïde et avec une contenance en rapport avec le volume des liquides qu'ils doivent amener.

Les rues ont des rigoles qui reçoivent les eaux de pluie et qui communiquent avec des conduites de drainage exclusivement destinées aux eaux de pluie. A l'extrémité du collecteur des eaux de pluie, on a construit un réservoir avec déversoir, afin de les rejeter dans le fleuve lorsqu'elles seront très abondantes.

Ce fut le fer que l'on a employé pour les tuyaux de drainage, le collecteur et la conduite de refoulement de la zone inférieure. Le diamètre du collecteur est de 0^m,50. La conduite de refoulement amène les eaux d'égout et les déverse dans le fleuve à un endroit connu sous le nom de *Porto de S. Thiago*, à l'aval de Coïmbre.

On a ménagé sur la conduite de refoulement des robinets pour la sortie des eaux d'égout, qui seront appliquées à l'irrigation de 350 hectares de terrain, lorsque le besoin s'en fera sentir, et on déversera le reste à la rivière, quand on reconnaîtra qu'il n'est pas convenable de recourir à l'épandage.

Les conduites de chute de tous les immeubles sont rattachées aux drains et pourvues de siphons hydrauliques, afin d'empêcher le passage des gaz des égouts.

Tous ces travaux ont beaucoup amélioré l'état sanitaire de la ville de Coïmbre, où souvent on se voyait forcé de fermer l'Université à cause des épidémies, telles que le typhus. Le coefficient de mortalité par mille habitants était de 23 en 1880, mais il a baissé à 19 en 1900.

—Outre les avis motivés sur les travaux d'assainissement, qui viennent d'être décrits, le Conseil des améliorations sanitaires en a donné plusieurs autres pour d'autres villes et de l'ensemble de tous les travaux exécutés il résulte déjà cette constatation digne de remarque. La mortalité dans tout le pays était de 25 pour mille habitants en 1890 et elle est descendue en 1900 à 20,4. Cela prouve d'ailleurs qu'on n'a pas fait fausse route en dépensant quelques centaines de milliers de francs pour améliorer les conditions hygiéniques du pays et qu'il s'agit de poursuivre cette tâche d'un si haut intérêt humanitaire, sans relâche et sans hésitation aucune. De plus, la deuxième partie de cette notice met bien en évidence tout ce qu'il reste encore à faire pour que le Portugal soit définitivement à même de jouir de tous les avantages hygiéniques qu'il a le droit d'espérer de la douceur de son climat.

C'est donc pour cela que le Conseil des améliorations sanitaires et les commissions départementales ont bien compris que les mesures législatives ne s'imposent pas dans les affaires privées, ni même dans ce qui touche aux intérêts publics, seulement par l'effort de l'administration, lors même que de grands avantages s'y rattachent pour tout le pays, et qu'il y a encore de la part du gouvernement un grand esprit de suite. Il faut aussi que l'opinion du public reconnaisse ces avantages et qu'elle exige au besoin les travaux qui les lui procureront.

Le Conseil s'est donc évertué à pousser l'initiative privée et celle du public en tâchant de faire comprendre à l'une et à l'autre tout le profit qu'il peut retirer de l'accomplissement des prescriptions hygiéniques. La presse de Lisbonne l'a puissamment aidé dans sa propagande, mais il lui manque malheureusement le concours de quelques municipalités, qui commencent cependant à comprendre les avantages des règlements édictés, mais qui ne sont pas encore portées à les faire exécuter, à cause du penchant qu'elles ont toujours eu d'opposer une certaine résistance à tout ce qui ne provient pas de leur initiative.

DEUXIÈME PARTIE

Le Conseil des améliorations sanitaires a compris qu'il doit autant que possible coordonner les renseignements sur lesquels le législateur pourra fixer les prescriptions qu'il faudra faire exécuter.

Dans ce but, il est en train de préparer une enquête qui s'occupera des questions suivantes:

1) Quel peut bien être le prix de revient moyen d'une habitation à bon marché en Portugal?

2) Quel est le salaire ou quels sont les appointements minima que l'on peut se procurer dans les villes telles que Lisbonne, Oporto, Covilhá, Coïmbre, etc., où la population est encore encombrée dans de certains quartiers?

3) Quel est le coût moyen de la vie pour les classes peu aisées dans les villes où l'on fera l'enquête indiquée au numéro précédent ?

4) Quelle serait la somme que ces classes pourraient mettre de côté, chaque semaine, dans le but de constituer un pécule pour acheter une maison, en tenant compte que cette somme ne doit pas être la différence entre les résultats obtenus par le deuxième et le troisième numéros ci-dessus, mais une fraction de ce reste, afin d'avoir égard à des circonstances imprévues, telles que la maladie, le chômage, etc., auxquelles doivent subvenir les associations de secours mutuels ?

5) Quel sera l'intérêt annuel qui proviendrait du dépôt hebdomadaire des sommes trouvées au moyen du numéro antérieur ? Cet intérêt avec les sommes en dépôt constituerait le taux de la dépense de construction fournie par la réponse au premier numéro de cette enquête.

Avec ces données, le Conseil sera à même de formuler le prix du contrat d'achat d'une maison payée par acomptes périodiques et des dépenses fiscales déterminées par ce contrat. Il pourra de la sorte calculer approximativement ce que peut coûter à l'État le dégrèvement des taxes fiscales dans ces contrats. D'ailleurs, si cette enquête est menée avec toute la largeur désirable, le Conseil des améliorations sanitaires pourra savoir aussi où trouver les moyens de compenser le dommage que ce dégrèvement doit causer aux finances du pays et il saura aussi indiquer le temps pendant lequel les impôts ne doivent pas onérer les maisons à bon marché.

Outre cette enquête, le Conseil a aussi l'intention de faire une étude sur les assurances sur la vie pour ceux qui voudront acquérir par acomptes une maison pour y vivre, mais de telle façon que le contrat d'assurance soit formulé sous la condition que, *mortis causa*, la maison reviendra aux héritiers dans des conditions spéciales d'atténuation de l'annuité à verser, principalement quand surviendront des circonstances d'incapacité de travail chez les héritiers, telles que minorité, maladie incurable, etc. L'assurance couvrira annuellement le reste de l'annuité, jusqu'à expiration du contrat d'achat de la maison.

Il y a aussi une question de droit très intéressante que le Conseil des améliorations sanitaires s'est déjà posée. C'est celle du partage des maisons à bon marché entre les héritiers, et dans le cas où elle est complètement payée, et dans celui où les annuités n'ont pas été entièrement versées. L'accord entre les dispositions du Code civil portugais et les circonstances économiques de la plupart des familles pour lesquelles les lois sur les habitations à bon marché seront promulguées n'est pas facile, surtout s'il y a parmi les héritiers des enfants en bas âge, des innocents ou des vieillards tombés en enfance.

Sous le point de vue exclusivement technique, le Conseil est en train de recueillir toutes les données pour faire une étude très détaillée sur les matériaux de construction pour les maisons à bon marché, en tenant compte de deux circonstances très importantes : d'abord que ces matériaux doivent travailler aussi près que possible de leur limite de résistance, afin d'en employer le minimum dans les bâtiments, ensuite qu'il faut qu'ils résistent pendant très longtemps aux causes de destruction, pour réduire également au minimum les dépenses de réparation, qu'il faudra faire.

Outre ces travaux, le Conseil des améliorations sanitaires compte aussi recueillir des données sur les conditions que doivent remplir sous le point de vue de la construction hygiénique les édifices destinés aux usages publics, tels que les écoles, les théâtres, les hôpitaux, les salles de conférences, les grands magasins, les maisons de correction, les prisons, etc. On a déjà édicté des lois et des règlements spéciaux aux différents ministères dont dépendent ces établissements, mais la recherche de ces prescriptions est très difficile et souvent il y a plusieurs dispositions qui se contrarient sur des questions analogues. Une étude d'ensemble devient donc nécessaire pour que les constructeurs ne soient pas souvent forcés à contrecarrer des ordonnances hygiéniques, afin de suivre des règlements qui ont été promulgués en tenant compte d'autres principes d'un rapport plus intime avec ce qu'on édictait que les données sur la salubrité.

Il va sans dire que le travail qui vient d'être indiqué n'a d'autre but que de fournir à l'Administration toutes les données dont elle aura besoin, toutes les fois qu'elle voudra faire des règlements sur les constructions, en y tenant compte aussi des questions hygiéniques.

Encore suivant les mêmes errements, le Conseil prépare le dossier sanitaire des maisons de Lisbonne d'abord, mais il compte que ce travail s'étendra sous peu à d'autres villes telles qu'Oporto, Coïmbre, Braga, Covilhã, Guarda, etc., où la population est encore assez encombrée.

Une autre étude que le Conseil compte faire c'est celle des moyens de faciliter les transports en commun, dans le but de déverser à la campagne, pendant une partie de la journée, l'excédant de la population des grandes villes. Ce sera sans doute une des études les plus intéressantes et les plus utiles parmi celles auxquelles il s'adonnera. Son but humanitaire et social est hors de toute discussion. On sait que la mortalité en Norvège est la plus faible du monde entier et tous les hygiénistes attribuent ce privilège précieux à ce que la plupart des norvégiens passent leur vie presque toujours au grand air. Si l'on trouve un moyen pratique de faire vivre à la campagne les femmes et les enfants, sans déranger trop profondément le budget domestique, et si pendant quelques heures l'homme peut, son travail fini, passer à la campagne, avec sa famille, le reste de la journée et respirer pendant ce temps et celui du repos l'air sain des champs, il aura de grandes probabilités d'être bien moins sujet aux causes d'infection, qui attenteront contre son existence, là où la population est encombrée et où il sera forcé de vivre pendant quelques heures, pour gagner sa vie.

Si, dans sa courte existence, le Conseil des améliorations sanitaires a traité des questions dont s'occupe cette notice, le programme de ce qu'il se propose de faire est bien plus vaste. Il compte cependant, pour en venir à bout, sur le dévouement de tous ses membres et des commissions départementales et aussi sur celui des municipalités, de tous les fonctionnaires et même du public.

L'assainissement des habitations

Par M. A. TEIXEIRA JUDICE, Lisbonne.

Le traitement des matières fécales et des eaux vannes des centres populeux nous semble d'une solution facile dans de certaines circonstances spéciales, quoiqu'il présente généralement de grandes difficultés et ne puisse trouver une bonne résolution qu'avec une grande dépense.

Il y a quelques années, on considérait l'irrigation comme le seul procédé efficace, quand on l'appliquait immédiatement ou après séparation par des procédés mécaniques ou encore à la suite d'un traitement par des agents chimiques. Cependant, l'irrigation ne donne de bons résultats que lorsqu'on dispose d'un terrain perméable, possédant des conditions qui conviennent à l'action des agents nitrificateurs et à l'oxydation finale des composés organiques.

L'application du procédé biologique détermine de grosses dépenses à cause de son grand cortège d'appareils automatiques, de sources ou chutes oxydantes, etc. On est cependant forcé de l'employer, lorsqu'il s'agit de décomposer la matière organique des égouts des villes qui ne sont pas auprès d'un cours d'eau, où l'on trouve les espèces microbiennes et l'oxygène nécessaire à cette décomposition.

Les procédés chimiques seuls ou en combinaison avec les procédés indiqués ci-dessus ont aussi les mêmes inconvénients et de plus ils ne donnent pas toujours le résultat qu'on en attend, car ils laissent passer de la matière organique, en plus ou moins grande quantité, dans les effluents, et partant elle peut entrer plus tard en décomposition.

On a obtenu, sans doute, de bons résultats en faisant usage de certains procédés de traitement des eaux d'égouts qui n'ont pas été généralisés parce que l'on ne leur a pas donné assez de publicité et par contre le plus souvent on emploie des procédés avec de grands dommages pour la santé publique parce qu'ils n'ont pas été soumis à la critique de personnes compétentes.

Il serait donc toujours très avantageux que les ingénieurs publient leurs travaux, afin de les soumettre à l'examen des personnes capables de les juger.

La note que nous présentons est bien modeste, car maintenant on se rend facilement compte des actions et des réactions qui déterminent la décomposition totale de la matière organique; mais il n'en était pas de même en 1885, quand nous avons fait construire la fosse dont nous allons donner une description résumée.

En 1885, le propriétaire de la *villa* Miramar, à Algés, qui était très instruit et d'un esprit entreprenant, nous a demandé de faire une étude pour remplacer une fosse où concouraient toutes les eaux d'égouts et toutes les eaux ménagères de sa *villa*, aussi bien les déjections des étables et des écuries dépendantes de la même propriété.

Il n'avait pu éviter l'exhalaison de gaz mal odorants provenant de cette fosse et qui étaient une cause de gêne pour toute sa famille et aussi un danger, une menace de maladies infectieuses pour tous ceux qui vivaient dans cette *villa*.

Nous avons alors fait le projet et fait la construction de la fosse.

Le fond de cette fosse qui se trouve un peu au-dessous du niveau du zéro hydrographique et qui ne diffère des fosses que l'on construit ordinairement que par sa face inférieure, est posé sur un radier en pierre cassée.

La mauvaise odeur a disparu immédiatement. Les habitants de la villa «Miramar» ne l'ont plus sentie, ni les personnes qui restaient aux alentours de la fosse.

Lorsque la première année s'est écoulée, après l'achèvement de la construction, le propriétaire s'est imaginé que la fosse était remplie et il a fait ouvrir pour qu'on procédât à son nettoyage, mais ce fût avec un grand étonnement qu'il a vu la fosse complètement vide. Un balai et quelques torchons de la cuisine et de l'écurie qui avaient été jetés par mégarde à l'égout, eux-mêmes n'existaient pas dans la fosse.

Il a tout de suite examiné la canalisation, qui n'était pas détruite et qui se trouvait au contraire très bien rattachée à la fosse, à la maison d'habitation, à l'étable et à l'écurie.

L'explication n'était pas facile à cette époque-là, car très peu de personnes connaissaient alors l'action des microbes aérobies et anaérobies sur les matières organiques, contenues dans les eaux d'égout.

Nous avons alors fait différentes analyses de l'eau du fleuve puisée tout près de la fosse et dans quelques autres endroits tont le long de la rive, afin de nous rendre compte des dangers que pourraient advenir aux personnes qui iraient prendre des bains à la plage d'Algés.

Les analyses que nous avons faites nous ont démontré que c'était près de la fosse qu'existait la moindre quantité de matière organique, ce qui était étonnant.

Les réclamations du public, toujours méfiant parce qu'il ne trouvait pas l'explication des phénomènes, qui lui semblaient miraculeux, ont déterminé cependant le propriétaire de la villa Miramar à se passer de la fosse, lors de la construction du collecteur qui doit servir de conduite de refoulement des égouts de Lisbonne, car ce collecteur passe sous la route, entre sa maison et l'emplacement de la fosse.

On ne peut diviser aisément et avec précision dans cette fosse les périodes pendant lesquelles agissent les microbes aérobies et anaérobies et quand se produit la nitrification complète. Il y a cependant là une période où la matière organique des eaux d'égouts reste à découvert; c'est durant la basse mer, et une autre où elle est entièrement plongée dans l'eau; c'est pendant le flux.

On voit aussi de quelle façon l'oxygène atmosphérique se met en contact avec la matière organique devenue liquide, lorsqu'elle passe à travers le sable de la plage. L'air vient remplacer alors, pendant la marée basse, l'eau qui saturait les interstices du sable de la plage durant la haute mer.

Dans cette fosse et filtre annexe, qui est formé par le sable de la plage, les phénomènes ont lieu comme au lit bactérien vulgaire, où les réactions sont souvent renversées et confondues.

Cette fosse a été la première qu'on a construite de la façon décrite ci dessus, mais plus tard, vers l'année 1890, le même propriétaire a fait bâtir une autre du même système à Cruz Quebrada, lorsqu'une épidémie de typhus a éclaté dans une de ses propriétés, où logeaient pendant l'été quelques centaines de personnes.

Il y avait dans cette propriété une fosse ordinaire où l'on déversait toutes les eaux usées et tous les égouts des habitations.

Pendant l'été d'une certaine année où plusieurs personnes sont venues habiter les maisons bâties dans cette propriété, il y a eu quelques cas de fièvre typhoïde que l'on a attribués à la fosse. On a construit alors une fosse analogue à celle que l'on avait fait à Algés quelques années auparavant et cet endroit est devenu un des plus salubres de tout le littoral.

Il nous semble donc, d'après ce qui vient d'être lu, que le problème de l'assainissement des villes qui sont placées très près des estuaires des fleuves à grand débit ou de la mer peut être résolu, dans certaines circonstances, de la façon rapportée dans cette note.

Ce qu'il faut absolument c'est qu'il y ait dans l'eau des fleuves ou dans la mer les infusoires et la quantité d'oxygéne nécessaires et suffisants pour la nitrification finale.

Les maladies rouges du porc dans le département d'Evora en Portugal

Par M. Romão do Patrocinio Ramalho, Evora.

GÉNÉRALITÉS

En Portugal les aliments de première nécessité pour l'homme ont enchéri plus souvent par la violation des lois naturelle des production et de consommation que par leur logique conséquence; plus par des artifices variés et d'injustifiées insouciances que vraiment par de naturelles conditions économiques. Dans un pays qu'on dit essentiellement agricole et qui désire marcher à l'avant-garde du progrès, on pense tantôt au pain, tantôt à la viande. Etant connue annuellement la production du blé, on ignore depuis 1870 sa production de viande, qu'il a déjà exportée pour s'enrichir et laquelle n'est pas suffisante pour la consommation, selon l'assurance des spéculateurs qui sont les seuls à profiter de ces désordres économiques, aggravés eux-mêmes d'autres maux.

Nous allons traiter d'un de ces maux, c'est-à-dire d'une exploitation économique qui, étant la plus lucrative de toute la kréatopoïèse faite en Portugal, est depuis beaucoup d'années parasitée par trois (?) maladies contagieuses, lesquelles par leur séméiologie obscure, par leur nécroscopie confuse, par leur diagnostic bactériologique différentiel, si difficile dans leurs associations tant de fois prouvées, et tant de fois obscures, à cause de l'insuffisance de nos moyens, sont par nous conglobées, sous le titre de maladies rouges du porc, qui figurent tant de fois en des statistiques différentielles, comme Rouget, Salmonella et Pasteurella.

Les ravages produits par ces maladies évoluant epizootiquement et enzootiquement font en Alemtejo des pertes considérables déjà reçues d'habitude avec indifférence par le producteur qui voit dans l'enchérissement la compensation de la faute; mais ces pertes rongent la richesse publique de manière à diminuer considérablement la production de la viande du porc.

De toutes les viandes celle-ci est la plus économique dans l'alimentation de l'homme et aussi la plus vulgaire dans les populations aussi bien urbaines que rurales, dépourvues le plus souvent de fiscalisation sanitaire, et constituant pour cela une menace pour la santé publique, par l'ingestion d'une flore microbienne si riche en des coli, des paracoli et des paratyphiques et qui par conséquent n'est pas bien étudiée dans ses effets pathogéniques pour l'homme ou au moins dans les toxines véhiculées par ces viandes malades, servant tant de fois pour l'alimentation.

Le manque de destruction de ces cadavres par le feu ou par l'ensevelissement profond sont autant de causes d'autre menace pour la salubrité des campagnes.

Les épidémies d'aspect typhique ne sont-elles pas souvent liées à ces maladies enzootiques et épizootiques à cause de ces infections alimentaires par les viandes?

Les paratyphiques, paracoli, coli, la salmonella, et même les vrais typhiques ont d'étroites relations qui s'imposent à l'attention des hygiénistes, et font encore aujourd'hui de sérieux embarras au bactériologiste.

HISTORIQUE

En 1861, M. G. Cal, médecin vétérinaire, donne la notice d'une enzootie rouge qui a fait à Certã depuis beaucoup d'années de grandes pertes dans l'espèce suine; en 1864, M. Galiardini informe

d'une autre épizootie dans l'Alemtejo, qui tue plus de deux mille
porcs, spécifiant une maladie qu'il appelle sarampo, et une
autre, influenza, donnant à la première comme symptôme prépon-
dérant la rougeur de la peau, et à la seconde l'existence de membranes diphthéroïdes sur la langue et sur le côlon où l'on voit une
couleur jaunâtre; et la coexistence de ces deux maladies dans un
seul troupeau. En 1868, M. Isidoro de Souza décrit une épizootie
qui a fait dans cette année des pertes supérieures à 240.000 francs,
connue dans cette région sous les noms de tabardilho (rouget),
marilho (pneumo-entérite), dont il donne la suivante description
nécroscopique: Peu souvent l'appareil digestif laisse de se montrer avec une congestion pointillée et avec des ecchymoses et la
muqueuse de l'intestin grêle couverte aussi d'un enduit jaunâtre.
Dans d'autres cas, il y a des ulcérations des plaques de Peyer,
et de l'hypertrophie des papilles absorbantes, tantôt il y a des
lésions plus graves dans l'appareil respiratoire, la congestion
pulmonaire s'y trouvant; tantôt il y a de l'hépatisation avec esxudat
rougeâtre, la pleurésie et encore la pleuropneumonie avec du sarampo. En 1869, M. Galiardini dit que les manifestations morbides
sont si variées qu'il est difficile de savoir quelle est la forme
prédominante dans les infections observées. En 1871, M. Gonçalves
Ramalho commence à employer curativement et préventivement
l'acide phénique contre ces maladies avec des résultats positifs;
puis, en 1896, après un large emploi des vaccins pasteuriens avec
et sans réussite, il publie des instructions pratiques de police sanitaire pour le rouget et la pneumo-entérite, où il dit avoir vu les
deux maladies associées.

Fermons ici la période que nous appellerons classique, et qui,
dans les différentiations nécroscopiques, nous donne les éléments
pour différencier les trois maladies rouges, Rouget, Salmonella, et
Pasteurella, la première desquelles a été contrôlée bactériologiquement par M. Reis Martins avant nous.

RECHERCHES PERSONNELLES

Etiologie : En 1889, nous trouvâmes le cocobacille de la pneumo-entérite de M. Galtier ou un diplobacille polymorphe, avec des
extrémités arrondies mobiles, donnant quelquefois dans la pomme
de terre la coloration bipolaire avec le bleu de méthylène, ne prenant pas le Gram, ne coagulant pas le lait, donnant dans la pomme de terre qu'il ternit une strie nitide de couleur jaune clair et

puis foncée; il cultive dans la gélatine sans liquéfaction, mais il
la trouble quelquefois, et ne vire pas la gélose tournesolée.

Dans le point d'inoculation des animaux d'expérience, qu'il
tue irrégulièrement, pigeons et lapins, il donne tantôt la nécrose blanche, tantôt des œdèmes hémorrhagiques et, dans le cobaye, des
abcès par inoculation sous-cutanée; par des injections intrapéri-
tonéales, il le tue régulièrement. On trouve quelquefois avec ce
cocobacille le coli, contre lequel nous devons mettre en garde
dans ces diagnostics.

Nous trouvâmes aussi le fin bacille de MM. Pasteur et
Thuillier, immobile, prenant le Gram et cultivant quelquefois dans
la gélatine en piqûre sous la forme si caractéristique et de même
sur des plaques, où il donne des colonies duveteuses; il tue régulièrement le pigeon par injection intramusculaire dans le pectoral,
et très irrégulièrement le lapin, sans tuer le cobaye.

Nous trouvâmes ces deux agents isolés en des individus différents et formant de la symbiose dans le même individu, symbiose que nous cultivâmes en série dans la gélatine, et que nous
photographiâmes en 1889. En mai 1903, après quelques insuccès
des deux vaccins par nous employés, dans soixante-sept diagnostics bactériologiques en des troupeaux différents, que nous
avons faits, étant cinquante de pneumo-entérite infectieuse, neuf
de rouget, deux de pneumo-entérite infectieuse et de rouget dans
le même troupeau, et six dans le même individu, nous conclûmes
à la nécessité de multiplier beaucoup les ensemencements bactériologiques pour pouvoir faire un diagnostic régulier de ces maladies.

Cette symbiose était-elle un argument en faveur du saprophytisme de ces espèces, ou faisait-elle une entité morbide distincte? Quelle est sa valeur? L'ordre de superposition?

Quoique la classification de M. Lignières des septicémies
hémorrhagiques nous laissât dans le doute, nous parvînmes à isoler
les deux agents Salmonella et Pasteurella.

La salmonella, c'est un bacille polymorphe avec de vifs mouvements, des pirouettements et des révolutions autour du grand
axe dans le bouillon, où il cultive facilement; il donne des espaces
clairs avec la fuchsine et dans la pomme de terre, qu'il ternit,
une strie nitide et épaisse allant du jaune clair au foncé, ne coagulant pas le lait auquel il donne une coloration un peu sale, ne
prenant pas le Gram, ne virant pas le petit lait tournesolé, ne
donnant pas de fermentation ni dans le bouillon lactosé ni dans

le glucose, ni de l'indol dans la solution peptonisée selon le procédé de M. Salkowski, et tuant régulièrement le lapin, le cobaye avec des œdèmes rougeâtres au point d'inoculation.

La pasteurella est un cocobacille très polymorphe, presque immobile, ne cultivant pas visiblement dans la pomme de terre, naturellement acide, ne donnant de fermentation ni dans le bouillon lactosé, ni dans le glucosé, ni de l'indol appréciable, ne coagulant pas le lait, ne virant pas le petit lait tournesolé et donnant dans le sang du pigeon la coloration bipolaire, tuant régulièrement le cobaye par inoculation intrapéritonéale, et le lapin avec dégénérescence vitreuse ou blanche si l'inoculation est souscutanée. Quand le virus est faible la dégénérescence s'élimine par chute dans le pigeon.

Nous ne parvînmes pas à tuer le porc avec la salmonella ni avec des injections sous-cutanées ni intra-pleurales, ni même avec des bouillons en quantité et par l'ingestion.

Nous tuâmes facilement le porc avec la pasteurella. Avec les trois virus associés, nous tuâmes les porcs deux fois, mais ne trouvâmes pas dans les ensemencements le bacille du rouget!

Diagnostic: Dans l'animal vivant les symptômes initiaux, et même les secondaires, sont obscurs, et les consécutifs seulement peuvent être aperçus, mais ceux-ci masqués par des infections latentes ou chroniques qui peuvent se rallumer brusquement; l'épizootie n'a pas toujours la courbe ascendante lente et elle est même très rapide, presque pathognomonique, pour le rouget; mais non pas ou très rarement pour la salmonella et la pasteurella. Pour la clinique épidémiologique seulement, le tact médical est valable, dans les infections septicémiques; pour les chroniques, dans le cadavre, il est facile de diagnostiquer quelquefois la manifestation prépondérante, par exemple par la marque essentielle de la salmonella, qui n'exclue pas l'infection de la pasteurella, même sans sa signature.

Le diagnostic expérimental est aussi difficile parce que l'examen morphologique n'est pas suffisant; la culture et même les inoculations eussent-elles été pratiquées, elles n'invalideraient pas la possibilité de complications infectieuses secondaires, dans tout ce temps. L'agglutination quelques fois tentée par nous avec le sérum des animaux malades ne nous a jamais donné de résultats pratiques.

Lésions. Classiques et confondibles dans les formes septicémiques des trois maladies, dans les formes graves du rouget on voit quelquefois la nécrose étendue de la queue et des oreilles, qui restent irrégulièrement découpées et avec une lisière blanche; dans la salmonella, on voit les lésions hépatico-intestinales avec le syndrome ictérique, et son cortège d'ulcères dans la bouche et le coecum. J'ai remarqué une seule fois des ulcères de bords irréguliers qui dans trois jours atteignaient la dimension d'une pièce de cinq francs et sans l'électivité connue de la base des oreilles et axilles, mais profusément éparses par toute la peau. Dans la pasteurella, nous avons trouvé seulement les lésions classiques.

Réceptivité. La plus grande réceptivité du rouget c'est de trois à six mois, pour les infections naturelles, et du cinquième mois en avant pour les artificielles. Nous avons donné à des porcs sains des viscères de porcs morts avec le rouget sans résultats réguliers, et de même des injections de grandes quantités de virus avec le même effet. Cependant, chez des porcs du même âge et avec le virus du rouget, nous avons vus paraître de grandes réactions avec la huitième de partie du cc. Dans les porcs d'une année les réactions vaccinales sont moins intenses. De tout cela, nous concluons les grandes différences de réceptivité.

La salmonella arrive à faire des mortalités de 90 pour % dans les cochons de lait d'un mois et d'un mois et demi. La pasteurella fait de petites mortalités dans les troupeaux où nous l'avons pu prouver isolément.

Complications. — Les dysenteries du coli font dans le temps d'allaitement quelques mortalités et peut-être sont-elles la première porte ouverte pour les autres maladies.

Les helminthes, ascaris suilla, l'ecchynorinchus gigas qui fait de vrais trous dans les intestins, le strongylus parodoxus irritant la muqueuse bronchique, sont des facteurs importants de la prédisposition et des complications.

L'influence étiogénique des saisons est nette pour le rouget dans l'hiver et presque indifférente pour les autres deux maladies. Par leur apparition quelquefois brusque et même pour d'autres raisons, nous admettons le saprophytisme de ces maladies.

Contagion. La principale forme de contagion, c'est le système d'exploitation faite avec des troupeaux de cent à deux cents animaux, avec une alimentation faite sur le sol avec des aliments que le malade n'avale pas, qu'il vomit ou qu'il souille avec la salive, les excréments et les urines, et qui sont mangés par la voracité des autres. Les castrations sans asepsie ou antisepsie

faites sur une grande échelle aux individus masculins et féminins
par des castrateurs qui parcourent toute la région, les mouvements
annuels de distribution dans les chênaies (montados) pour leur
engraissement, la permanence dans des bourbiers où ils s'éclabous-
sent en commun, sont autant de facteurs de la diffusion de ces
maladies.

Nous ne savons pas si les repicephalus que nous avons trouvés sur le porc, les argasides, les puces et l'hematopinus suis,
sont transmisseurs de ces maladies. L'argaside en question, si difficile à tuer, est cependant un grand ennemi du porc, qui rénon-
ce les habitations, où il se cache dans les fissures des murailles.
En Amérique, l'étude de l'hematopinus et des puces n'a pas donné des résultats positifs, comme transmisseurs de ces maladies.

Traitement. Nous avons employé l'acide phénique dans l'alimentation et en des injections sous-cutanée, l'éther cresylé, l'éther
sulfurique, le lysol, les sérums de Hayem, et nous préférons le
premier. La pilocarpine et la vératrine, que nous avons essayées en
des injections hypodermiques pour le balayage de l'intestin, nous
ont donné des résultats purgatifs incertains.

CLASSIFICATION DES DEUX FORMES SALMONELLA ET PASTEURELLA

Les doutes que nous avions sur la différenciation de ces deux
agents salmonella et pasteurella, même après la lecture de quelques adversaires et de plusieurs partisans de la doctrine dualiste,
subsistent encore après avoir fait cette différenciation, que nous ju-
geons avec la même unité spécifique.

Pour faire des différenciations on doit être très précis dans
la description des caractères sur lesquels se fonde la différenciation.

Assurer que la bactérie est mobile ou non, ou encore peu
mobile, sans dire à quel âge de la culture l'examen fut fait, qu'elle
croît peu, beaucoup, ou pas du tout dans la pomme de terre, qu'elle
donne peu, ou pas d'indol, qu'elle s'élargit ou non dans la culture, qu'elle est ou non filante avec l'aiguille... se servir enfin
de milieux infidèles et surperflus, voilà presque tout ce que l'on
a fait dans cette question, en acceptant un polymorphisme encore aujourd'hui mal délimité.

Si les artifices de culture peuvent porter à une identification,
pourquoi ne pas admettre la différenciation comme un écart de la
même identification avec les différences quelquefois trouvées?

La question ne s'éclaircit pas en travaillant avec des virus non unifiés dans une unité de virulence et cueillis en des conditions dissemblables. Voulons-nous nier le dualisme? N'acceptons les seuls arguments jusqu'ici invoqués pour l'affirmer. Si les arguments de réactions agglutinantes et d'immunité spécifique sont faibles pour deux groupes différents de la pasteurella et de la salmonella, pourquoi ne pas admettre que l'une et l'autre sont des groupes différents plus éloignés encore, ou des variétés, enfin d'un même agent? Ces arguments du moins ne prouvent rien en faveur du dualisme. M. Prettner a préparé dans le chien un sérum qui donne des équivalences réciproques d'agglutination et immunisation pour le suipestifer et le suisepticus; et dit aussi que le meilleur sérum est celui que l'on prépare pour les deux espèces en même temps.

Et il doit en être ainsi parce que c'est avec les corps de la symbiose que l'on peut faire les anticorps respectifs. Portée comme est déjà la salmonella au groupe des paratyphiques, où pouvons-nous aller avec sa parenté avec les coli, les pseudo et vrais bacilles de la dysenterie, le typhi murium, psittacose... à tout un monde d'hésitations différencielles dans la passion taxonomique avec ses milieux à la la mode, aujourd'hui Endo, demain Drigalski Conradi... et caféine, et vert malachite que nous lisons être le dernier milieu d'élection pour les coli et les pasteurellas.

N'y a-t-il pas des paratyphiques de coloration bipolaire et d'autres qui dans leurs infections n'attaquent pas l'intestin? N'est-il pas aussi prouvé que les coli en symbiose peuvent perdre leurs caractères spécifiques par le trophisme souffert en vie dans ces conditions? Ce trophisme est suffisant pour modifier le pouvoir virulent et de même les propriétés qu'il a de former des agglutinines.

Dans les derniers travaux de MM. Dorset Bolton et Bride nous ne voyons pas détruite une hypothèse que nous pouvons admettre avec l'acceptation du saprophytisme de ces deux maladies; les filtres ne seront-ils pas les moyens de séparer les corps d'avec les anticorps qui dans l'inoculation vont réveiller le microbisme latent comme la tuberculine dans la tuberculose. Peut-être la même interprétation peut-elle se donner aux investigations de MM. Clintock Boxmeier et Siffer dont les filtrats agissent comme des aggressines.

Tout cela, toute la bibliographie de cette question est pleine d'hésitations avouées ou non, même dans la partie purement spéculative, et elle est encore troublée par les dernières études de

MM. Grips Gluge et Nieber sur les b. piogenes suis et les pyoba-
cilloses.

Mais, en admettant ce dualisme, quelle valeur peut-il avoir
cliniquement pour la prophylaxie et le traitement dans une région
où il existe seulement une des deux maladies?

Mais en admettant, comme on admet déjà presque généralement, la coexistence des deux maladies dans les régions largement infectées par ces maladies, il nous semble que la valeur
pratique de cette différenciation est presque nulle. Dans cette
question pathologique, il y a de plus ou de moins.

POLICE SANITAIRE

Le rouget est inscrit au tableau des maladies contagieuses de
la police sanitaire des animaux depuis 1886. Cette maladie et la
peste porcine sont inscrites dans ce monument de police sanitaire
que nous devons au savant M. J. Ribeiro, et qui, publié en 1889,
a accompagné jusqu'aujourd'hui toute l'évolution bactériologique
et la police sanitaire des animaux. Il renferme la déclaration obligatoire, la séquestration, la quarantaine, la surveillance du trafic
commercial, la destruction des cadavres, les vaccinations obligatoires, et toutes les règles de désinfections générales et spéciales.
Dans d'autres où l'on a imposé l'abatage des troupeaux infectés,
cette mesure fut abandonnée comme peu pratique.

Le manque de police sanitaire aux champs, l'habitude de changement de lieu, que l'on croit bon pour améliorer les troupeaux
infectés, faisant ainsi de larges ensemencements du virus, la permanence dans les troupeaux des animaux avec la maladie chro-
nique, et encore la nécessité de la distribution annuelle des troupeaux aux champs, rendent toutes ces mesures difficiles.

C'est pourquoi nous avons déjà fait des conférences pratiques aux lieux infectés, démontrant les réels avantages des iso-
lements rigoureux aux premiers cas de la maladie et avec l'emploi
rationnel des moyens prophylactiques en usage.

PROPHYLAXIE

Arrivés à la raison d'être de toute la pathologie contagieuse,
nous trouvons peut-être dans un vice que l'on a exagéré avec la
belle doctrine de M. Pasteur sur l'étude des maladies et non des
malades, et d'où se dérive quelquefois une prophylaxie d'équa-

tions avec ses x de branches différentes dans une même espèce bactérienne, ses y de symbioses pathogéniques et même ses z d'insuccès. Avec trois maladies, rouget, salmonella et pasteurella, évoluant séparément ou en des infections mixtes, quel est le problème qui s'impose? Faire un sérum panvalent pour la trinité rouge avec quelques anticorps pour combattre les diverses branches de toutes ces espèces? Mais cela nous mènerait au principe d'un sérum idéal pour la pathologie contagieuse d'une espèce. Faire, quand possible, la sérum-vaccination pour les trois maladies, comme on fait déjà pour le rouget? Cela n'est pas pratique. Faire une seule vaccination, c'est tenter son discrédit.

Quand même on fasse rembourser le montant des insuccès, comme font MM. Vassermant et Ostertag, dans tous les cas où la mort est produite par l'infection pure.

L'immunité passive produite par les deux sérums polyvalents est courte et a besoin de répétition d'emploi. Les études de l'immunité passive et active faites par MM. Beck et Koske sur leurs sérums mono et polyvalents en comparaison avec d'autres polyvalents de MM. Vaserman et Ostertag, la septicidine de M. Schreiber et le sérum de M. Hochst, démontrent que le sérum monovalent par la réaction de M. Pfeifer a donné une plus grande bactérisation que tous les autres panvalents, et que la réalisation pratique d'une immunisation active est à trouver.

Nous avons fait dans cette région plus de 20.000 vaccinations avec le système apothérapique de MM. Perroncito et Bruschettini en obtenant des résultats curatifs dans les formes septicémiques, dans la salmonella; nous avons aussi vu à une vaccination se succéder une infection du rouget. Dans un troupeau avec un diagnostic clinique bactériologique de la salmonella septicémique en deux animaux, elle a échoué et a produit de plus la mortalité dans les individus qui avaient des lésions chroniques de la même salmonella. Son immunité n'est pas prouvée pour nous après trois mois, au contraire du temps de six mois que lui donnent ses auteurs. Ce système, étant loin d'être parfait, peut encore donner avec prudence de bons résultats. La spéculation commerciale, la faute d'une date de préparation et même le prix sont ses principaux défauts, aggravés encore par l'emploi irrationnel et par d'imprudentes interprétations.

Nous avons aussi employé plus de 15.000 vaccinations avec les virus atténués de M. Pasteur et 3.000 préparées par nous, après avoir étalonné les virulences dans le lapin et dans le pigeon,

Dans ce système de vaccinations subsistent encore les défauts de la spéculation commerciale, qui fait des vaccins pour l'étranger et non pas pour des races différentes; cependant nous n'avons pas prouvé jusqu'aujourd'hui des infections du rouget après la vaccination dans la période d'année. Dans ces vaccinations, les grandes différences de réceptivité et même leur très faible virulence, nous peuvent seules expliquer la faute de grandes mortalités en des troupeaux déjà infectés. Dans la pratique ordinaire de leur emploi, nous avons vu les plus grands illogismes que nous ne pouvons bien expliquer que par le manque de prédisposition occasionnelle qui, dans le rouget, est le plus important facteur.

Il y a trois années que nous disions: «Si cette association du rouget et de la pneumo-entérite, que nous avons d'abord observée, complique le problème prophylactique avec les ressources jusqu'ici employées, elle nous porte aussi à l'induction de pouvoir étudier les associations et de même leurs virulences pour faire un vaccin, qui, dans ces conditions, sera le desideratum du problème». En avril de l'année dernière nous fîmes nos premières expériences sur des pigeons avec des sérums polyvalents contre le rouget préparés par nous dans une ânesse et dans un cheval. Le sérum de l'ânesse avait un pouvoir agglutinant très supérieur au sérum préparé par M. Leclainche, à un autre de l'Institut Pasteur de Paris et à celui du cheval préparé par nous. Ce pouvoir agglutinant nous l'avons prouvé égal dans un sérum, aussi d'ânesse, préparé dans notre Institut de bactériologie.

Nos sérums et nos virus étalonnés par ceux de M. Leclainche, nous avons fait des expériences de leur valeur d'immunité passive dans une épizootie du rouget qui, en novembre dernier, a fait de sérieux ravages dans la population porcine de cette région.

Ainsi, dans un troupeau de 99 animaux dont 17 étaient déjà morts et où il existait deux malades, tous avec du rouget, nous avons employé ces sérums dans 40 animaux, laissant les autres quarante pour témoins, en mêmes conditions d'infection. Les animaux injectés n'ont pas démontré la maladie aux premiers quinze jours. Des témoins sont tombés malades, sept aux premiers huit jours avec du rouget, aussi bactériologiquement trouvé. Si la mortalité était de 19,1 pour cent dans le troupeau infecté, elle fut ensuite de 17,5 pour 100, et cela encore aggravé par la plus grande résistance des individus témoins, qui sûrement étaient déjà les moins réceptifs du troupeau.

Nous avons varié les expériences employant ces sérums

dans tout un troupeau infecté du rouget, et la maladie et la mortalité ont cessé; nous les avons aussi employés dans d'autres troupeaux, les employant dans une partie des individus, et dans l'autre partie le sérum de M. Leclainche, et tout cela avec de bons résultats pour les deux sérums.

Les expériences des sérums employés curativement ont été irrégulièrement poursuivies, donnant peu de résultat.

Nous avons employé la sérumvaccination seulement dans quinze porcs pour bien voir l'effet de la quantité de virus mélangé avec le sérum, virus et sérum qui, comme nous avons déjà dit, avaient été étalonnés par les virus et sérums de M. Leclainche. Pour les autres porcs de l'expérience d'immunisation passive, nous avons fait l'immunisation active avec la vaccination pasteurienne, avec nos virus, après l'emploi du sérum.

Dans quelques-uns de ces cas, nous nous doutâmes de l'existence d'infection mixte que nous n'avons pu prouver encore par le contrôle bactériologique, difficulté par la grande présence des coli coagulant et virant le lait tournesolé au rouge, faisant de la nécrose dans le pectoral du pigeon qu'il ne tue pas, même après une grande diarrhée verte.

En Allemagne, après l'emploi de la méthode de M. Lorenz contre le rouget, ainsi qu'en France après la sérum-vaccination de M. Leclainche, quelques observateurs ont remarqué une certaine immunité contre les deux autres maladies. Ces observations pratiques sont tombées sans une étude rigoureuse qui s'impose dans les régions d'infections mixtes. A la seule étiologie du rouget bien définie correspond une prophylaxie aussi définie. Pour cela, une investigation précise dans ce sens nous semble indiquée. Ce fait paraît contradictoire avec des assertions déjà faites par nous à l'égard du vaccin pasteurien, mais ce qui est vrai, c'est que l'on ne peut comparer une immunisation des virus atténués avec une autre faite avec des virus renforcés où le second virus du système pasteurien est presque égal au premier virus du système de M. Leclainche. Il y a moins de parenté entre les bacilles de Löffler et le méningococcus et cependant il y a déjà trois années qu'un médecin portugais, M. le dr. Albano, de Portel, nous parlait des bons résultats qu'il avait obtenus, dans les deux cas, avec le sérum de M. Behring contre la diphthérie.

Tout ce sujet a été très étudié, mais son étude s'impose encore davantage, non pour l'une ou pour l'autre des trois maladies, mais pour leur association jusqu'à faire une réduction qui peut-être donnera une seule vaccination pour les trois ou pour les deux maladies. L'étude de ces symbioses naturelles et artificielles s'impose, non seulement au laboratoire, mais plus encore dans les régions où ces maladies font des ravages si importants pour leur parenté avec les paratyphiques dans la santé publique.

Les études américaines de MM. Dorset, Bolton et McBride, commencées sur la flore intestinale du porc, feront, selon nous, beaucoup de lumière sur tout ce sujet. Pour avancer plus sûrement, il faut encore reculer.

CONCLUSIONS

1° — Les mesures de police sanitaire vétérinaire doivent être les mêmes pour les trois maladies rouges : rouget, peste porcine et pnemmo-entérite, celles-ci étant subordonnées aux mêmes arguments d'ordre clinique et épidémiologique ; à ce point de vue, rien n'autorise à opérer une dissociation ; nous devons, au moyen de conférences pratiques, dans les milieux infectés, faire ressortir les avantages déjà reconnus par quelques propriétaires de l'isolement opportun et entreprendre leur éducation sanitaire.

2° — Jusqu'à la découverte d'une méthode d'immunisation équivalente les vaccinations prophylactiques en usage ont besoin d'être fiscalisées, prescrites et faites prudemment.

3° — Pour la réalisation d'une de ces méthodes, tout travail restera infructueux qui ne reposera pas absolument sur l'étude minutieuse des infections mixtes, évoluant naturellement, et non pas avec des virus artificiellement exaltés en d'autres animaux qui, à notre avis, ont été une des causes de maints insuccès, dans l'obtention d'un principe plus général d'immunisation. Et pour commencer ces études dans une région si riche en pathologie porcine, on pouvait commencer par une sérovaccination générale, selon le système de M. Leclainche, des virus renforcés, et non pas selon le système pasteurien qui est très faible, marquant à la fois les individus vaccinés, et suivant toutes leurs altérations morbides, pendant une année, par une étude rigoureuse.

The relation of the State towards consumption, with special reference to New Zealand

Par M. J. Malcolm Mason, Glasgow.

That there are many spheres of action over and above those usually included in the so-called «Practical Politics» of even the most radical reformers of the old world into which it is quite justifiable for a State to enter, cannot I think be denied.

Have we not seen that State controlled railways have done well not only for those using them, but for the country which owns them? Only now is England setting about the buying up of the telephones, thus emulating the younger lands in their socialistic conceptions.

The dream of the Hyde Park agitator has been realized here in a system of Old age Pensions, which, while perhaps not carried out to its logical conclusion, yet goes far to ensure a «living» for the honest and ancient worker.

While economists theorize and debate, here in these newer worlds we have been privileged to see many of the schoolman's suggestions and theories brought into actual practice.

With our much smaller population and shorter history «Vested interests», that terrible bar to all progress, have not assumed the same enormous proportions and consequently the task of the legislator and the sanitarian is much simpler than in such countries as Scotland and England. Interference with the liberty of the subject of which we hear so much when any reform is suggested is not the bugbear here which it is in older lands. The State has assumed so many of the functions which we were accustomed to think could only be exercised by private individuals that the people have in a measure ceased, as Bacon puts it, to «consider their garters shackles» and they are prepared to submit to restrictions which they would have resisted with all their strength, but for the education of the past few years.

It is not intended to suggest by these remarks that I am in agreement with, or am indeed competent to speak of much that has been done in the name of socialistic legislation in this Southern Britain, but rather to indicate the greater ease with which restrictive legislations can be brought into force in these young countries as against the older established communities, and to justify some of the enactements which obtain with respect to sanitation generally, in that colony with which alone I am conversant — New Zealand.

Though New Zealand bulks largely in the eyes of those resident in that colony, it may not be rash to say something of its situation and characteristics for the sake of those of you whom fortune has not guided to that beautiful and prosperous isle.

The two islands, North and South, are situated between 34

and 46 degrees south of the equator and extends from 175-180 degrees of longitude.

Although embracing an area equal in extent to that of England and Scotland combined, there is only a population of some 875,000 people. There are many well established industries, such as woolen factories, coalmines, gold getting; the export of kauri gum brings in a large revenue, but the bulk of the inhabitants are engaged in more or less pastoral pursuits, such as growing mutton wool, beef, butter and cheese making, etc.

A very large and steadily increasing source of income is the exportation of frozen beef and mutton. Some of the finest installations for the preparing and storage of chilled and frozen beef in the world are to be found in our little colony.

There is no city with more than 70,000 of a population, and therefore the problems which puzzle the sanitarians of such important centres as London, Glasgow, Paris, Berlin, Vienna or Lisbon are either nonexistant or are only present in a very slight degree.

The climate as might be expected from the geographical range included between the North Cape and the Bluff in the extreme South varies greatly, but speaking generally it is excellent. The colony is, and has been for many years past in a most prosperous condition. Wages are good, better perhaps than in any other part of the world. The conditions under which the workers in the cities operate are carefully regulated and controlled. An eight hours day of work is the standard set by law and any infraction of this rule is punished without fear or favour by the courts.

Incited by the well established reputation of the excellence of the climate of the colony, a constant stream of visitors and invalids from oversea visit it; and something of the toll exacted by tubercular diseases must be ascribed to this constant influx. Despite this however, we have the lowest death rate from these diseases known. According to the excellent tables compiled by our able Registrar General (Mr. E. J. Von Dadelzen), it has been at the rate of 10 ½ persons per 10,000 living, for the last ten years. In 1904 it was 9.46.

It will it be seen from diagram I that here as in all other countries consumption claims the greatest number of its victims from the ages of 25-30, an age period during which most usefulness might be expected.

Table II sets out the comparative death rate for the period

TABLE I - PHTHISIS IN 1904

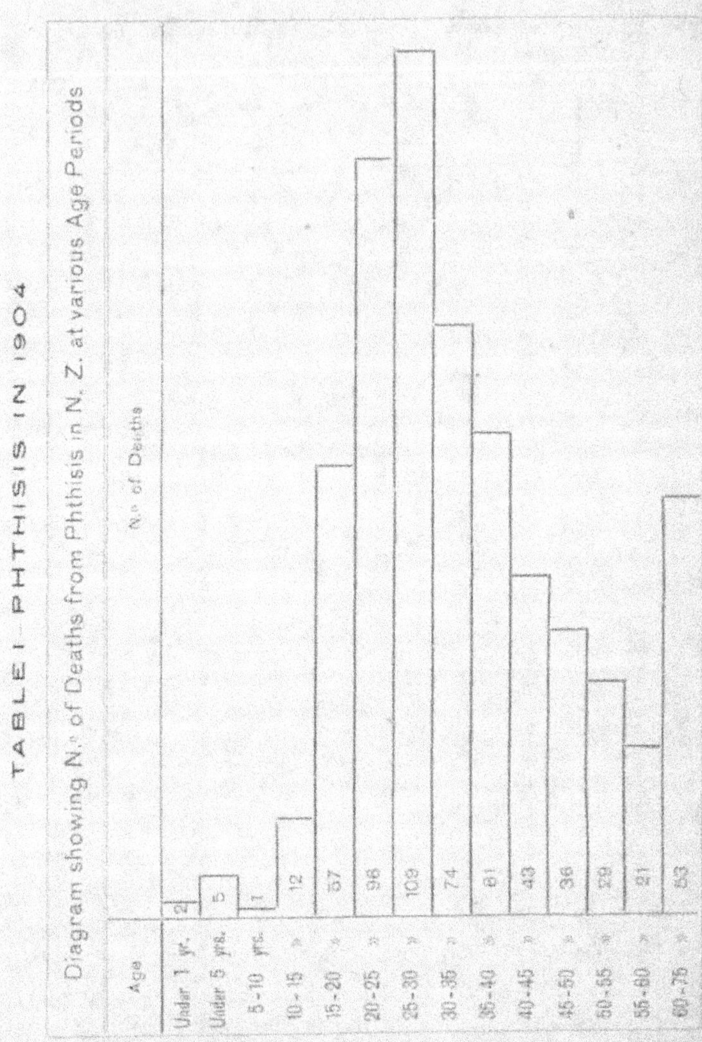

Diagram showing N.º of Deaths from Phthisis in N. Z. at various Age Periods

Age	N.º of Deaths
Under 1 yr.	2
Under 5 yrs.	5
5 - 10 yrs.	1
10 - 15 »	12
15 - 20 »	57
20 - 25 »	96
25 - 30 »	109
30 - 35 »	74
35 - 40 »	81
40 - 45 »	43
45 - 50 »	36
50 - 55 »	29
55 - 60 »	21
60 - 75 »	53

DEATHS. The deaths in 1904 numbered 8,087, being equivalent to a rate of 9.57 in every 1,000 persons living, as against 10.40 in 1903. The lowest rate experienced since the year 1887, when the deaths were 10.29 per 1,000 of the population, was that for 1896 (9.10).

TABLE II — Comparative Death-rate for the Period 1894 to 1904.

Country	1894	1895	1896	1897	1898	1899	1900	1901	1902	1903	1904
New Zealand	10.19	9.64	9.10	9.14	9.84	10.23	9.43	9.81	10.50	10.40	9.57
Queensland	12.8	11.38	12.10	11.53	12.00	12.07	11.73	11.88	12.08	12.38	—
New South Wales	12.36	11.79	12.30	10.88	12.48	11.82	11.16	11.68	11.95	11.50	10.62
Victoria	13.14	13.75	13.35	12.90	13.94	11.78	12.75	13.22	13.40	12.00	11.02
South Australia (¹)	11.64	11.25	11.48	11.24	13.00	12.14	10.64	11.11	11.79	10.71	10.17
Western Australia	14.00	17.78	16.48	16.97	16.05	13.76	17.92	13.36	13.61	12.50	11.01
Tasmania	12.42	11.78	11.88	11.53	13.51	12.85	11.05	12.45	10.84	11.92	11.05
England and Wales	16.5	18.7	17.0	17.4	17.5	18.2	18.2	16.9	16.7	15.4	—
Scotland	17.1	19.4	16.6	18.4	18.0	18.1	18.5	18.0	17.3	16.6	—
Ireland	16.2	18.4	16.6	18.4	18.1	17.6	19.6	17.8	17.5	17.3	—
Denmark	17.4	16.8	15.6	16.5	15.5	17.3	16.9	15.8	14.6	14.6	—
Norway	16.9	15.7	15.2	15.3	15.3	16.9	15.0	14.0	13.9	14.8	—
Sweden	16.4	15.2	15.6	15.4	15.1	17.7	16.8	16.0	15.4	15.1	—
Austria	17.8	27.7	26.4	25.6	24.9	25.4	25.2	24.2	24.7	—	—
Hungary	30.3	30.7	28.9	28.5	28.0	27.2	30.0	15.4	17.0	26.1	—
Switzerland	19.9	19.1	17.7	17.6	17.2	17.6	19.3	18.0	17.2	17.6	—
German Empire	22.3	22.1	20.8	21.3	20.5	21.5	22.1	20.7	10.4	—	—
Netherlands	18.5	18.6	17.2	16.9	17.0	17.1	17.8	17.2	16.2	15.6	—
France	21.2	22.2	20.0	19.5	20.9	21.1	21.9	20.1	19.5	10.2	—
Italy	24.9	25.0	24.0	21.0	22.6	21.8	23.8	21.0	22.5	22.2	—

TABLE III

Year	Deaths from Phthisis.	Rate per 10.000
1895	553	7.99
1896	525	7.40
1897	506	8.25
1898	597	8.11
1899	593	7.91
1900	577	7.56
1901	596	7.66
1902	617	7.73
1903	570	6.95
1904	598	7.08

1894-1904 and shows that New Zealand is conspicious as having the lowest general death rate in the world.

The death rate from phthisis alone is shown in Table III during the period covered between 1895-1904. This evidences as has already been stated a rate per 10,000 persons living of 7.08.

This is lower than that of the United Kingdom (12.03 per 10,000 living for the year).

Our death rate from this particular form of tuberculosis is low certainly, but one disquieting feature is that during 1904 more than one half of the deaths took place amongst New Zealand born persons.

We have sometimes been accused of inhumanity in our treatment towards persons suffering from consumption coming from oversea, but I am certain that want of knowledge of our

(¹) Excluding the Northern Territory.

procedure is the only reason for this accusation. To say to an indigent incurable coming to our shores that he cannot land, that he must go back to his own country, seems at first sight very harsh treatement, but I submit that charity should begin at home, and that, until we can say that no poor consumptive residing within our domains need go uncared for, until adequate accommodation has been arranged for all our own indigent sick, we have a perfect right to say to other countries, «Please look after your own derelicts». This I consider a perfectly justifiable attitude to take up. As a matter of fact we have adopted this principle with respect to our internal administration in New Zealand, and the Health Department as far as lies in its power has laid down the principle that each district within the colony must look after its own consumptives. To permit any colony to become the dumping ground for the sick of any or all other countries, or states, because of the alleged, or real value of its climate in the treatment of any disease, is to my mind asking more even than the Scriptural injunction requires when it tells us to turn the other cheek to the smiter. I submit that the State has a perfect right to take up this attitude, and as a matter of fact most countries with the exception of Great Britain have done so. The New York authorities exercise as you know a very careful supervision of all immigrants, and many desirous of becoming members of that great Republic have sorrowfully to retrace their steps because of want of funds, or because they are suffering from some disease. What we in New Zealand have done is simply to extend this restrictive law to consumption.

Judging from several letters which I have received, and bearing in mind the strictures which have been passed upon us, I trust you will pardon me if I set out in some detail what our procedure is:

Firstly, all the Shipping Companies trading to New Zealand have been notified that consumption, being an infectious disease within the meaning of the «Immigrants Restriction Act,» persons suffering from this disease cannot be allowed to land unless with express permission of the Colonial Secretary. They have been advised to inform their agents at the other end with respect to the regulation, and they have therefore only themselves to blame if in defiance of this they continue to carry anyone to New Zealand who is suffering from consumption. It need hardly be said that no barrier is put in way of New Zealanders who have become ill in other countries returning to their native land. Further, as the object of the regulation is mainly to prevent any unfair charge being made upon the funds of the colony, anyone able and willing to show evidence that he is not likely to become a charge upon the State is permitted to enter after he has executed, when called upon, a bond of indemnity. It would be unfair to deny anyone the benefit of our climate who is able and willing to pay for any such benefit he might receive, and therefore no one possessing adequate means is interfered with in any way, nor is he prevented from landing. With respect to the indigent sufferer the procedure is as follows:

The Port Health Officer notifies the owners or agents of the ship that the patient must not be allowed to land, and they make what arrangements they think best for holding the patient until they can take him back to the country whence he came. As a rule he is kept on board while the ship is in ports, or if the owners agree to pay for his keep on shore he is removed to the nearest hospital where he remains until the ship is ready to return. There have been very few instances lately where a passenger has been sent back. The shipping companies now realise that it pays them to insist on more careful inspection at the port of departure.

One duty therefore of the State towards consumption is to see that sufferers from other countries are not allowed to land and become a charge upon the charitable aid of the colony, or endanger the health of its citizens. The State should also provide the legislative machinery by which compulsory notification of the disease may be brought into force. I considerer this a most important point, because until we are accurately seized of the extent and power of the enemy, no adequate steps can be taken to deal with it. Voluntary notification has been urged by sanitarians in the older countries. It has been suggested that to make it compulsory would sometimes place medical men in an awkward position with respect to their patients. I do not suggest that in the early days of compulsory notification medical men and patients will invariably obey the law, but as time goes on — especially if the regulation be construed in a sensible and generous manner, — the leakage will become less and less. The next step is for the State — and by this phrase I mean either the Central Government or the local authority helped by the central authority — to provide adequate accommodation for all those suffering from consumption who are unable to pay the fees charged at the private sanatoria, or who cannot arrange for proper isolation and treatment in their own homes. When this has been accomplished one of the greatest steps has been taken in the war against the disease. Not only is it then fair and right to require the sufferer to enter these hospitals or sanatoria for the safety of the rest of the community, but it is just and wise in his own interests.

I look-upon the institutional treatment of consumption as one of the most important factors in the war of prevention, for until adequate provision has been made, we cannot expect the patient to take any great interest in the destruction of that most powerful of all agencies for evil — the sputum. If he thinks of the matter at all he is most likely to say «Why should I take any trouble — no one seems to care for me». Just picture the lot of the poor indigent incurable consumptive. Can there be anything more pitiable? No friends, no money, and nowhere to go to. Living from hand to mouth on the pittance he gets from the charitable aid board, housed in the poorest kind of lodging, looked askance at by fellow lodger as well as landlady, he has little inducement indeed to think of any but himself.

The portable spittoon is not for such as he, and so he coughs and spits without regard to the consequences. Nor can we blame him greatly; the community has apparently no thought for him and why should he bother about it ? As soon however as we can say to him «Here is a hospital and we invit you to come in», not only is all reason for his pessimism removed, but what is far more important we have a right to require him to enter. Once under supervision and we are in a position to insist on him carrying out all the precautions which modern science suggests for the prevention of the spread of the disease.

There are we reckon about 3,000 persons suffering from tuberculosis in some form or other in New Zealand. To suggest to provide accommodation for all these in sanatoria would of course be ridiculous, though I am not prepared to say that from a preventative point of view it would not be a good and profitable proceeding to require all of these at some time or other to reside in, and receive training at a properly conducted sanatorium.

While the value of open-air sanatoria is undoubtedly great, looked at from a curative point of view, their worth as schools of instruction is very much greater. After all, what is a cure from consumption? Unless the patient has come under treatment at a very early stage of the disease, we cannot expect to return him to

the world a fully restored working animal. In most cases, even
at the best, he must for ever live in the knowledge of his frailty.
With regard to the more advanced cases nothing much from an
economic standpoint can be looked for. Consumption is not like
those diseases which run an acute course, and from which recovery can be absolute. I am not now answering the question put
by Dr. Ransome recently in a Home Journal in the negative. I am
fully convinced of the value of sanatoria as a means of cure.
Even in the short time during which the Government Institution
at Cambridge has been working, we have had many marvellous
and striking recoveries. But whether the cures were many or few
we must advocate and endeavour to extend to the sufferer from
consumption the latest and most accepted means of ensuring his
betterment if not absolute recovery. There can be no doubt about
that, but while that is true I would wish to emphasise the educa-
tive value of a sojourn at one of the institutions. The man or
woman who has spent a few months in a properly conducted sanatorium comes back to the world — cured, or only bettered, as
the case may be — an apostle and preacher of all that makes for
good health. He has learned the value of fresh air as no one else
can learn; he has had cleanliness, sobriety, and regularity of life
dinned into him as only it can be in such hospitals, and gaols,
and he goes forth to the outside world an advocate of a mode of
life which is cleaner and more healthful than any other. Moreover
he has learned in its full significance the danger which lies in the
material coughed up. Not only does he see that his own sputa are
destroyed, but by example and precept he becomes a guide to
many others, and in very truth he plays an important part on the
war of prevention.

I have no intention to open up a discussion as to the truth
or otherwise of Koch's pronouncements in London in 1901. Most
of us in practice are, I think, convinced that, while there is un-
doubted danger in the use of unboiled milk from a cow suffering from tubercular mammitis, the number of cases of tuberculosis which have been contracted through the eating of tubercular meat is small compared to that caused through the agency of
the infected sputum. That bovine tubercle can be transmitted to
the human animal I have no doubt, and I for one would not con-
sent to any abrogation or falling away from the very careful system of meat and milk inspection as practised in New Zealand.
Still, even when we have secured that all diseased meat shall be

destroyed, the greatest factor in the spread of the disease will
continue to operate if we do not war against the filthy habit of
indiscriminate spitting. Lectures, leaflets, and regulations may do
much to bring the extent of the danger before the public, but an
emissary from a sanatorium who has taken his teaching to heart
will do much more. «Things seen are ever greater than things
heard», as Tennyson says, and the care exercised by the ex-pa-
tient sinks deeper into the minds of the people who see, than the
peroration of the most eloquent health official. Therefore, there
should be adequate accommodation for all unable to pay the private sanatoria rates and who cannot have proper attendance and
isolation in their own homes. The State should, I think, provide at
least one or more sanatoria of the latest patterns, equipped with
the most up-to-date appliances, so that the curable poor as well
as the rich may have an equal chance; but I do not think that
the central authority should undertake the task of looking after
all incurable as well as curable cases.

I must ask your pardon if anything I have said is inapplica-
ble to the States you belong to, but ours is a small colony; our
population is *petit* compared to yours, and bearing out my con-
tention, measures may be practicable in New Zealand which may
seem unworkable in your larger States. All Government officials
occasionally sigh for a time when they shall be able to make the
people either as individuals or local authorities do what they consider right; but just as a child must receive many knocks and
bruises ere it can walk steadily or run well, so must countries,
and it would be just as illogical to stop the child from attempting
to walk alone as it would be to take all local bodies under the
central wing, so to speak, and say we shall order your lives and
save you from the buffets which you most certainly shall receive
ere you rise to the heights of responsibility and self-governance.
I do not believe that all hospitals, for instance, should be run
by the central government authority. An Institution entirely controlled by the general Government ceases to rouse the same interest as one controlled by the local representatives of the people;
local pride and patriotism is killed and the result is that much
private charity and sympathy are alienated. My ideal of a system
of hospital administration would be one where such institutions
would be managed by a Board representative of those likely to
use or minister to the hospitals. There should be no responsibility without representation, but believing as I do that Boards may

occasionally err, the central authority which subsidises to the extent of half the cost — as is the case in New Zealand — should also have a say in the management and spending of the money. The usual legal whip for the castigation of an erring or insubordinate hospital board is useless. To stop the subsidy and thus require the shutting up of part of a hospital because of the wrongdoing of the board is to hit the wrong person; moreover, there is no government as a matter of fact which would be so callous or impolitic to bring such a brutal weapon into force. Money spent or handed over by the central authority to a hospital board or a local body is gone — gone like the snow-flake on the river. — Any measure of control to be exercised by the guardian of the consolidated fund must have power to speak and enforce the moral he wishes to inculcate *before* the money has been parted with.

I have made these few remarks more by way of suggesting some morsels over which you may ruminate rather than run the risk of wearying you with a lengthy paper.

VISITES

Les membres de la section ont visité pendant le Congrès les établissements suivants:

20 avril: Dispensaire de Sa Majesté la Reine.
Dépôt des eaux de Barbadinhos.
21 avril: Poste de désinfection publique de Lisbonne.
Poste maritime de désinfection.
23 avril: Hôpital du Rego.
24 avril: Lazaret du port de Lisbonne.
Cuisine économique n° 5.
25 avril: Institut Central d'hygiène, où un lunch leur fut offert.

TABLE DES MATIÈRES

Première partie — Rapports officiels

Deuxième partie — Comptes rendus des séances

Troisième partie — Communications non lues en séance

XV Congrès International de Médecine

Lisbonne — 19-26 Avril 1906

Section XIV

Hygiène et Épidémiologie

2.me FASCICULE

LISBONNE
Imprimerie Adolpho de Mendonça
1907